AF626635

Traub • In-Albon

Therapie-Tools
Angststörungen im Kindes- und Jugendalter

Online-Material auf psychotherapie.tools

Mit dem untenstehenden Download-Code erhalten Sie die digitalen Arbeitsmaterialien aus diesem Buch. Hierfür ist eine Registrierung auf psychotherapie.tools notwendig:

1. psychotherapie.tools/online-material öffnen.
2. Gutschein-Code eingeben.
3. Auf »Code einlösen« klicken. Der Code ist einmal gültig.
4. Im Warenkorb auf »Credits einlösen« klicken und Vorgang nach Login abschließen.
5. Arbeitsmaterialien nutzen.

Die Arbeitsmaterialien stehen Ihnen in Ihrem Kundenkonto unter »Meine Materialien« dauerhaft zur Verfügung. Sie sind für Ihren persönlichen Gebrauch bestimmt.
Als Institution mit mehreren Nutzer:innen wenden Sie sich bitte an vertrieb-psychotherapie.tools@beltz.de.

D5UEMEF885

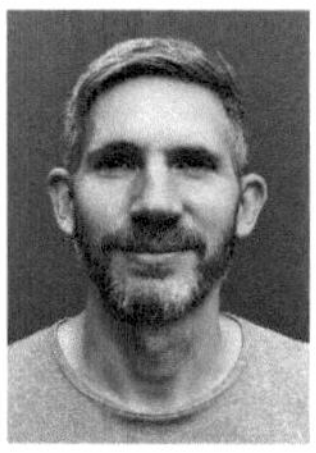

Johannes Traub, Dipl.-Psych., Kinder- und Jugendlichenpsychotherapeut, Supervisor und Dozent. Arbeitet in eigener Praxis in Karlsruhe.

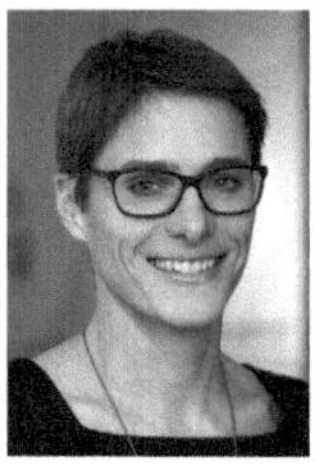

Prof. Dr. Tina In-Albon ist Professorin für Klinische Psychologie und Psychotherapie des Kindes- und Jugendalters, an der RPTU in Landau, und Leiterin der Landauer Psychotherapie-Ambulanz für Kinder und Jugendliche und des Landauer Studiengangs zur Ausbildung in Kinder- und Jugendlichenpsychotherapie.

Johannes Traub • Tina In-Albon

Therapie-Tools Angststörungen im Kindes- und Jugendalter

Mit Online-Material

2., vollständig überarbeitete und erweiterte Auflage

BELTZ

Dipl.-Psych. Johannes Traub
Psychotherapiepraxis Traub
Herrenstr. 18
D-76133 Karlsruhe
E-Mail: J.Traub@gmx.net

Prof. Dr. Tina In-Albon
Klinische Psychologie und Psychotherapie des Kindes- und Jugendalters
RPTU Landau
Ostbahnstr. 12
D-76829 Landau
E-Mail: tina.in-albon@rptu.de

MIX
Papier | Fördert gute Waldnutzung
FSC® C089473

Dieses Buch ist erhältlich als:
ISBN 978-3-621-28829-3 Print
ISBN 978-3-621-28830-9 E-Book (PDF)

2. Auflage 2024

Lektorat: Franziska Rohde
Einbandgestaltung/Umschlaggestaltung: Lina Marie Oberdorfer
Illustrationen: Claudia Styrsky
Herstellung: Uta Euler
Satz: WMTP Wendt-Media Text-Processing GmbH
Gesamtherstellung: Beltz Grafische Betriebe, Bad Langensalza
Beltz Grafische Betriebe ist ein klimaneutrales Unternehmen (ID 15985-2104-100).
Printed in Germany

Weitere Informationen zu unseren Autor:innen und Titeln finden Sie unter: www.beltz.de

Inhalt

Verzeichnis der Arbeits- und Informationsblätter

Vorwort zur 2. Auflage

Angst ist etwas Gesundes, ja Überlebensnotwendiges. Ein Gefühl, das jeder kennt. Für die meisten sind aber diese Angstmomente von kurzer Dauer und geringer Intensität. Im Gegensatz dazu sind Angststörungen dadurch gekennzeichnet, dass die Ängste über längere Zeit anhalten, meist übermäßig ausgeprägt sind und mit deutlicher Beeinträchtigung im Alltag oder Leidensdruck aufseiten des Kindes oder der Familie einhergehen.

Kinder in unterschiedlichem Alter und in verschiedenen Entwicklungsstufen können unterschiedliche Bedürfnisse haben. Um Verwirrungen zu vermeiden, wird mit dem Begriff »Kinder« sowohl auf Kinder als auch auf Jugendliche verwiesen. Wenn der Verweis spezifisch für eine Altersgruppe ist, wird explizit darauf hingewiesen.

Es freut uns sehr, dass wir mit diesem Band der Therapie-Tools zu Angststörungen im Kindes- und Jugendalter viele Therapeut:innen in ihrer Arbeit unterstützen können. Daher sind wir sehr gerne der Anfrage nach einer 2. Auflage nachgekommen und haben die Materialien und Links teilweise angepasst und um die Bereiche Elternarbeit, Sicherheitsverhaltensweisen und selektive Aufmerksamkeitsfokussierung bei sozialen Angststörungen, Panikattacken und Störungsmodelle erweitert.

Wir danken all unseren kleinen und größeren Patient:innen, mit denen wir bisher arbeiten durften und von denen wir so einiges gelernt haben. Dem Julius Beltz Verlag danken wir für die Unterstützung, insbesondere Frau Franziska Rohde.

Landau und Karlsruhe, im Frühjahr 2024

Johannes Traub
Tina In-Albon

Einführung

Angststörungen im Kindes- und Jugendalter gehören zu den »stillen« Störungen, sodass es nicht selten ist, dass Kinder mit Angststörungen lange Zeit mit ihren Schwierigkeiten und Problemen allein sind und keine angemessene Behandlung erhalten. Und dies, obwohl Angststörungen mit 10 Prozent Prävalenzraten die häufigsten psychischen Störungen im Kindes- und Jugendalter sind und einen Schrittmacher für die Entwicklung weiterer psychischer Störungen im Erwachsenenalter darstellen. In diesem Sinne kommt der Behandlung von Kindern mit Angststörungen eine zentrale Rolle zu.

Behandlung

Angststörungen im Kindes- und Jugendalter sind gut psychotherapeutisch zu behandeln. Mit der Kognitiven Verhaltenstherapie liegt ein umfangreich geprüftes und nachhaltig wirksames Therapieverfahren vor (In-Albon & Schneider, 2007; Weisz et al., 2017). Für die angemessene Durchführung und somit Erreichbarkeit der Wirksamkeit gilt es aber einige Aspekte in der Therapie zu berücksichtigen. Der vorliegende Therapie-Tools-Band zu Angststörungen im Kindes- und Jugendalter hat das Ziel, Arbeitsmaterialien zur Verfügung zu stellen, die sich an evidenzbasierten Behandlungskonzepten orientieren. Dennoch erlauben sie eine individuelle Anwendung bei den Kindern und deren Familie. Diese Vorgehensweise dient dazu, dass die Verbreitung evidenzbasierter Therapiekomponenten in der Praxis zunimmt und damit Kinder mit Angststörungen eine Behandlung erhalten, die sich als nachhaltig wirksam erwiesen hat.

Behandlungselemente. Zu den zentralen Behandlungskomponenten zählen die Psychoedukation, die Exposition in vivo, die Steigerung der Selbstwirksamkeit – ggf. über die Arbeit an den Kognitionen – und die Rückfallprophylaxe. Je nach Alter der Kinder nimmt auch die Elternarbeit eine bedeutende Rolle ein. Weitere zusätzliche Komponenten können verschiedene Entspannungs- oder achtsamkeitsbasierte Übungen darstellen, die Ressourcenaktivierung sowie das Training sozialer oder emotionaler Kompetenzen. Da eine Voraussetzung für eine wirksame Therapie eine adäquate Diagnosestellung erfordert, wird sowohl die Diagnostik als auch die Evaluation, im Sinne der Qualitätssicherung, behandelt.

Die Materialien dieses Buches können für die verschiedenen Angststörungen im Kindes- und Jugendalter eingesetzt werden, insbesondere:

- Störung mit Trennungsangst
- Spezifische Phobie
- Generalisierte Angststörung (GAS)
- Soziale Angststörung

In diesem Therapie-Tools-Buch finden Sie Arbeitsmaterialien zu folgenden, für eine wirkungsvolle Therapie wichtigen Bereichen:

- Diagnostik und Evaluation
- Anamnese
- Psychoedukation
- Ressourcenaktivierung
- Exposition
- Arbeit mit Kognitionen und Metakognitive Techniken
- Emotionale Kompetenz
- Entspannung / Achtsamkeit
- Soziale Kompetenzen
- Elternberatung
- Rückfallprophylaxe
- Infos: Psychopharmakologische Behandlung

Aufbau und Gestaltung des Tools-Buchs

Die Kapitel beginnen jeweils mit einer Einführung, die Ziel und Durchführung der Übung beschreibt. Es folgen Arbeitsmaterialien mit Anleitungen und Instruktionen, die der / die Therapeut:in mit den Patient:innen durchführen kann.

Die Materialien und Arbeitsblätter sind mit verschiedenen Icons ausgestattet. Diese verweisen einerseits darauf, ob das Arbeitsblatt für Therapeut:in, Eltern oder Kind gedacht ist, und zum anderen, wie die Handhabung erfolgen soll, also ob es etwas zu schreiben oder zu hören gibt.

T **Therapeut:**in: Dieses Icon kennzeichnet, dass das Arbeitsblatt von Therapeut:innen selbst verwendet werden soll.

K **Kind:** Mit diesem Icon ausgezeichnete Arbeitsblätter werden den jüngeren Patient:innen zur Bearbeitung ausgehändigt.

J **Jugendliche:**r: Mit diesem Icon ausgezeichnete Arbeitsblätter werden den jugendlichen Patient:innen zur Bearbeitung ausgehändigt.

E **Eltern:** Mit diesem Icon ausgezeichnete Arbeitsblätter werden den Eltern zur Bearbeitung ausgehändigt.

Ganz Ohr: Dieses Icon signalisiert, dass die Therapeut:innen ihren Patient:innen die Fragen des jeweiligen Arbeitsblattes vorlesen und sich deren Antworten notieren.

Wie sag ich's?: Hier werden Anleitungen gegeben, die die Therapeut:innen so ihren Patient:innen vorsprechen können.

1 Diagnostik und Evaluation

1.1 Ziel

Übergeordnete Ziele der Diagnostik sind Beschreibung, Klassifikation, Erklärung, Prognose und Evaluation. Dabei nimmt die Diagnostik einen wichtigen Stellenwert in der Planung einer effizienten Therapie ein. Um eine Behandlung angemessen zu planen und zielgerichtet durchzuführen, bedarf es vorab einer sorgfältigen Abklärung vorhandener Beschwerden und Schwierigkeiten, aber auch der Stärken des Kindes.

Eine adäquate Diagnostik ist Voraussetzung für eine angemessene Therapie. Dabei gilt es folgende Fragen zu klären:

(1) Was ist die primäre psychische Störung des Kindes (Differenzialdiagnostik nach ICD-10 zukünftig ICD-11; *kategoriale* Diagnostik)?

(2) Liegen zusätzliche, komorbide Störungen vor (*kategoriale* Diagnostik)?

(3) Wie stark sind die primären psychischen Beschwerden ausgeprägt (*dimensionale* Diagnostik)?

Tabelle 1.1 beschreibt verschiedene Ziele der Diagnostik und entsprechende Verfahren.

Tabelle 1.1 Diagnostik: Ziele und Verfahren

Ziel	Beachte	Verfahren
(1) Erfassung der primären psychischen Störung des Kindes	kategoriale Diagnostik, psychische und somatische Differenzialdiagnostik (s. Kasten Abschn. 1.3); klinische Beurteilung durch ausgebildete:n Diagnostiker:in	strukturierte Interviews (z. B. Kinder-DIPS-OA), medizinische Untersuchung
(2) Komorbide Störungen	kategoriale Diagnostik	Kinder-DIPS-OA / J-DIPS-OA
(3) Ausprägung der Störungen	dimensionale Diagnostik	s. Tabelle 1.2
(4) Abklärung kognitiver Fähigkeiten	nur bei Hinweisen auf eine (vor-)schulische Unter- oder Überforderung	K-ABC, WISC
(5) Psychosoziale Belastungsfaktoren, Ressourcen	Erkrankungen in der Familie, Mobbing	Anamnese (s. **AB 1**)
(6) Therapieevaluation	s. Abschnitt 1.5 Evaluation	

1.2 Erhebung primärer und komorbider Störungen

Für die Diagnosestellung und Therapieindikation ist das fundierte klinische Urteil unerlässlich. Eine Diagnosestellung über Fragebogen, Verhaltensbeobachtung und Tagebücher allein ist nicht möglich. Für die definitive Diagnosestellung müssen klinische Befragungen durch geschulte Diagnostiker:innen durchgeführt werden. Hier gelten strukturierte Interviews als Goldstandard. Ein strukturiertes Interview für die wichtigsten psychischen Störungen im Kindes- und Jugendalter ist das Kinder-DIPS-OA (Schneider et al., 2017).

Differenzialdiagnostische Fragen

Für die Differenzialdiagnostik ist es wichtig, verschiedene, sich ähnelnde Störungsbilder voneinander abzugrenzen. Im Bereich der Angststörungen sollte man folgende Differenzierungen beachten, welche jedoch nur eine kleine eingeschränkte Auswahl an Störungsbildern betrachten.

Spezifische Phobie, Erbrechen vs. Zwangsstörung. Ein:e Patient:in mit Spezifischer Phobie vor dem Erbrechen würde eher folgende Formulierung wählen: »Ich esse keine abgelaufenen Nahrungsmittel. Ich habe große Angst, dass ich mich erbrechen muss. Deshalb esse ich nicht in Restaurants. Wenn mir jemand die Hand gegeben hat, der krank ist, wasche ich mir einmal die Hände, damit ich nicht krank werde und erbrechen muss.« Die Angst ist deutlich klarer umschrieben und es existieren keine zugehörigen Rituale.

Ein:e Patient:in mit Zwangsstörung würde es so sagen: »Wenn ich befürchte, mich mit Bakterien angesteckt zu haben, wasche ich mir 20-mal die Hände, damit ich beruhigt bin, dass ich mich nicht mit einer schlimmen Krankheit angesteckt habe.« Hier steht die Angst vor Kontamination im Vordergrund und nicht Angst vor dem Erbrechen.

Soziale Angststörung vs. Generalisierte Angststörung. Auch bei der Generalisierten Angststörung (GAS) treten häufig soziale Ängste auf. Jedoch sind die Sorgen im Rahmen der GAS weniger auf die negative Bewertung durch andere gerichtet als auf die zwischenmenschliche Beziehung. Die Angst vor der Qualität der Leistung tritt bei Patient:innen mit einer GAS auch auf, wenn sie nicht durch andere beurteilt oder bewertet werden. Im Gegensatz dazu haben Patient:innen mit einer Sozialen Angststörung vorwiegend Ängste und Sorgen, von anderen beurteilt oder bewertet zu werden.

Generalisierte Angststörung vs. Zwangsstörung. Bei beiden Störungen können die Betroffenen Rückversicherungsverhalten zeigen. Die Sorgen bei der GAS beinhalten jedoch reale Lebensumstände wie z. B. Pünktlichkeit, Gesundheit der Familie, während bei der Zwangsstörung die Gedanken irrationaler sind.

Störung mit Trennungsangst vs. Zwangsstörung. Auch Kinder mit einer Störung mit Trennungsangst können Rückversicherungsverhalten zeigen. Dies bezieht sich jedoch vorwiegend auf die Befindlichkeit der Eltern während einer Trennungssituation. Bei Patient:innen mit einer Zwangsstörung bezieht sich die Rückversicherung darauf, dass dies einen Versuch darstellt, ihre Zwangsgedanken zu neutralisieren, z. B. »Ist es ganz sicher, dass ich mich mit keiner schlimmen Krankheit angesteckt habe?«

1.3 Somatische Differenzialdiagnostik

Zur Klärung möglicher organischer Ursachen bzw. somatischer Komorbidität und somatischer Differenzialdiagnostik ist eine ärztliche Untersuchung zu veranlassen (ggf. Konsiliarbericht für Therapieantrag). In der folgenden Übersicht sind mögliche körperliche Erkrankungen aufgeführt, die zu Ängsten führen können und somit ausgeschlossen werden sollten. Des Weiteren sind Medikamente und Substanzen zu erfassen, die Ängste auslösen können.

Somatische Erkrankungen, die im Rahmen der somatischen Differenzialdiagnostik ausgeschlossen werden sollten:

(1) Herz-Kreislauferkrankungen (z. B. orthostatische Dysregulation, arterielle Hypertonie-Synkopen, Arrhythmien, besonders paroxysmale)
(2) Atemwegserkrankungen (z. B. Asthma, funktionelle und sonstige Stimmbandstörungen, Laryngitis)
(3) Neurologische Erkrankungen (z. B. Epilepsien, Migräne, Migraine accompagnée, neurodegenerative Erkrankungen, Multiple Sklerose, Bewegungsstörungen, Teilleistungsstörungen)
(4) Gastroenterologische Erkrankungen (z. B. Laktose- oder Fruktosemaldigestion, chronisch entzündliche Darmerkrankungen, Obstipation, Zöliakie, Stuhlinkontinenz)
(5) Urologische Erkrankungen (z. B. Dranginkontinenz, Enuresis)
(6) Allergologische Erkrankungen (z. B. Anaphylaxie, Urticaria, Asthma)
(7) Endokrine Störungen (z. B. Hyperthyreose, Hypoglykämie, Salzverlust bei AGS, endokrin aktive Tumore)
(8) Stoffwechselerkrankungen (z. B. Porphyrie, Heriditäres Angioödem)
(9) Erkrankungen der Sinnesorgane (z. B. benigner paroxysmaler Lagerungsschwindel, plötzliche Höreinschränkungen oder Visusbeeinträchtigungen)

1.4 Dimensionale Diagnostik

Bei der Diagnostik von Angststörungen sind darüber hinaus Fragebogenverfahren sehr hilfreich, da sie auf ökonomische Weise eine Übersicht über die Auffälligkeiten und Probleme des Kindes geben und weil sie ermöglichen, die Perspektiven verschiedener Beurteilenden (Eltern, Erzieher:innen, Lehrpersonen, Kinder und Jugendliche selbst) miteinander zu vergleichen. Wegen der hohen Komorbiditätsraten bei Kindern und Jugendlichen mit Angststörungen mit anderen psychischen Störungen empfiehlt es sich, neben Fragebögen zur Erfassung von spezifischen Angststörungen auch Fragebogenverfahren einzusetzen, die ein breites Spektrum psychischer Auffälligkeiten erfassen. Zur problemübergreifenden Erfassung von Beeinträchtigungen und Belastungen (Kind- und Elternversion) siehe **AB 7** »Beeinträchtigung und Belastung (BEE-E / BEL-E)« und **AB 8** »Beeinträchtigung und Belastung (BEE-E / BEL-K)«. Für die Erfassung von Sicherheitsverhaltensweisen in sozialen Situationen liegt auch ein Fragebogen vor (**AB 10** »Sicherheitsverhaltensweisen«).

Tabelle 1.2 Störungsunspezifische und störungsspezifische Fragebogenverfahren zu Angststörungen für das Kindes- und Jugendalter

Verfahren	Beschreibung	Altersbereich	Informant
Störungsunspezifische Verfahren			
K-A-T Kinder-Angst-Test III (Tewes & Naumann, 2016)	19 Items; allgemeine Ängstlichkeit als überdauerndes Persönlichkeitsmerkmal; optional einsetzbarer Explorationsbogen für Eltern- oder Bezugspersonen www.testzentrale.de	6–18 Jahre	P, (E)
SCAS Spence Childrens Anxiety Scale (Spence, 1998; Essau et al., 2002)	44 Items; erfasst Symptome der Trennungsangst, Soziale Phobie, Panikstörung und Agoraphobie, Generalisierte Angststörung, Angst vor körperlicher Verletzung (Spezifische Phobie) www.scaswebsite.com	8–12 Jahre	P, E
RCMAS Manifeste Angstskala für Kinder (Reynolds & Richmond, 1978; Boehnke et al., 1996)	28 Items; Erfassung manifester Angst, jedoch nur mit Ja / Nein- Antwortoption	6–18 Jahre	P
SCARED Screen for Child Anxiety Related Emotional Disorder (Essau et al., 2002)	41 Items; Generalisierte Angst, Soziale Phobie, Trennungsangst, Panikstörung, Schulphobie	7–18 Jahre	P
KASI Kinder-Angstsensitivitätsindex (Schneider et al., 2009)	17 Items; Erfassung der Angstsensitivität	8–17 Jahre	P
STAIK-S Spielberger State / Trait Angst Inventar für Kinder (Spielberger, 1973; Unnewehr et al., 1992)	Erfassung der State- und Trait-Ängstlichkeit	ab 8 Jahren	P
AFS Angstfragebogen für Schüler (Wieczerkowski et al., 2016)	50 Items; allgemeine (manifeste) Angst, Schulunlust, soziale Erwünschtheit, Prüfungsangst www.testzentrale.de	9–18 Jahre	P
BAI Beck-Angst-Inventar (Margraf & Ehlers, 2007)	21 Items; Ausmaß kognitiver und physiologischer Angstsymptome www.testzentrale.de	ab 17 Jahren	P
HAMA Hamilton Angst Skala (CIPS, 1996) (Fremdeinschätzung)	14 Items; psychische und somatische Auswirkungen der Angst	ab 14 Jahren	P
STAI-S / T Spielberger State / Trait Anxiety Inventar (Spielberger et al., 1970; Laux et al., 1981)	STAI-T misst Angst als Eigenschaft, d. h. die Neigung zu Angstreaktionen, als relativ überdauerndes Persönlichkeitsmerkmal	ab 15 Jahren	P
DASS Depression Angst Stressskala (Lovibond & Lovibond, 1995)	Langform: 42 Items, Kurzform: 21 Items; erfasst Angst-, Depressions- und Stresssymptome	ab 12 Jahren	P
BEAR-C Bochumer Angstvermeidung als Emotionsregulation -Fragebogen für Kinder und Jugendliche (Lippert et al., 2021)	30 Items; 5 Subskalen, 4 Vermeidungsstrategien und Reappraisal, ein offenes Item https://fbz-bochum.de/baer-c.html	8–16 / 18 Jahre	P

Verfahren	Beschreibung	Altersbereich	Informant
Panikstörung / Agoraphobie			
ACQ Fragebogen zu angstbezogenen Kognitionen (Ehlers et al., 2001)	14 Items; Ausmaß angstbezogener Kognitionen wie körperliche Krisen, Kontrollverlust, Vermeidung (AKV; www.testzentrale.de)	ab 16 Jahren	P
BSQ Fragebogen zur Angst vor körperlichen Symptomen (Ehlers et al., 2001)	17 Items; Ausmaß der Angst vor der Angst und der Angst vor körperlichen Symptomen (AKV; www.testzentrale.de)	ab 16 Jahren	P
MI Mobilitätsinventar (Ehlers et al., 2001)	27 Items; Ausmaß agoraphobischen Vermeidungsverhaltens; Einschätzung einmal mit und einmal ohne Begleitung (AKV; www.testzentrale.de)	ab 16 Jahren	P
Soziale Angststörung			
SPAIK Sozialphobie und Angstinventar für Kinder (Melfsen et al., 2001)	26 Items; erhebt die somatischen, kognitiven und Verhaltensaspekte der Sozialphobie im Kindes- und Jugendalter www.testzentrale.de	8–16 Jahre	P
SASC-R-D Social Anxiety Scale for Children – Revised (Melfsen & Warnke, 2011)	18 Items; erfasst soziale Ängste anhand zweier Subskalen: Angst vor negativer Evaluation und soziale Vermeidung und Beeinträchtigung	8–16 Jahre	P
SIAS Social Interaction Anxiety Scale und SPS Social Phobia Scale (Mattick & Clarke, 1998; dt. Versionen in Stangier et al., 1999)	20 Items, besonders geeignet für den Subtypus »generalisiert« sowie 20 Items, besonders geeignet für den Subtyp »diskret« und »nicht generalisiert«	keine Altersangaben	P
Liebowitz Soziale Angst Skala; (Stangier & Heidenreich, 2004)	24 Items; Fokus auf Angst und Vermeidung von sozialen Situationen	keine Altersangaben	P
SASKO-J Fragebogen zu sozialer Angst und sozialen Kompetenzdefiziten Version für Jugendliche (Castelao, Kolbeck & Ruhl, 2017)	40 Items, 4 Subskalen (Sprech- und Mittelpunktsangst, Angst vor Ablehnung, Interaktionsdefizite und Informationsverarbeitungsdefizite, Zusatzskala Einsamkeit www.testzentrale.de	12–19 Jahre	P
Generalisierte Angststörung			
PSWQ-C Penn State Worry Questionnaire für Kinder (Adam & Hoyer, 2003)	16 Items; erfasst pathologische Sorgen (in In-Albon, 2012)	6–18 Jahre	P
MCQ-A Meta-cognitions Questionnaire – Adolescent Version (Zimmermann et al., 2018)	30 Items; erfasst störungsrelevante Metakognitionen auf 5 Subskalen (positive Überzeugungen über Sorgen, Überzeugungen über Unkontrollierbarkeit und Gefahr, Vertrauen in das Gedächtnis, Annahmen über Aberglaube, Strafe und Verantwortlichkeit, Kognitive Selbstaufmerksamkeit (Zimmermann et al., 2018).	13–17 Jahre	P

Verfahren	Beschreibung	Altersbereich	Informant
Spezifische Phobien			
FSS-FC Fear Schedule for Children (Scherer & Nakamura, 1968; deutsche Übersetzung in Schulte, 1976)	80 Items; Angst vor Versagen und Kritik, Unbekanntem, Gefahren und Tod, Verletzungen und kleinen Tieren, Krankheiten und Ärzt:innen	9–12 Jahre	P
PHOKI Phobiefragebogen für Kinder und Jugendliche (Döpfner et al., 2006)	96 Items; erfasst die Ängste vor verschiedenen Objekten und Situationen)	8–18 Jahre	P
Störung mit Trennungsangst			
TAI (In-Albon et al., 2011, 2013); Kind- und Elternversion	12 Items; erfasst Vermeidungssituationen und deren Schweregrade aufgrund der Trennungsangst (https://psy.rptu.de/aes/klinische-psychologie-und-psychotherapie-des-kindes-und-jugendalters/forschung/downloads)	5–16 Jahre	P, E

Informationsquellen

Die Erfassung von Beschwerden und Auffälligkeiten im Kindes- und Jugendalter anhand mehrerer Informationsquellen (multi informant approach) ist notwendig, da die Beschwerden des Kindes im Kontext seines Bezugssystems betrachtet werden müssen.

Informationen zur Diagnostik sollten sowohl vom Kind als auch von den Eltern und ggf. Lehrpersonen erhoben werden. Allerdings haben Kinder bzw. Jugendliche und ihre Eltern oftmals unterschiedliche Sichtweisen der Beschwerden oder des Problemverhaltens. Eine valide Diagnosestellung kann daher nur unter dem Einbezug unterschiedlicher Perspektiven gewährleistet werden.

Bei Nichtübereinstimmung zwischen Eltern und Kind ist die »Sowohl-als-auch«-Regel anzuwenden, d. h., es wird keine Gewichtung vorgenommen, dass Informationen von einem / einer Informant:in stärker gewichtet werden. Wenn die Kriterien für eine Diagnose erfüllt sind, wird die Diagnose vergeben. Bei Unklarheiten kann es hilfreich sein, zusätzliche Informationen aus den Ergebnissen der Fragebogen oder weiterer Bezugspersonen hinzuzuziehen.

1.5 Evaluation

Um die Wirksamkeit der Psychotherapie zu prüfen, sollten am Ende der Therapie wie zu Beginn der Therapie störungsübergreifende und störungsspezifische Fragebogen ausgegeben werden (s. Tab. 1.2).

Allgemeine Fragen für Kind, Eltern und Lehrpersonen zum Erfassen der Befindlichkeit nach der Therapie finden sich auf den **ABs 3 bis 5**, eine Zielerreichungsskala auf dem **AB 6** und eine Gesamteinschätzung zur Verbesserung auf **AB 9**.

Arbeitsmaterial

AB 1 Anamnesebogen

Dieses Arbeitsblatt dient zur umfassenden Anamnese des Kindes / der Jugendlichen. Erfragt werden die Entwicklung des Problemverhaltens, Therapieziele, Vorbehandlungen, die Entwicklung des Kindes / Jugendlichen, Soziales und Aktivitäten sowie die Familienanamnese. Optionale Fragen beziehen sich auf einen Migrationshintergrund.

AB 2 Lebenslinie

In der Übung auf diesem Arbeitsblatt werden anhand einer Lebenslinie bedeutsame biografische Erlebnisse besprochen. Die Anleitung wird zum Teil wörtlich vorgegeben. Vorlagen für die Lebenslinie liegen für zwei verschiedene Altersbereiche sowie in einer Elternversion vor.

AB 3 Evaluation Kind

Mit diesem Arbeitsblatt wird die Zufriedenheit des kindlichen oder jugendlichen Patienten mit der Therapie abgefragt.

AB 4 Evaluation Eltern

Mit diesem Arbeitsblatt wird die Zufriedenheit der Eltern einer kindlichen oder jugendlichen Patientin mit der Therapie abgefragt.

AB 5 Evaluation Lehrperson

Mit diesem Arbeitsblatt wird die Zufriedenheit von Lehrpersonen eines kindlichen oder jugendlichen Patienten mit der Therapie abgefragt.

AB 6 Zielerreichungsskala

Dieses Arbeitsblatt gibt Skalen zur Einschätzung des Therapiefortschritts vor.

AB 7 Beeinträchtigung und Belastung (BEE-E / BEL-E)

Mit diesem Arbeitsblatt werden Beeinträchtigungen und Belastungen aufgrund der Angststörungen in den Bereichen Schule / Ausbildung, Freizeit / Freundeskreis und Familie bei den Eltern erfragt.

AB 8 Beeinträchtigung und Belastung (BEE-K / BEL-K)

Mit diesem Arbeitsblatt werden Beeinträchtigungen und Belastungen aufgrund der Angststörungen in den Bereichen Schule / Ausbildung, Freizeit / Freundeskreis und Familie beim Kind / bei Jugendlichen erfragt.

AB 9 Skala zur Gesamteinschätzung der Verbesserung

Auf diesem Arbeitsblatt ist die Verbesserung der Symptomatik auf einer grafisch vorgegebenen Skala einzuschätzen. Es wird an die kindlichen oder jugendlichen Patient:innen selbst ausgegeben.

AB 10 Sicherheitsverhaltensweisen

Mit diesem Arbeitsblatt wird das Einsetzen von Sicherheitsverhaltensweisen in sozialen Situationen erhoben.

Anamnesebogen

Name des Kindes: ....

(1) Entwicklung des Problemverhaltens
Vorstellungsanlass (Problem, wegen dem es zur Vorstellung kommt):

....

....

....

....

Wann ist das beschriebene Verhalten erstmals aufgetreten?

Vor .... Tagen / Wochen / Monaten

Gab es besondere Ereignisse, die damit zusammenfielen?

....

....

....

....

Was haben Sie bisher versucht, um das Problem zu bewältigen?

....

....

....

....

Wo und wie häufig zeigt sich das Problemverhalten?

☐ Familie	☐ Freizeit	☐ Freundeskreis	☐ Schule
....	....	....	....

Anamnesebogen

(2) Therapieziele

Motivation: Wer ist an einer psychotherapeutischen Behandlung interessiert?

☐ Mutter ☐ Vater ☐ Kind ☐ andere ....

Ziele und Wünsche an eine Therapie:

....

....

....

....

....

....

Was müsste sich verändern, damit sich das Problemverhalten Ihres Kindes bessert? Wer kann etwas dazu beitragen? Was können Sie dazu beitragen?

....

....

....

....

....

....

Anamnesebogen

(3) Vorbehandlungen
Welche ambulanten Vorbehandlungsversuche wurden bisher unternommen und wann?

Behandlung	Wo?	Wann?
Ergotherapie / Physiotherapie	....	....
Logopädie	....	....
Frühförderung	....	....
Sozialpädiatrisches Zentrum	....	....
Erziehungsberatungsstelle	....	....
Schulpsychologie	....	....
Psychotherapeut:in	....	....
Psychiater:in	....	....
Arzt / Ärztin	....	....
Andere:	....	....

Bitte bringen Sie alle Berichte mit, die Ihnen vorliegen!

Gab es stationäre Vorbehandlungen? (Bitte Klinik und Zeitraum nennen)
☐ Nein ☐ Ja:

....

....

....

Gibt es körperliche Vorerkrankungen?
☐ Nein ☐ Ja:

....

Nimmt Ihr Kind derzeit Medikamente ein?
☐ Nein ☐ Ja:

Präparat: .... Dosierung: .... seit wann: ....

Präparat: .... Dosierung: .... seit wann: ....

Präparat: .... Dosierung: .... seit wann: ....

Anamnesebogen

(4) Entwicklung des Kindes bzw. des / der Jugendlichen

Schwangerschaft und Geburt

Wie verlief die Schwangerschaft?
☐ unauffällig
☐ Komplikationen: ....
☐ Risikofaktoren (z. B. Alkohol, Nikotin, Drogenmissbrauch, Medikamenteneinnahme, Krankenhausaufenthalte, Infektionen, seelische, psychosoziale Belastungen):

....

....

Wie verlief die Geburt?
☐ komplikationslos
☐ mit Komplikationen: ....

Das Kind wurde in der .... Schwangerschaftswoche geboren.

Gewicht: .... g; Größe: .... cm; Apgar Werte: .... / .... / .... *(s. gelbes Heft).*

Bestanden irgendwelche Auffälligkeiten bei Ihrem Kind nach der Geburt?
☐ Nein ☐ Ja:

....

Hat sich die Mutter nach der Geburt besonders belastet gefühlt?
☐ Babyblues (ungefähre Dauer von .... Monaten)
☐ Depression (ungefähre Dauer von .... Monaten)
☐ andere psychische Erkrankung / Belastungen:

....

Frühkindliche Entwicklung

Bestanden bei Ihrem Kind Auffälligkeiten im Säuglingsalter?
☐ Nein ☐ Ja:
☐ exzessives Schreien
☐ Ein- / Durchschlafstörungen
☐ Fütter- / Gedeihstörung
☐ schwer zu beruhigen
☐ Körperkontakt abweisend
☐ leicht irritierbar
☐ Blickkontakt vermeidend
☐ andere: ....

Anamnesebogen

Wann hat Ihr Kind die folgenden Meilensteine beherrscht?

Motorik	Monat/Jahr	Sauberkeitsentwicklung	Monat/Jahr	Sprache	Monat/Jahr
Krabbeln	....	ohne Windeln am Tag	....	erste Worte	....
Freies Laufen	....	ohne Windeln in der Nacht	....	erste Sätze	....

Gab es in einem der oben genannten Bereiche Auffälligkeiten oder Fördermaßnahmen?
☐ Nein ☐ Ja:

....

Kindergarten / Krippe
Gab es eine Fremdbetreuung vor dem Eintritt in den Kindergarten (Tagesmutter etc.)?
☐ Nein ☐ Ja

Eintritt in den Kindergarten / Krippe mit .... Jahren.
☐ kein Eintritt

Betreuung im Kindergarten: ☐ ganztags ☐ halbtags

Ging / Geht Ihr Kind ☐ gern ☐ ungern in den Kindergarten?

Gab es Verhaltensauffälligkeiten während der Kindergartenzeit?
☐ Trennungsangst
☐ Angst vor ....
☐ Schüchternheit / Zurückhaltung
☐ Kontaktschwierigkeiten
☐ Aggression (verbal / körperlich)
☐ Wutausbrüche
☐ Hypermotorik / Zappeligkeit
☐ Opposition / Regelverstöße
☐ Kopfschmerzen, Bauchschmerzen
☐ andere: ....

Anamnesebogen

Schule

Eintritt mit .... Jahren.

Gab es einen Schulwechsel?

☐ Nein ☐ Ja:

....

Wurde eine Klasse wiederholt?

☐ Nein ☐ Ja:

....

Gab / Gibt es besondere Schwierigkeiten in der Grundschulzeit?

☐ Nein ☐ Ja:

....

....

Weiterführende Schulen / Ausbildung

Schulform: ....

Hat Ihre Tochter / Ihr Sohn einen Schulabschluss?

☐ Nein ☐ Ja

Falls nein, welcher Schulabschluss wird angestrebt? ....

Gab / Gibt es Verhaltensprobleme in der Schule und (seit) wann?

☐ Nein ☐ Ja:
- ☐ Leistungsschwierigkeiten
- ☐ Angst / Zurückhaltung
- ☐ Konzentrationsprobleme
- ☐ Zappeligkeit
- ☐ Opposition / Regelverstoß
- ☐ Schwänzen
- ☐ Aggression (verbal / körperlich)
- ☐ andere: ....

Anamnesebogen

Wie schätzen Sie die schulischen Leistungen Ihres Kindes ein?
☐ sehr gut – gut ☐ befriedigend – ausreichend ☐ mangelhaft – ungenügend

Sind die Hausaufgaben regelmäßig gemacht?
☐ Ja ☐ widerwillig ☐ Nein

Wie lange braucht Ihr Kind für die Hausaufgaben? ....

Wie arbeitet Ihr Kind bei den Hausaufgaben?
☐ abgelenkt
☐ verträumt
☐ muss sich häufig bewegen
☐ unordentlich
☐ mit häufigen Pausen
☐ braucht Druck
☐ gibt leicht auf
☐ lustlos
☐ braucht Hilfe
☐ selbstständig

Müssen Sie die Hausaufgaben kontrollieren?
☐ häufig ☐ selten ☐ nie

Wie verhält sich Ihr Kind vor Klassenarbeiten?
☐ zuversichtlich, ruhig
☐ übermäßig gelassen
☐ hat Kopf- / Bauchschmerzen
☐ erbricht
☐ Schlafstörungen
☐ ist sehr aufgeregt
☐ hat Angst
☐ verschweigt Klassenarbeiten
☐ geht nicht in die Schule

Ausbildung
Hat Ihr Sohn / Ihre Tochter eine berufliche Ausbildung?

☐ Nein

☐ begonnen; folgende: ....

☐ abgeschlossen; folgende: ....

Studium / Erwerbstätigkeit
Hat Ihr Sohn / Ihre Tochter ein Studium begonnen oder ist erwerbstätig?

☐ Nein ☐ Ja: ....

Anamnesebogen

(5) Soziales und Aktivitäten

Soziale Integration

Mein Kind …
☐ hat viele Freunde
☐ hat eher wenige Freunde
☐ hat wenige, aber sehr enge Freunde
☐ hat keine Freunde
☐ hat häufig Streit / Konflikte mit: ☐ Gleichaltrigen ☐ Erwachsenen

Wie beschäftigt sich Ihr Kind in seiner Freizeit?
☐ lieber allein
☐ lieber mit Erwachsenen
☐ lieber mit Gleichaltrigen
☐ lieber mit Jüngeren

Hobbys

Freizeit, Interessen, Sport:

……

Verein:

……

Medien

Medienkonsum	Stunden pro Tag
Fernseher	…………………………
PC, Spielkonsole	…………………………
Smartphone, Tablet	…………………………

Finden Sie, dass Ihr Kind übermäßig viel Zeit mit den o. g. Medien verbringt?
☐ Nein ☐ Ja
☐ Ja, und der Medienkonsum ist ein häufiges Streitthema in unserer Familie

Schränkt Ihr Kind andere Interessen aufgrund des Medienkonsums ein?
☐ Nein ☐ Ja

Findet Medienkonsum gewalthaltiger Inhalte statt? (z. B. Gewaltspiele)
☐ häufig ☐ manchmal ☐ selten / gar nicht

Anamnesebogen

(6) Familienanamnese
War Ihr Kind von Ihnen über eine längere Zeit getrennt? Wenn ja, wann und warum?

....

....

Wer kümmert sich vorwiegend um das Kind?

....

....

Wie würden Sie die Erziehungsstile von Mutter und Vater beschreiben?
Mutter:

....

Vater:

....

Welche Erziehungsziele haben Sie? Welche Eigenschaften soll Ihr Kind entwickeln oder von Ihnen lernen?

....

....

Wird Ihr Kind geschlagen?
☐ Nein ☐ Ja:

Von wem? ....

Wie oft? ....

Erzählt Ihr Kind, wie es ihm geht?

☐ Nein ☐ Ja: ....

Merken Sie, wie sich Ihr Kind fühlt?

☐ Nein ☐ Ja: ....

Anamnesebogen

Wie zeigen Sie Ihrem Kind, dass Sie es mögen?
☐ Nein ☐ Ja:

....

....

Was machen Sie gerne mit Ihrem Kind?

....

....

Finden gemeinsame Mahlzeiten statt?
☐ Nein ☐ Ja

Welche Regeln gibt es?

....

....

Wie wurden die Regeln vereinbart?

....

....

Wie wird darauf geachtet, dass die Regeln eingehalten werden?

....

....

Familienbeziehungen
Wie würden Sie die verschiedenen Familienbeziehungen beschreiben?

Mutter – Kind:	☐ besonders gut	☐ gut	☐ angespannt	☐ sehr belastet
Vater – Kind:	☐ besonders gut	☐ gut	☐ angespannt	☐ sehr belastet
Vater – Mutter:	☐ besonders gut	☐ gut	☐ angespannt	☐ sehr belastet
Kind – Geschwister:	☐ besonders gut	☐ gut	☐ angespannt	☐ sehr belastet

Anamnesebogen

Gibt es psychosoziale Belastungen in der Familie (chronische Krankheiten, psychische Störungen, Abhängigkeit / Sucht, Suizidversuch …)?
☐ Nein ☐ Ja

Falls ja, wer in Ihrer Familie ist betroffen und welche Problematik liegt vor?

……

……

[*Optional:*] Wie sind die Besuchskontakte zu dem nicht in der Familie wohnendem Elternteil geregelt (Feste Regelung? Werden Vereinbarungen eingehalten? Wie oft gibt es Kontakt?)?

……

……

Ressourcen und Stärken
Welche Stärken sehen Sie bei Ihrem Kind?

……

……

Was ist schön an Ihrer Familie?

……

……

Was unternehmen Sie gern als Familie zusammen?

……

……

Anmerkungen / Ergänzungen:

……

……

Anamnesebogen

(7) Ergänzung im Falle eines Migrationshintergrundes

	Mutter	Vater
Herkunftsland	....	....
Seit wann in Deutschland?	....	....

Hintergrund der Migration (z. B. freiwillig oder unfreiwillig; geplant; aus wirtschaftlichen oder politischen Gründen; Verfolgung; Familienzusammenführung)?

....

....

Wie hat Ihr Kind auf die Migration reagiert?

....

....

Leidet das Kind Ihrer Einschätzung nach unter der Migration?
☐ Nein ☐ Ja

Werden Werte, Traditionen oder Haltungen des Herkunftslandes vermittelt oder gelebt? Wenn ja, welche?

....

....

Mit welcher Kultur fühlen Sie sich verbunden?

....

Mit welcher Kultur fühlt sich Ihr Kind verbunden?

....

Vielen Dank für Ihre Mitarbeit!

AB 2 • T

Lebenslinie

Ziel der Übung

Das Kind oder der / die Jugendliche wird eingeladen, bedeutsame biografische Erlebnisse zu berichten. Gleichzeitig entsteht eine Lebenslinie, die das Wohlbefinden des / der Patient:in in den unterschiedlichen Alters- und Entwicklungsspannen abbildet. Hierbei ist ein Einzelsetting wichtig, da es sich um subjektive Wahrnehmungen handelt, die in diesem Rahmen auch so stehen bleiben dürfen und nicht infrage gestellt werden (bspw. von den Eltern). Der / Die Therapeut:in kann beobachten, ob und wie unterschiedliche Gefühle (verbal und nonverbal) bei dem Kind oder dem / der Jugendlichen ausgedrückt werden, und sieht, wann für den / die Patient:in bedeutsame Veränderungen, Umbrüche und Lebensereignisse stattgefunden haben. Gerade bei älteren Jugendlichen können die Lebensjahre auch zu Zeitabschnitten (Kindergartenalter, Grundschulalter etc.) zusammengefasst werden (die Seiten 2–4 dieses Arbeitsblattes).

(1) »Heute will ich gern eine Lebenslinie mit dir malen. Das heißt, ich will gern von dir erfahren, was für dich wichtige und bedeutsame Erfahrungen, Erlebnisse und Veränderungen in deinem Leben waren und wie es dir zu unterschiedlichen Zeitpunkten in deinem Leben ging.

Was ist denn das Allererste, woran du dich in deinem Leben erinnerst? Wie alt warst du damals? War es vielleicht etwas im Kindergarten oder in der Familie?«

Dieses erste Erlebnis wird als Startpunkt in die Lebenslinie eingetragen.

(2) »An was kannst du dich noch in dieser Zeit erinnern? Gab es schöne Erlebnisse, an die du dich erinnerst? Oder gab es etwas Trauriges, Schlechtes oder wichtige Veränderungen in deinem Leben?«

Die schönen Erlebnisse werden mit einem Plus in den Zeitstrahl eingetragen, die negativen Erfahrungen mit einem Minus.

(3) »Wir haben jetzt den ersten Zeitabschnitt (das Kindergartenalter) miteinander angeschaut, dabei war für dich wichtig, dass … [*kurze Zusammenfassung der berichteten Erfahrungen*]. Wie, würdest du aus dem Bauch heraus sagen, ging es dir zu dieser Zeit? 0 % bedeutet, das war eine katastrophale Zeit, in der es dir sehr schlecht ging, 100 % bedeutet, es ging dir sehr gut zu dieser Zeit.«

Die genannte Zahl wird auf dem Grafen eingetragen.

(4) Chronologisch werden nun die Punkte (2) und (3) für die nächsten Altersspannen (Lebensjahre oder Lebensabschnitte) bis zum aktuellen Alter des / der Patient:in wiederholt. Dabei können immer auch die relevanten Lebenskontexte (Familie, Schule, Freundeskreis, Freizeit …) miterfragt werden.

Am Ende werden die genannten Punkte (Selbsteinschätzungen zum Wohlbefinden) auf der Lebenslinie verbunden.

(5) »So, nun haben wir deine ganze Lebenslinie vor uns. Was fällt dir auf, wenn du darauf schaust? Gab es wichtige Umbrüche oder Veränderungen? Wie geht es dir, wenn du diese Linie anschaust?«

Anschließend erfolgt eine empathische Würdigung der Lebenslinie durch den / die Therapeut:in.

Bei Jugendlichen kann anschließend auch die Erwartung für den bevorstehenden Lebensabschnitt erfragt werden. Bspw. »Was denkst du, wie geht die Linie für dich weiter? Was spricht jeweils dafür, dass es dir besser oder schlechter gehen wird?«

Mit Eltern kann auch mit der Lebenslinie gearbeitet werden, hier bietet sich zunächst ein Einzelsetting ohne das Kind an. Als Ausgangspunkt können die Schwangerschaft und die Geburt verwendet werden (dritte Diagrammvorlage). Die Eltern werden nach einer Einschätzung gebeten, wie es dem Kind in den Altersabschnitten ging. Ergänzend kann der / die Therapeut:in immer mitfragen, was zu dieser Zeit für den Elternteil wichtig und bedeutsam in seinem Leben war.

Lebenslinie

Lebenslinie

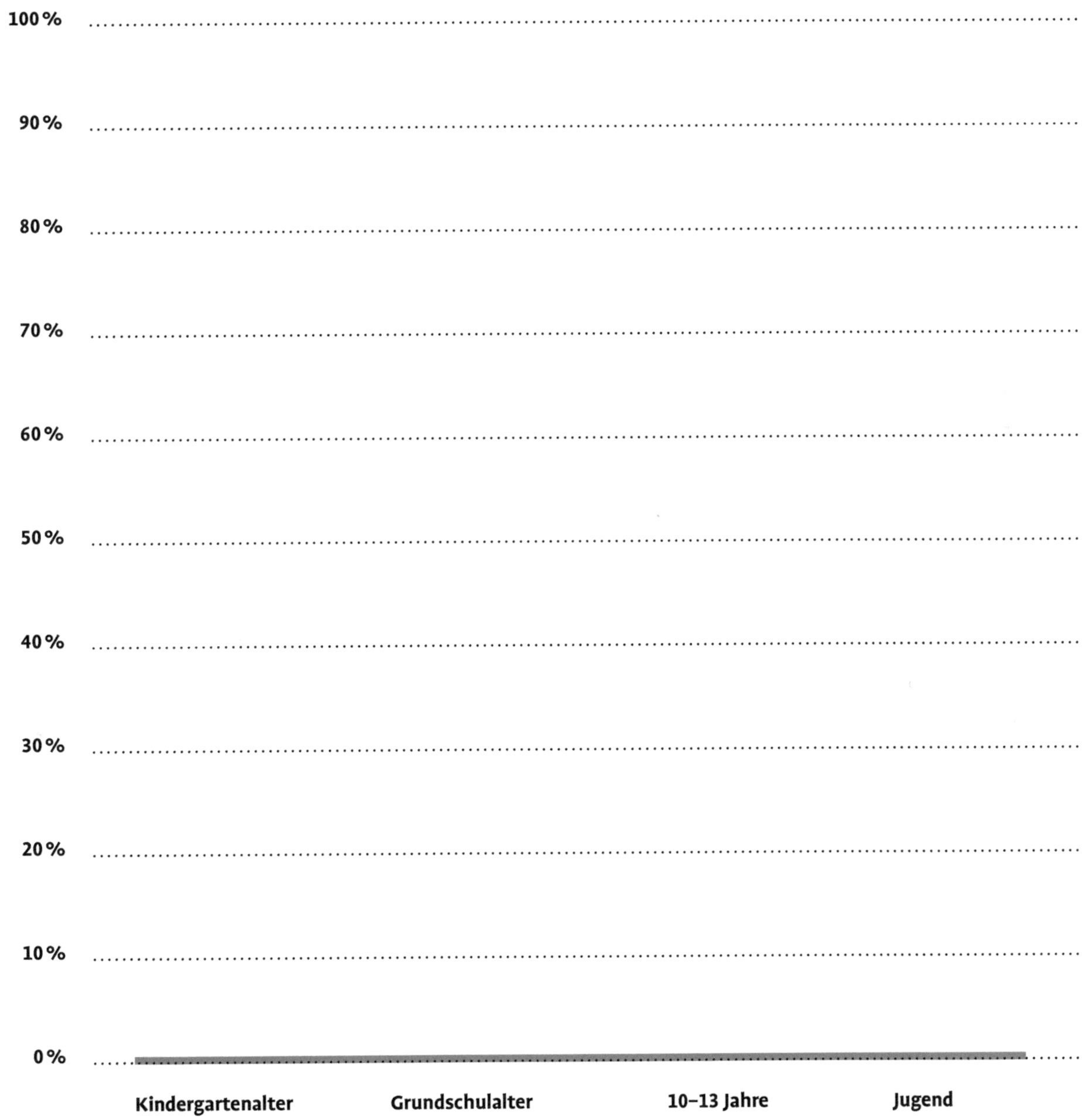

Lebenslinie

Lebenslinie

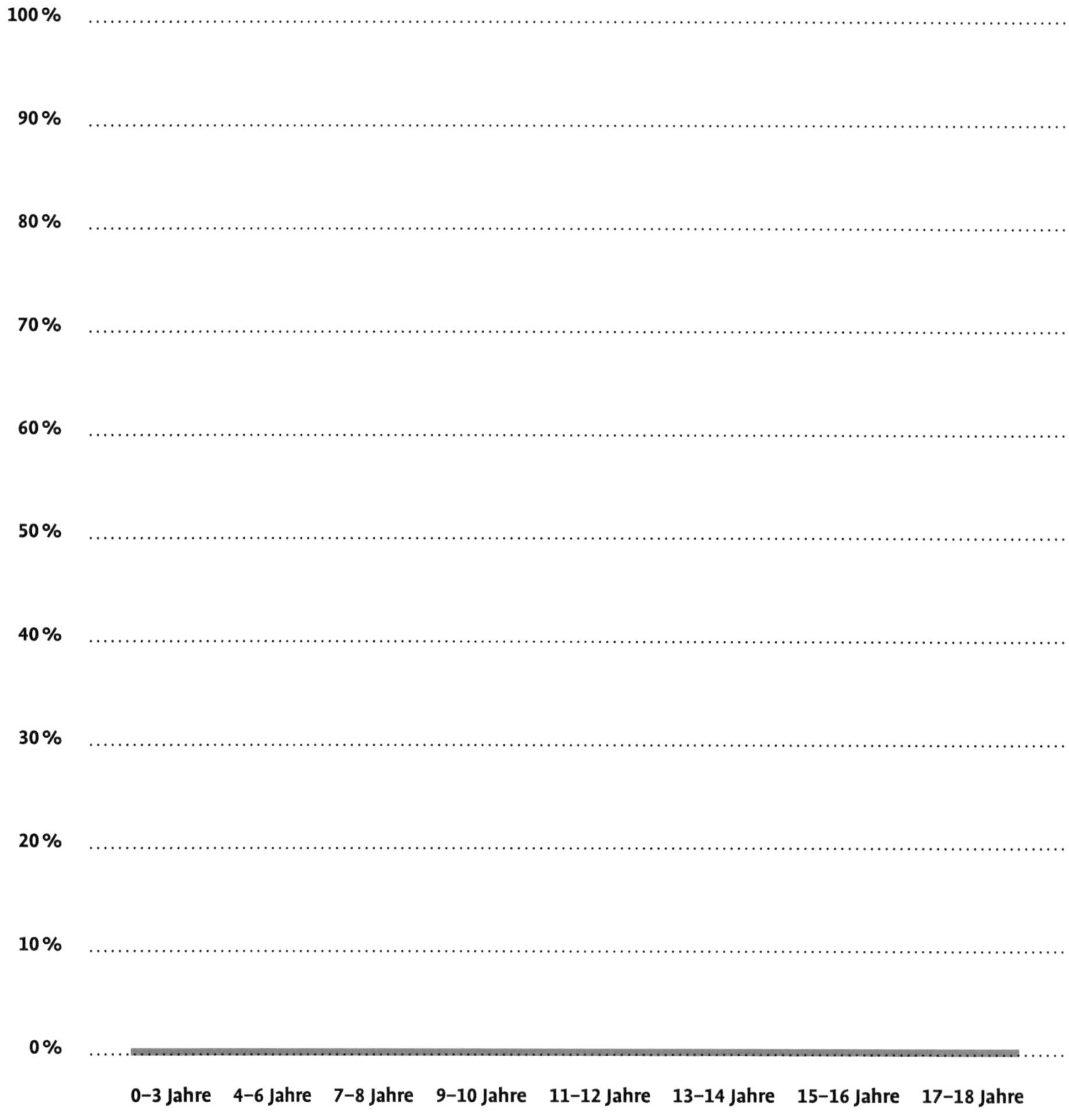

Lebenslinie

Lebenslinie – Elternversion

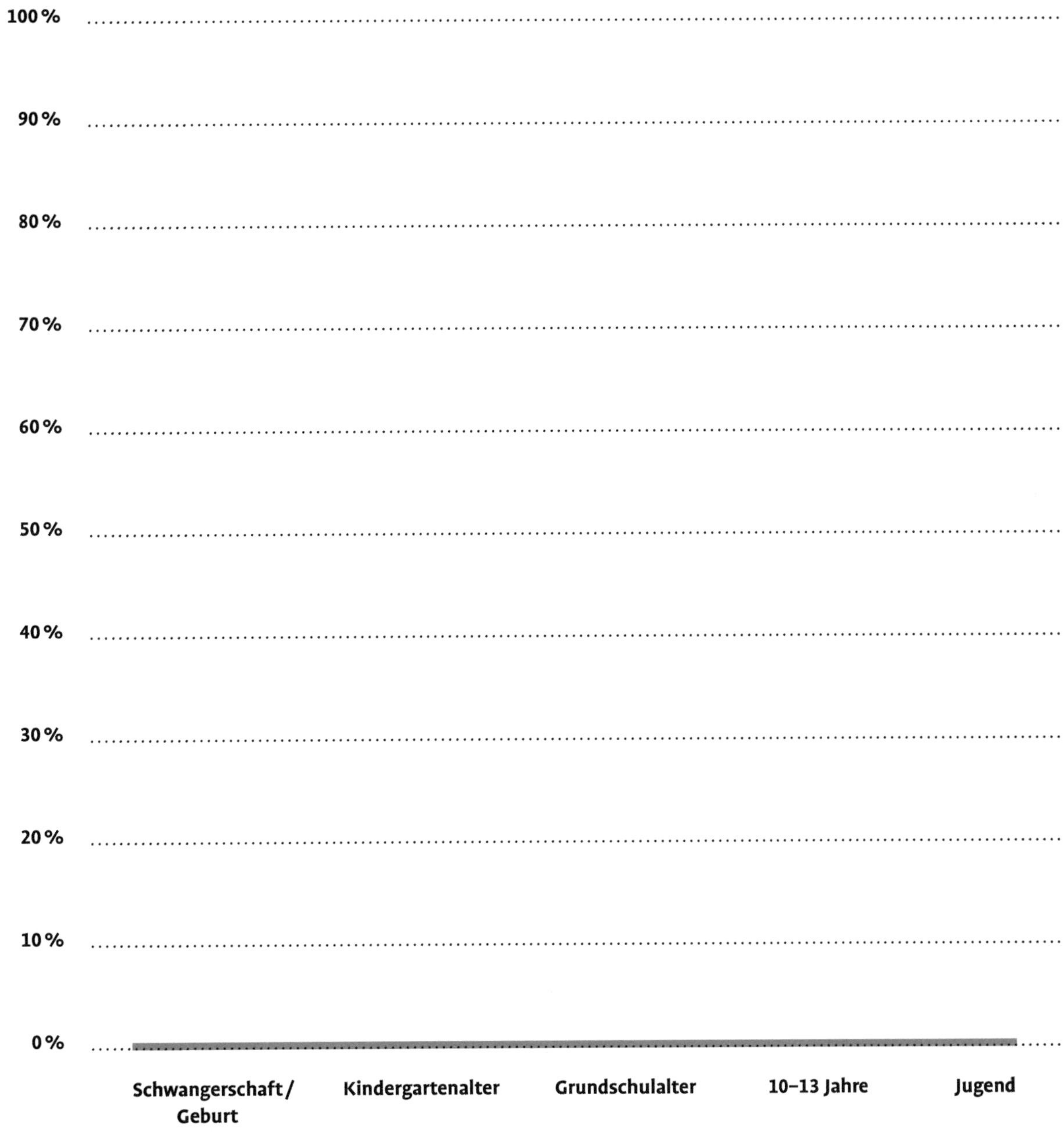

Evaluation Kind

(1) Warst du mit der Therapie zufrieden?

1 ——— 2 ——— 3 ——— 4 ——— 5 ——— 6 ——— 7 ——— 8 ——— 9 ——— 10

gar nicht | mittel | sehr zufrieden

(2) Geht es dir jetzt nach der Therapie besser?

....

(3) Was hat dir in der Therapie geholfen?

....

(4) Was war dir wichtig?

....

(5) Was hat dir Spaß gemacht?

....

(6) Denkst du, dass du weitere Hilfe brauchst?

....

(7) Haben sich deine Schulleistungen verändert?

....

Evaluation Eltern

(1) Wie zufrieden war Ihr Kind mit der Therapie?
☐ sehr zufrieden ☐ zufrieden ☐ nicht zufrieden ☐ gar nicht zufrieden

(2) Wie geht es Ihrem Kind?
☐ viel besser ☐ ein bisschen besser ☐ nicht besser ☐ gar nicht besser

(3) Was hat Ihrem Kind in der Therapie geholfen?

....

(4) Was war Ihrem Kind wichtig? Am wichtigsten?

....

(5) Was hat Ihrem Kind Spaß gemacht?

....

(6) Denken Sie, Ihr Kind benötigt weitere Hilfe?

1 —— 2 —— 3 —— 4 —— 5 —— 6 —— 7 —— 8 —— 9 —— 10

(7) Wie würden Sie die Therapie insgesamt beurteilen?

1 —— 2 —— 3 —— 4 —— 5 —— 6 —— 7 —— 8 —— 9 —— 10

schlecht mittel ausgezeichnet

(8) Hat die Therapie Ihre Erwartungen erfüllt?
☐ Ja ☐ Nein

(9) Hat sich Ihre Zuversicht bezüglich Ihres Kindes gebessert?
☐ Ja ☐ Nein

(10) Sind Sie im Vergleich zu vor der Therapie weniger gestresst?
☐ Ja ☐ Nein

(11) War die Therapie für Sie hilfreich?
☐ Ja ☐ Nein

(12) Würden Sie die Therapie weiterempfehlen?
☐ Ja ☐ Nein

AB 5 • L

Evaluation Lehrperson

An die Lehrperson von ....

Gerne würden wir auch Ihre Einschätzung erfahren, ob Sie nach der Therapie eine Veränderung bemerkt haben.

Vielen Dank für Ihre Einschätzung!

(1) Haben Sie eine Veränderung beim Kind bemerkt?
☐ große Veränderung ☐ kleine Veränderung ☐ keine Veränderung

(2) Haben sich die Schulleistungen verbessert?
☐ starke Verbesserung ☐ geringe Verbesserung ☐ keine Verbesserung ☐ Verschlechterung

Bemerkungen:

....

....

....

....

....

....

....

....

....

....

Zielerreichungsskala

Ziel 1: ....

Therapiefortschritt:

0 % —— 10 % —— 20 % —— 30 % —— 40 % —— 50 % —— 60 % —— 70 % —— 80 % —— 90 % —— 100 %

....

Was habe ich erreicht?

....

Was sind noch weitere Aufgaben?

....

Ziel 2: ....

Therapiefortschritt:

0 % —— 10 % —— 20 % —— 30 % —— 40 % —— 50 % —— 60 % —— 70 % —— 80 % —— 90 % —— 100 %

....

Was habe ich erreicht?

....

Was sind noch weitere Aufgaben?

....

Beeinträchtigung und Belastung (BEE-E / BEL-E)

BEE-E

Bitte geben Sie auf dieser Seite an, wie stark Ihr Kind durch sein Problem / seine Beschwerden in der Schule, in der Freizeit sowie in seinem Freundeskreis und in der Familie beeinträchtigt wird bzw. sich eingeschränkt fühlt. Kreuzen Sie zu diesem Zweck für jeden der drei folgenden Bereiche die Zahl an, die am besten die Beeinträchtigung Ihres Kindes aus Ihrer Sicht beschreibt. Die Bedeutung der Zahlen ist jeweils unter den Zahlen angegeben.

(1) Schule oder Ausbildung

Schätzen Sie die Beeinträchtigung in der Schule oder Ausbildung Ihres Kindes aus Ihrer Sicht ein:

0	1	2	3
gar nicht	etwas	schwer	sehr schwer

eingeschränkt

(2) Freizeit oder Freundeskreis
(z. B. Zusammensein mit Freund:innen, Sport, Spiele)

Schätzen Sie die Beeinträchtigung in der Freizeit, im Freundeskreis Ihres Kindes aus Ihrer Sicht ein:

0	1	2	3
gar nicht	etwas	schwer	sehr schwer

eingeschränkt

(3) Familie
(z. B. die Beziehung Ihres Kindes zu anderen Familienmitgliedern)

Schätzen Sie die Beeinträchtigung in der Familie Ihres Kindes aus Ihrer Sicht ein:

0	1	2	3
gar nicht	etwas	schwer	sehr schwer

eingeschränkt

Beeinträchtigung und Belastung (BEE-E / BEL-E)

BEE-E

Bitte geben Sie auf dieser Seite an, wie stark Ihr Kind durch sein Problem / seine Beschwerden in der Schule, in der Freizeit sowie in seinem Sozialleben leidet. Kreuzen Sie zu diesem Zweck für jeden der drei folgenden Bereiche die Zahl an, die am besten die Belastung Ihres Kindes aus Ihrer Sicht beschreibt. Die Bedeutung der Zahlen ist jeweils unter den Zahlen angegeben.

(4) Schule oder Ausbildung

Schätzen Sie die Belastung in der Schule oder Ausbildung Ihres Kindes aus Ihrer Sicht ein:

0	**1**	**2**	**3**
gar nicht	etwas	schwer	sehr schwer

belastet

(5) Freizeit oder Freundeskreis
(z. B. Zusammensein mit Freund:innen, Sport, Spiele)

Schätzen Sie die Belastung in der Freizeit, im Freundeskreis Ihres Kindes aus Ihrer Sicht ein:

0	**1**	**2**	**3**
gar nicht	etwas	schwer	sehr schwer

belastet

(6) Familie
(z. B. die Beziehung Ihres Kindes zu anderen Familienmitgliedern)

Schätzen Sie die Belastung in der Familie Ihres Kindes aus Ihrer Sicht ein:

0	**1**	**2**	**3**
gar nicht	etwas	schwer	sehr schwer

belastet

Beeinträchtigung und Belastung (BEE-K / BEL-K)

BEE-K

Bitte gib an, wie stark du dich durch dein Problem in der Schule, in der Freizeit sowie in deinem Freundeskreis (Clique) und in der Familie eingeschränkt fühlst. Mit Einschränkung ist gemeint, wie sehr du durch das Problem Dinge, die du sonst tun würdest, nicht machen kannst. Kreuze für jeden Bereich die Zahl an, die am besten auf dich zutrifft.

(1) Schule oder Ausbildung

Wie sehr fühlst du dich in der Schule oder Ausbildung durch dein Problem eingeschränkt?

0 ———— **1** ———— **2** ———— **3**

gar nicht | etwas | schwer | sehr schwer

eingeschränkt

(2) Freizeit oder Freundeskreis
(z. B. Clique, Sport, Spiele)

Wie sehr fühlst du dich in der Freizeit oder in deinem Freundeskreis durch dein Problem eingeschränkt?

0 ———— **1** ———— **2** ———— **3**

gar nicht | etwas | schwer | sehr schwer

eingeschränkt

(3) Familie
(z. B. deine Beziehung zu anderen Familienmitgliedern)

Wie sehr fühlst du dich in deiner Familie durch dein Problem eingeschränkt?

0 ———— **1** ———— **2** ———— **3**

gar nicht | etwas | schwer | sehr schwer

eingeschränkt

Beeinträchtigung und Belastung (BEE-K / BEL-K)

BEL-K

Bitte gib an, wie stark du dich durch dein Problem in der Schule, in der Freizeit sowie in deinem Freundeskreis (Clique) und in der Familie belastet fühlst. Mit Belastung ist gemeint, wie sehr du unter deinem Problem leidest. Kreuze für jeden Bereich die Zahl an, die am besten auf dich zutrifft.

(4) Schule oder Ausbildung

Wie sehr leidest du in der Schule oder Ausbildung unter deinem Problem?

0	1	2	3
gar nicht	etwas	schwer	sehr schwer

belastet

(5) Freizeit oder Freundeskreis
(z. B. Clique, Sport, Spiele)

Wie sehr leidest du in der Freizeit oder in deinem Freundeskreis unter deinem Problem?

0	1	2	3
gar nicht	etwas	schwer	sehr schwer

belastet

(6) Familie
(z. B. deine Beziehung zu anderen Familienmitgliedern)

Wie sehr leidest du in deiner Familie unter deinem Problem?

0	1	2	3
gar nicht	etwas	schwer	sehr schwer

belastet

AB 9 • KJ

Skala zur Gesamteinschätzung der Verbesserung

Bitte gib auf dieser Seite an, wie du dich jetzt im Vergleich zum Beginn der Therapie fühlst. Kreuze zu diesem Zweck die Zahl an, die am meisten auf dich zutrifft. Die Bedeutungen der Zahlen sind jeweils unter den Zahlen angegeben.

Im Vergleich zum Beginn der Therapie fühle ich mich jetzt:

1	2	3	4	5	6	7
sehr viel	viel	etwas	unverändert	etwas	viel	sehr viel
	schlechter				besser	

Sicherheitsverhaltensweisen

Wenn in einer sozialen Situation eine aktive Vermeidung nicht möglich ist, werden häufig Sicherheitsverhaltensweisen eingesetzt. Diese sollen (kurzfristig) gefürchtete Körpersymptome oder soziale Blamage verhindern. Weil Sicherheitsverhaltensweisen Vermeidungsverhalten darstellen und damit Angst-aufrechterhaltend sind und Expositionsübungen in ihrer Wirksamkeit beeinträchtigen können, sollten diese vorab gründlich erfragt werden.

In der Therapie sollte herausgearbeitet werden, dass Sicherheitsverhaltensweisen Angst-aufrechterhaltend sind und dieses Verhalten das Urteil von anderen nicht positiv beeinflusst, sondern eher dazu führt, dass diese als eigenartig wahrgenommen werden. Dafür ist der Einsatz von Videofeedback hilfreich.

Im Folgenden ist eine Liste von möglichen Sicherheitsverhaltensweisen aufgeführt, die die Jugendlichen ausführen können:

- ☐ Vermeidung von Blickkontakt
- ☐ Glas, Flasche, Stift umklammern, um nicht zu zittern
- ☐ Versuch, mögliche körperliche Symptome zu verstecken, z. B. Make-up, um Röte zu verstecken
- ☐ das Gesicht hinter Haaren, Mütze / Kappe, Händen verstecken
- ☐ weite Kleidung, damit Schwitzen nicht sichtbar wird
- ☐ nur in Begleitung in soziale Situationen gehen
- ☐ sich so hinsetzen, dass man möglichst nicht auffällt
- ☐ Kleidung immer wieder prüfen
- ☐ übermäßige Vorbereitung z. B. auf ein Referat
- ☐ sehr schnell, sehr leise sprechen oder sehr viel sprechen
- ☐ Sätze einüben
- ☐ planen, was man sagen kann

Sicherheitsverhaltensweisen

Was tust du, wenn du in eine Situation mit anderen Menschen kommst, in denen du ängstlich bist? Kreuze im Folgenden an, wie oft du dich so verhältst.

Wenn ich mich in eine Situation mit anderen Menschen begebe, …

	Sehr oft	Oft	Manchmal	Selten / Nie
Vermeide ich Blickkontakt.	☐	☐	☐	☐
Halte ich mich an Glas, Flasche, Stift fest, um nicht zu zittern.	☐	☐	☐	☐
Versuche ich, körperliche Symptome zu verstecken, z. B. mit Make-up Röte verstecken.	☐	☐	☐	☐
Verstecke ich mein Gesicht hinter Haaren, Mütze / Kappe, Händen.	☐	☐	☐	☐
Trage ich weite Kleidung.	☐	☐	☐	☐
Gehe ich nur in Begleitung.	☐	☐	☐	☐
Setze ich mich so hin, dass ich möglichst nicht auffalle.	☐	☐	☐	☐
Prüfe ich immer wieder meine Kleidung.	☐	☐	☐	☐
Bereite ich mich sehr gut vor, z. B. auf ein Referat.	☐	☐	☐	☐
Spreche ich sehr leise.	☐	☐	☐	☐
Spreche ich sehr schnell.	☐	☐	☐	☐
Spreche ich sehr viel.	☐	☐	☐	☐
Übe ich vorher Sätze ein, die ich sagen kann.	☐	☐	☐	☐
Plane ich, was ich sagen kann.	☐	☐	☐	☐
....	☐	☐	☐	☐
....	☐	☐	☐	☐

2 Veränderungspotenzial, Motivationsklärung und Einverständnis in die Therapie

Veränderungsmotivation ist für eine erfolgreiche Therapie erforderlich, daher sollte die Motivation des Kindes angesprochen werden. Ein Aspekt davon ist das Erkennen von Veränderungspotenzialen und die Perspektivenerweiterung. Hierzu kann die Wunderfrage gestellt werden.

> **Wunderfrage**
>
> »Woran würdest du merken, wenn eine Zauberfee in der Nacht all deine Ängste und Sorgen wegnehmen würde?«
>
> »Was würdest du tun, wenn du keine Ängste oder Sorgen mehr hättest?«

Eine Möglichkeit, das Kind zu motivieren und zur Kooperation zu ermutigen, ist zu besprechen, welches die negativen Aspekte der Angst sind bzw. die Vorteile, wenn man die Kontrolle über die Angst hat. Zuerst wird aufgeschrieben, in welchen Bereichen die Angst das Leben des Kindes beeinträchtigt. In anderen Worten, wovon hält die Angst das Kind ab und was fühlt sich dabei schlecht an? Es geht dabei um Beeinträchtigungen in der Schule, Sport, Verein, mit Freund:innen oder in der Familie. Oder auch, dass die Angst traurig macht und man manchmal weinen muss. Mit dieser Liste kann dem Kind aufgezeigt werden, wie Angst und Sorgen Kontrolle ausüben und sie das Kind herumkommandieren (s. **AB 11** »Bereit für Veränderungen?«).

Für die Arbeit an der Veränderungsmotivation kann es zudem wichtig sein, die aufrechterhaltenden Faktoren zu durchdenken. Dazu eignen sich die folgenden Fragen bzw. das **AB 12** »Vor- und Nachteile der Angst bzw. der Therapie.«

Mögliche Fragen:

- Welche Vorteile hat die Angst?
- Wobei hilft mir die Angst?
- Wovor schützt mich die Angst?

Einverständniserklärung für die Therapie

Bevor mit der Therapie begonnen werden kann, bedarf es für Patient:in und Sorgeberechtigte:n eine Aufklärung zur Therapie und deren Einverständnis (**INFO 1** »Merkblatt für die Familie zur Therapie in einer Praxis oder einer Ambulanz« und **AB 13** »Einverständniserklärung zur Psychotherapie«).

Das Merkblatt für die Eltern sollte folgende Punkte umfassen:

- Wer ist der / die Therapeut:in / die Ambulanz / Praxis?
- Wie arbeitet der / die Therapeut:in / die Ambulanz / Praxis? Zum Beispiel: Welches Richtlinienverfahren wird angewandt, welche Nebenwirkungen gibt es?
- Wie kommt es zu einer Therapie?
- Welche Kosten entstehen? Wer übernimmt die Kosten (z. B. Krankenkassen, Eltern, Jugendamt)?
- Wie sieht es mit der Schweigepflicht, dem Datenschutz aus?
- Wie werden nicht eingehaltene, verpasste Termine gehandhabt?
- Qualitätssicherung
- ggf. Forschung

INFO 1 zeigt beispielhaft ein Merkblatt für Eltern zum Ablauf der Therapie in einer Praxis oder einer Ambulanz, **AB 13** eine Einverständniserklärung.

Arbeits- und Informationsmaterial

AB 11 Bereit für Veränderungen?
Auf diesem Arbeitsblatt sollen Patienten ein Vier-Felder-Schema ausfüllen. Es vermittelt, welche Kosten mit Angst und Sorgen verbunden sind und welche positiven Konsequenzen mit einer Veränderung einhergehen könnten.

AB 12 Vor- und Nachteile der Angst bzw. der Therapie
Mit diesem Arbeitsblatt werden aufrechterhaltende Faktoren der Angst erfasst.

INFO 1 Merkblatt für die Familie zur Therapie in einer Praxis oder einer Ambulanz
Dieses Informationsblatt für Patienten und deren Sorgeberechtigte klärt auf über das verhaltenstherapeutische Vorgehen, Kosten, Schweigepflicht, Ausfallhonorare und weitere Parameter. Das **AB 13** »Einverständniserklärung zur Psychotherapie« kann gemeinsam mit diesem Informationsblatt vorgegeben werden und sollte dann vor Therapiebeginn unterzeichnet vorliegen.

AB 13 Einverständniserklärung zur Psychotherapie
Diese Einverständniserklärung sollte von der Patientin bzw. ihrer Sorgeberechtigten zu Therapiebeginn unterzeichnet vorliegen. Zur Aufklärung der Patientin kann **INFO 1** »Merkblatt für die Familie zur Therapie in einer Praxis oder einer Ambulanz« eingesetzt werden.

AB 11 • K J

Bereit für Veränderungen?

Die Angst macht mich …

....
....
....
....
....
....
....
....
....

Die Angst stoppt mich von …

....
....
....
....
....
....
....
....
....

Wenn ich keine Angst mehr habe, geht es mir …

....
....
....
....
....
....
....
....
....

Wenn ich keine Angst mehr habe, werde ich …

....
....
....
....
....
....
....
....
....

Vor- und Nachteile der Angst bzw. der Therapie

Vorteile durch die Angst?

....
....
....
....
....
....
....
....
....

Nachteile wegen der Angst?

....
....
....
....
....
....
....
....
....

Vorteile durch die Therapie?

....
....
....
....
....
....
....
....
....

Nachteile wegen der Therapie?

....
....
....
....
....
....
....
....
....

Merkblatt für die Familie zur Therapie in einer Praxis oder einer Ambulanz

Liebe Familie,

mit diesem Merkblatt möchten wir Ihnen einen Überblick über unsere Praxis / Ambulanz und unsere Vorgehensweise geben sowie Sie über die Themen Schweigepflicht, Datenschutz und Qualitätssicherung aufklären.

Wer wir sind

Die .... ist eine Praxis / Ambulanz, in der approbierte Psychotherapeut:innen und Psychotherapeut:innen in Ausbildung in Kinder- und Jugendlichenpsychotherapie arbeiten.

Was ist Verhaltenstherapie?

Das Behandlungsverfahren der Praxis / Ambulanz ist die Kognitive Verhaltenstherapie. In der Behandlung kommen Verfahren zum Einsatz, die sich zuvor als wissenschaftlich belegt erwiesen haben. Das Ziel der Verhaltenstherapie ist es, Menschen zu helfen, ihr Denken, Fühlen und Handeln zu verändern, um somit ihre Probleme und Symptome zukünftig selbstständig meistern zu können. Diese Veränderungen können in einer vertrauensvollen Beziehung erreicht werden, in der Therapeut:in, Patient:in (Kind oder Jugendlicher) und die Bezugspersonen gemeinsam Lösungen für die zu behandelnden Probleme entwickeln. Im Gespräch, im Spiel oder in Übungen werden Veränderungen im Erleben und Handeln vorbereitet und gefördert.

Eine Vielzahl von Methoden kann dabei eingesetzt werden, z. B. Konfrontation mit problematischen Situationen, die Veränderung bestimmter gedanklicher Bewertungen oder die Einübung von neuen Verhaltensweisen (z. B. sozial kompetentes Verhalten, Entspannung). Am Anfang der Behandlung steht eine ausführliche Informationsvermittlung über die Erkrankung und deren Behandlungsmöglichkeiten.

Zwischen den Therapiesitzungen wird Ihr Kind durch die Ausführung von praktischen Übungen neue Herangehensweisen erproben können. Die Behandlung richtet sich nach den anfänglich gemeinsam besprochenen Therapiezielen. Die Behandlungen unserer Praxis / Ambulanz können Teil von Forschungsprojekten sein und unterliegen strengen Qualitätsanforderungen.

Ein wichtiges Merkmal der Verhaltenstherapie ist die Transparenz der Behandlung. Die Behandlungsziele und -methoden werden zusammen mit Ihnen und Ihrem Kind festgelegt und ausführlich erklärt. Bei Rückfragen oder Anmerkungen darf und soll offen mit Unklarheiten umgegangen werden, um diese gemeinsam zu klären.

Vor allem zu Beginn einer Therapie kann es vorkommen, dass sich die Symptomatik schnell verbessert oder auch verschlechtert. Dies ist jedoch ganz normal und sollte mit dem / der Therapeut:in besprochen werden. Suizidale Gedanken oder Impulse sollten unbedingt offen angesprochen und mitgeteilt werden, um entsprechende Maßnahmen zur Abwendung einer Selbstgefährdung einleiten zu können.

Merkblatt für die Familie zur Therapie in einer Praxis oder einer Ambulanz

Wie kommt es zu einer Therapie?
Nach der telefonischen Anmeldung erhalten Sie von uns neben diesem Merkblatt einen schriftlichen Anmeldebogen und eine Einverständniserklärung für die Therapie. Nachdem Sie uns diese zurückgesendet haben, melden wir uns, um mit Ihnen einen Termin für die Sprechstunde zu vereinbaren. In diesem Gespräch geht es darum, dass wir einen Einblick darüber bekommen, welche Stärken Ihr Kind hat, welche Bereiche momentan Schwierigkeiten bereiten und was Ihr Kind und Sie von der Therapie erwarten. Im Anschluss an die Sprechstunde entscheiden wir über die generelle Eignung für eine ambulante Psychotherapie in unserer Praxis / Ambulanz und Sie bekommen eine Rückmeldung, ob eine Aufnahme auf die Warteliste stattfindet oder welche sonstigen Maßnahmen geeigneter sind.

Wenn dann ein Therapieplatz frei wird, meldet sich der / die den Fall übernehmende Therapeut:in bei Ihnen. Sie und Ihr Kind erhalten Fragebögen und einen Anamnesebogen. Als nächstes führen wir mit Ihnen und Ihrem Kind getrennt ein diagnostisches Interview durch, bei dem wir uns noch einmal genauer anschauen, in welchen Bereichen Ihr Kind Unterstützung braucht. Gegebenenfalls erhalten Sie und Ihr Kind weitere spezifische Fragebögen zum Ausfüllen oder es wird eine Intelligenzdiagnostik durchgeführt. In den weiteren Sitzungen geben wir Ihnen Rückmeldung über die Ergebnisse der Diagnostik und besprechen mit Ihnen den weiteren Verlauf bis zum Therapieantrag und dem Beginn der therapeutischen Sitzungen. Die Einbeziehung der Eltern und ggf. anderer Bezugspersonen (z. B. Lehrperson) ist im Rahmen zusätzlich zu beantragender Bezugspersonensitzungen vorgesehen und meistens erforderlich. Dies gilt umso mehr, je jünger die Kinder sind. Daher ist in der Kinder- und Jugendlichenpsychotherapie die Bereitschaft zur Mitarbeit der gesamten Familie wünschenswert.

Kosten
Die Praxis / Ambulanz .... ist zur Abrechnung von Verhaltenstherapiestunden mit den gesetzlichen Krankenkassen ermächtigt. Damit die Krankenkassen die Kosten einer Psychotherapie übernehmen, muss eine behandlungsbedürftige Problematik nach dem Psychotherapie-Katalog der Krankenkassen vorliegen. Die ersten zwei bis sechs probatorischen Stunden der Behandlung dienen dem Ziel, dies festzustellen. Zum Erstgespräch und danach jeweils zum ersten Termin im Quartal sollte die Versicherungskarte mitgebracht werden. In den probatorischen Sitzungen werden in einer gründlichen Diagnostik die Probleme abgeklärt, die persönliche Passung zwischen Patient:in und Therapeut:in abgeschätzt und Informationen über die Psychotherapie gegeben. Erst danach wird je nach Anzahl voraussichtlicher Therapiestunden die Therapie bei der Krankenkasse für eine Kostenübernahme angezeigt oder beantragt.

Private Krankenkassen übernehmen in der Regel ebenfalls die Behandlungskosten, wobei die Rechnungen an die Patient:innen gesendet werden und von diesen unabhängig von der Erstattung seitens der Versicherung fristgerecht zu begleichen sind. Privat Versicherte sollten daher vor Therapiebeginn Informationen über die Modalitäten der Kostenerstattung bei der jeweiligen Krankenkasse einholen.

Merkblatt für die Familie zur Therapie in einer Praxis oder einer Ambulanz

Schweigepflicht, Forschung und Datenschutz

Die Mitarbeitenden der Praxis / Ambulanz sind zur Einhaltung des Berufsgeheimnisses und zur aktiven Sicherung der von Ihnen anvertrauten Informationen verpflichtet. Dies bedeutet u. a.:

- Informationen über Personen und Institutionen, die Mitarbeitenden im Zusammenhang mit ihrer beruflichen Tätigkeit erhalten, werden vertraulich behandelt.
- Sämtliche Daten werden nach dem Ablauf der gesetzlichen Frist von zehn Jahren vollständig gelöscht. Ihre Daten werden vertraulich behandelt und nicht an Dritte weitergegeben. Die diagnostischen Informationen (z. B. Fragebogen) werden anonymisiert zu Forschungszwecken verwendet und im Zuge der Qualitätssicherung an die Krankenkassen weitergeleitet. Die Mitarbeitenden der Praxis / Ambulanz, die mit den Daten arbeiten, unterliegen der Schweigepflicht.

Nicht eingehaltene / verpasste Termine

Falls zuvor vereinbarte Termine nicht eingehalten werden können, wird wie folgt damit umgegangen:

- Wird die Sitzung mindestens 24 Stunden vor dem vereinbarten Termin abgesagt, dann wird die Sitzung nicht verrechnet.
- Wird die Sitzung in weniger als 24 Stunden vor dem vereinbarten Termin abgesagt oder wird die vereinbarte Sitzung ohne Absage nicht wahrgenommen, so wird eine einmalige Zahlung in Höhe von 30,00 € (in Worten: dreißig Euro) fällig (wird nicht von der Krankenkasse übernommen).

Qualitätssicherung

Die therapeutischen Mitarbeitenden der Ambulanz / Praxis sind verpflichtet, die psychotherapeutische Behandlung entsprechend den Psychotherapievereinbarungen des Bundesausschusses für Ärzt:innen und Krankenkassen durchzuführen. Sie unterliegen der Schweigepflicht sowie der Pflicht, die Behandlung nach dem aktuellen Kenntnisstand der wissenschaftlichen Forschung durchzuführen, diese schriftlich zu dokumentieren und berufsethische Grundsätze einzuhalten. Im Rahmen der ständigen Qualitätssicherung und Verbesserung der therapeutischen Betreuung in Forschung und Lehre werden diagnostische und therapeutische Sitzungen auf Video aufgezeichnet. Aufnahmen von Therapiesitzungen werden zudem zu Supervisionszwecken verwendet. Falls Sie beim Erstgespräch kein Einverständnis für die Speicherung der Videos zu Lehrzwecken erteilen, werden die Therapievideos nach der Supervision gelöscht und damit nicht archiviert.

Weitere Informationen zur Praxis / Ambulanz finden Sie im Internet unter: ....

Mit der Unterschrift auf der Einverständniserklärung für die Therapie (beigefügt) erkläre ich, dass ich dieses Merkblatt aufmerksam gelesen habe und mit den Inhalten einverstanden bin.

Einverständniserklärung zur Psychotherapie

Um in der Praxis .... / Ambulanz ....

als Patient:in aufgenommen und behandelt zu werden, ist die Zustimmung der Sorgeberechtigten notwendig. Bei minderjährigen Patient:innen werden bei gemeinsamem Sorgerecht die Unterschriften beider Elternteile benötigt.

Das Sorgerecht liegt alleinig bei: ☐ Mutter ☐ Vater ☐ ....

Das Sorgerecht liegt gemeinsam bei Mutter und Vater: ☐

Hiermit erkläre ich, dass ich das Merkblatt der Praxis .... / der Ambulanz .... aufmerksam gelesen habe, über die Vorgehensweise und die Themen Diagnostik und Therapieverlauf, Schweigepflicht, Datenschutz, Videoaufzeichnung, Qualitätssicherung und Termineinhaltung informiert wurde und mit diesen einverstanden bin.

Hiermit erkläre ich mich, ... , geb. am .... ,

einverstanden, dass mein Kind .... , geb. am .... ,

in der Praxis .... / Ambulanz .... behandelt wird.

....	....
Ort, Datum	Unterschrift Kind
....	....
Ort, Datum	Unterschrift Mutter
....	....
Ort, Datum	Unterschrift Vater

3 Psychoedukation

Ziel der Psychoedukation ist die Wissensvermittlung. Der / Die Patient:in soll zum / zur Expert:in der eigenen Symptomatik werden, das Vorgehen in der Therapie soll transparent dargestellt und eine Behandlungsakzeptanz aufgebaut werden.

Vorgehen
Im Rahmen der Psychoedukation werden zunächst interaktiv allgemeine Informationen über Angst vermittelt. Was ist Angst? Was macht den Unterschied zwischen normaler und krankhafter Angst aus? Welchen Sinn hat die Angst? usw. Es soll herausgearbeitet werden, dass Angst eine normale, gesunde Emotion darstellt, die uns in vielen Situationen schützt und hilft, dass es aber auch eine übertriebene, übermäßige Angst gibt, die im Leben einschränken und belasten kann. Des Weiteren sollen die drei Komponenten der Angst (Körpersymptome, Gedanken, Verhalten), deren Inhalte und Zusammenhänge herausgearbeitet werden sowie das Störungsmodell und der Teufelskreis für die Aufrechterhaltung der Angststörung gemeinsam erarbeitet und diskutiert werden.
Durchführung. Insbesondere bei Kindern ist auf eine altersgerechte Vermittlung dieser Informationen zu achten, z. B. durch den Einsatz von Bildmaterial oder Geschichten usw.

Arbeits- und Informationsmaterial

INFO 2 Merkblätter Angststörungen im Kindes- und Jugendalter
Dieses Informationsblatt umfasst psychoedukative Merkblätter zu den verschiedenen Angststörungen (Trennungsangst, Spezifische Phobien, Generalisierte Angststörung, Soziale Angststörung, Agoraphobie, Panikstörung).

AB 14 Merkblatt Panikattacken
Dieses Merkblatt gibt Informationen zu Panikattacken, inkl. einer Quizfrage.

AB 15 Was ist Angst?
Das Arbeitsblatt enthält Informationen zu Angst allgemein.

AB 16 Welche Ängste gibt es?
Das Arbeitsblatt gibt Beispiele von häufigen Angststörungen im Kindes- und Jugendalter und stellt einige davon grafisch dar.

AB 17 Wie häufig sind Angststörungen?
Die vorgestellte Übung zeigt dem Patienten, dass es viele andere Kinder und Jugendliche mit einer Angststörung gibt.

AB 18 Komponenten der Angst
Das Arbeitsblatt beschreibt für die / den Therapeut:in die Komponenten der Angst (Gedanken, Körpersymptome, Verhalten) und schlägt jeweils Fragen an Patienten zur Erfassung der Komponenten vor.

AB 19 Angstthermometer / Befürchtungsthermometer / Angstskala / Gefühlsthermometer
Das Arbeitsblatt gibt ein Angstthermometer zur Einschätzung der Stärke der Angst grafisch vor.

AB 20 Wie geht es dir heute?
Das Arbeitsblatt zeigt Zeichnungen emotionaler Gesichtsausdrücke zur Emotionserkennung und erhebt mit den gleichen Zeichnungen, wie es dem Kind heute geht.

AB 21 Körperliche Symptome
Mit diesem Arbeitsblatt werden häufige körperliche Symptome von Kindern mit Angststörungen erhoben. Die Angaben erfolgen auf Skalen und in einer Körperumrisszeichnung.

AB 22 Gedanken
Mit diesem Arbeitsblatt werden häufige Kognitionen von Kindern mit Angststörungen erhoben.

AB 23 Verhalten
Mit diesem Arbeitsblatt werden häufige Verhaltensweisen von Kindern mit Angststörungen erhoben.

AB 24 Teufelskreis
Das Arbeitsblatt führt in den Teufelskreis zwischen Gedanken, Emotionen, körperlichen Reaktionen und Verhalten ein.

AB 25 Gedanken – Gefühle
Die Übung vermittelt Patient:innen den Zusammenhang zwischen Gedanken und Emotionen.

AB 26 Gedanken – Körper
Die Übung vermittelt Kindern und Jugendlichen den Zusammenhang zwischen Gedanken und körperlichen Reaktionen.

AB 27 Gedanken – Gefühle – Verhalten
Die Übung vermittelt Kindern und Jugendlichen den Zusammenhang zwischen Gedanken, Emotionen und Verhalten.

AB 28 Drei Komponenten der Angst / Teufelskreis
In das Arbeitsblatt kann der individuelle Teufelskreis der Angst eingetragen werden.

AB 29 Erklärungsmodell / Störungsmodell
Das Arbeitsblatt beschreibt für die / den Therapeut:in das Erklärungs- bzw. Störungsmodell von Angststörungen im Kindes- und Jugendalter.

AB 30 Störungsmodell
Das Arbeitsblatt dient der Vermittlung eines allgemeinen Störungsmodells einer Angststörung an Jugendliche und an Eltern.

AB 31 Angsttagebuch
Hier findet sich eine Vorlage für ein Angsttagebuch für Kinder und Jugendliche mit einer Angststörung.

AB 32 Selbstaufmerksamkeit
Hier findet sich wird die Rolle der Selbstaufmerksamkeit als angstaufrechterhaltender Faktor vorgestellt.

AB 33 Scheinwerferübung
Mit der Scheinwerferübung wird das Prinzip der Selbstaufmerksamkeit veranschaulicht.

AB 34 Soziale Angststörung: Biopsychosoziales Störungsmodell
Das Arbeitsblatt zeigt ein Störungsmodell für soziale Angststörungen, welches mit Patient:innen oder Bezugspersonen gemeinsam ausgefüllt wird.

AB 35 Sokratischer Dialog
Das Arbeitsblatt beschreibt für Therapeut:innen sokratische Dialoge zur Interpretation eines körperlichen Symptoms und eines Denkfehlers.

AB 36 Teufelskreis bei Panikattacken
Das Arbeitsblatt beschreibt einen Teufelskreis eines typischen Panikanfalls mit den Komponenten Kognitionen, körperlichen Symptomen und Verhalten. Einmal anhand eines Beispiels, einmal als Vorlage mit der die Therapeutin die Patientin mit gezielten Fragen den individuellen Teufelskreis selbst entdecken kann.

Merkblätter Angststörungen im Kindes- und Jugendalter

Was ist eine Angststörung?

Angst ist eine Emotion, die alle kennen und die auch sehr wichtig ist, z. B. im Straßenverkehr. Angst ist tief in unserem Kopf verankert, in einem sehr alten Teil des Gehirns, der Amygdala. Schon die Urmenschen hatten dieses Angstzentrum, Angst ist also nicht nur natürlich, sondern auch sehr alt.

Im Gegensatz dazu stellt die *Angststörung* eine übermäßige und unangemessene Angst vor etwas dar, was objektiv nicht gefährlich ist. Eine Angststörung ist häufig anhaltend.

Eine Angststörung zeigt sich auch dadurch, dass die Angst einen daran hindert, die Dinge zu tun, die man machen sollte (z. B. in die Schule gehen) oder die man machen möchte (z. B. bei Freunden übernachten, Freunde treffen).

- Hast du öfter das Gefühl, mehr Angst zu haben als die anderen in deinem Alter?
- Kannst du wegen deiner Angst oft Dinge, die dir eigentlich Spaß machen, nicht mehr tun?
- Ist die Angst dir unangenehm und würdest du sie gern loswerden?

Falls du diese Fragen mit ja beantwortet hast, ist es sinnvoll, dass einmal genau geschaut wird, ob deine Angst zu viel und übermäßig ist und man diese behandeln sollte. Diese übermäßige Angst oder eben eine Angststörung ist nämlich sehr gut heilbar.

Um die Angst zu verstehen, muss man sich erst mal anschauen, woher sie eigentlich kommt.

Körperlich gesehen wird Angst vom Gehirn und Nervensystem gemacht, indem bestimmte Hormone freigesetzt werden. Das sind Botenstoffe, die dem Körper Befehle erteilen, etwas Bestimmtes zu fühlen oder zu tun, und der Körper muss diesen Hormonen gehorchen. Die Hormone, die deine Angst verursachen, nennen sich Adrenalin und Kortisol. Dein Gehirn sendet sie aus, wenn du dich in Gefahr befindest, um deinen Körper dazu zu bringen, schnell wegzurennen oder zu kämpfen. Deswegen auch dieses Herzrasen und das schnelle Atmen!

Doch wie kommt es zur Angststörung?

Dass sich eine Angststörung entwickelt, dazu gibt es mehrere Wege. Es gibt nicht einen einzelnen Grund, warum jemand eine Angststörung hat. Folgende Punkte können dazu beitragen:

- Manche Menschen sind von ihrem Temperament her in neuen, unbekannten Situationen gehemmter, schüchterner und ängstlicher als andere.
- Durch das Beobachten von anderen kann man lernen. Auch ängstliches Verhalten oder ängstliches Denken kann man sich von anderen abschauen.
- Manche haben schlimme Ereignisse erlebt, z. B. wurden von einem Hund gebissen. Dies kann dazu führen, dass die Angst vor Hunden stark ansteigt.
- Wenn Eltern auch eher ängstlich denken oder übervorsichtig sind, kann dies die Kinder beeinflussen.
- Wenn man häufig denkt, dass etwas Schlimmes passieren könnte, und Wahrscheinlichkeiten von möglichen Gefahren überschätzt, kann dies zu einem Angstanstieg führen.

Merkblätter Angststörungen im Kindes- und Jugendalter

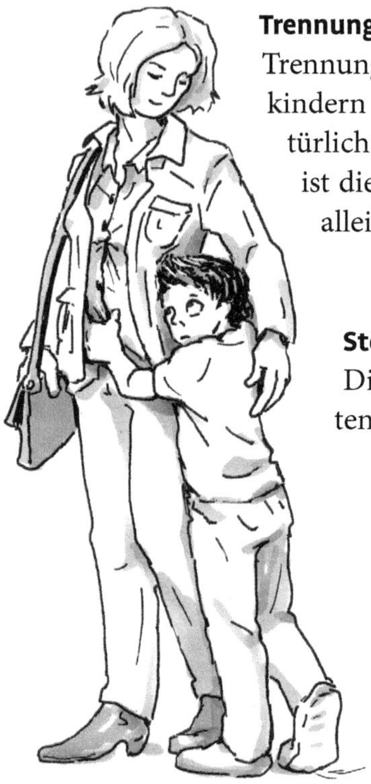

Trennungsangst

Trennungsangst ist die Angst, von den Eltern getrennt oder allein zu sein. Bei Kleinkindern zwischen dem 7. und 12. Lebensmonat ist diese Angst, das Fremdeln, natürlich und sinnvoll, da kleine Kinder ihre Eltern zum Überleben brauchen. Daher ist diese Angst normal und wichtig für die Entwicklung! Diese Angst geht von allein wieder weg.

Störung mit Trennungsangst

Die Störung mit Trennungsangst dagegen kann ab dem 3. Lebensjahr auftreten. Sie zeigt sich durch folgende typische Merkmale:

- Angst und Unwillen, von den Eltern getrennt zu sein
- Angst, den Eltern oder dem Kind selbst könnte etwas Schlimmes passieren, z. B. ein Unfall, Entführung
- Alpträume vom Alleinsein oder dass den Eltern etwas Schlimmes passiert
- Angst vor dem Verlorengehen oder auf andere Art von den Eltern getrennt zu werden
- Angst oder Weigerung, allein zu schlafen oder tagsüber allein zu sein
- oft nachts Aufstehen, um bei den Eltern zu schlafen
- nicht allein einschlafen können
- Kopfweh, Bauchweh, Übelkeit vor oder während der Trennungssituation
- Vermeidung von Schule oder Kindergarten
- Angst, bei anderen zu übernachten, wenn die Eltern nicht dabei sind
- Manche Kinder können mit Wut und Aggressionen reagieren, wenn eine Trennung stattfindet.
- Wenn die Eltern weg sind, werden diese ganz oft angerufen, um sich zu versichern, dass es ihnen gut geht.

Merkblätter Angststörungen im Kindes- und Jugendalter

Spezifische Phobien

Die übermäßige Angst vor bestimmten Dingen oder Situationen, die länger als sechs Monate dauert, nennt man Spezifische Phobie. Das kommt vom griechischen Wort für Angst und beschreibt eine dauerhafte, unangemessene und intensive Furcht und Vermeidung von Dingen oder Situationen. Spezifische Phobien sind weit verbreitet, ca. 7 % der Kinder und Jugendlichen haben eine Spezifische Phobie. Die typischen Merkmale der Phobie bekommt man dann gedanklich und auch körperlich zu spüren!

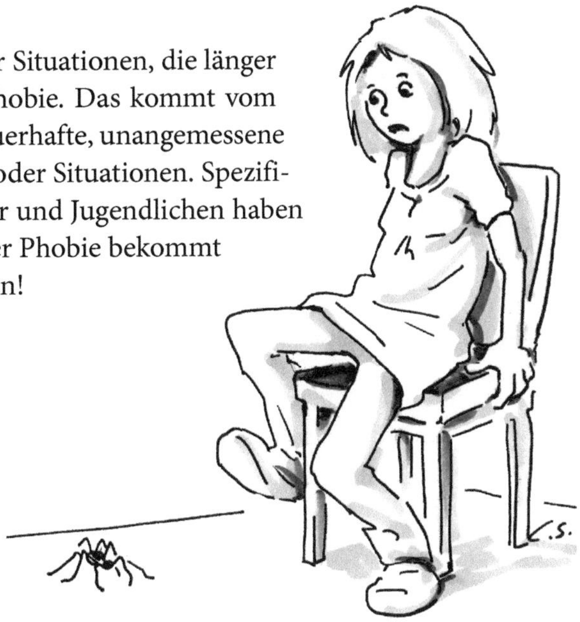

Typische Merkmale sind:

- negative Angstgedanken, z. B. »Wenn ich Blut sehe, falle ich in Ohnmacht.«
- körperliche Reaktionen wie z. B. Zittern, Herzrasen, kalter Schweiß, Schwindel, Atemnot
- Vermeidung der Dinge oder Situationen, vor denen man Angst hat

Angst kann man vor verschiedenen Dingen haben, z. B. Blut oder Spritzen, Höhen, Dunkelheit, bestimmten Tieren (Hunde, Schlangen …) Prüfungen, lauten Geräuschen, Gewittern, verkleideten Personen, Erbrechen.

Viele Dinge, vor denen man Angst hat, waren früher gefährlicher, z. B. Spinnen. Heute sind sie für die meisten Menschen in Europa ungefährlich. Aber manchmal funktioniert das mit dem Wissen nicht so, und man hat dennoch Angst … Was dann einsetzt, ist der *Teufelskreis der Angst.* Du denkst, die Spinne könnte dich beißen, dein Herz beginnt zu rasen. Du bekommst Angst und versuchst wegzurennen. Dadurch passiert aber gerade das, was nicht passieren sollte, denn du sagst deinem Kopf damit, dass er Recht hatte. In Zukunft wirst du wahrscheinlich Spinnen eher vermeiden. Was du also in einer Therapie tun musst, ist, deine Gedanken und dein Verhalten zu ändern, dass du, wenn du mal wieder in einer Situation bei einem Objekt Herzklopfen hast, dir einfach selbst sagen kannst, dass es nichts Schlimmes ist und bald wieder weggehen wird. Außerdem sollst du dich dann so verhalten, als könnte dir keine Spinne der Welt etwas anhaben, und vor Spinnen nicht mehr davonlaufen. Mach alles, was du willst, egal ob dein Herz rast oder nicht! Und schon bald wird dein Körper merken, dass er überreagiert, und von selbst aufhören.

Spezifische Phobie: Angst vor Erbrechen (Emetophobie)
Die Emetophobie als eine Form der Spezifischen Phobie ist durch eine übermäßige Angst gekennzeichnet, sich erbrechen zu müssen oder zu erleben, wie jemand anderes sich erbricht. Dieser Typus der Spezifischen Phobie ist relativ häufig und kann zu starken Einschränkungen führen.

- Angst, sich selbst zu übergeben, unabhängig ob allein oder in der Anwesenheit anderer
- Angst davor, miterleben zu müssen, wie andere Personen und / oder Tiere sich übergeben
- Angst vor / bei jeglicher Konfrontation mit dem Thema, z. B. durch Medien, in Gesprächen o. Ä.

Bei Betroffenen mit Emetophobie spielt der Aspekt des Blamierens keine Rolle, seine Angst ist allgegenwärtig und bezieht sich auf das Erbrechen als Akt.

Vermeidungsverhalten. Die ständig präsente Angst, sich selbst übergeben zu müssen oder mitzubekommen, wie jemand anderes sich übergibt, führt meist zu einem ausgeprägten Verhalten, solchen angsterfüllten Situationen vorzubeugen. Deshalb werden oft folgende Situationen vermieden:

- öffentliche Veranstaltungen wie Jahrmärkte, Partys / Discos, da ein erhöhtes Risiko besteht, auf Betrunkene zu stoßen
- (öffentliche) Verkehrsmittel oder Urlaubsreisen, aus Angst vor eigener Reiseübelkeit oder bei anderen Mitreisenden. Häufig besteht auch Angst vor Parasiten, Viren oder dem Essen in fremden Ländern.
- auswärts zu essen, aufgrund der Angst vor Lebensmittelvergiftungen oder verunreinigtem Essen. Häufig werden auch bestimmte Nahrungsmittel wie Eier oder Fleisch komplett gemieden und fragwürdiges Essen unangerührt weggeworfen. Die Angst, sich zu überessen und infolgedessen übergeben zu müssen, kann zu einer Essblockade führen.
- in die Schule oder zur Arbeit zu gehen, wenn dort Magen-Darm-Viren kursieren. Dann werden auch Fehlzeiten in Kauf genommen.
- Das Kino oder Videoabende werden gemieden, weil man Angst hat, dort mit Filmszenen konfrontiert zu werden, in denen sich jemand übergibt, oder im Kino gefangen zu sein, wenn einem selbst übel wird.
- Nahrungsmittel werden auf Haltbarkeitsdatum überprüft aufgrund der Angst, versehentlich etwas Verdorbenes zu essen.
- Krankenhäuser, Arztbesuche usw. werden vermieden, um dort nicht mit Keimen oder Viren in Kontakt zu kommen oder gar mitzubekommen, wie sich jemand anderes übergibt.
- Dazu können zwanghafte Verhaltensweisen entwickelt werden, wie z. B. das Überprüfen von Haltbarkeitsdaten, das krampfhafte Suchen von Fluchtwegen, häufiges Händewaschen oder Desinfizieren von sanitären Anlagen usw.

Merkblätter Angststörungen im Kindes- und Jugendalter

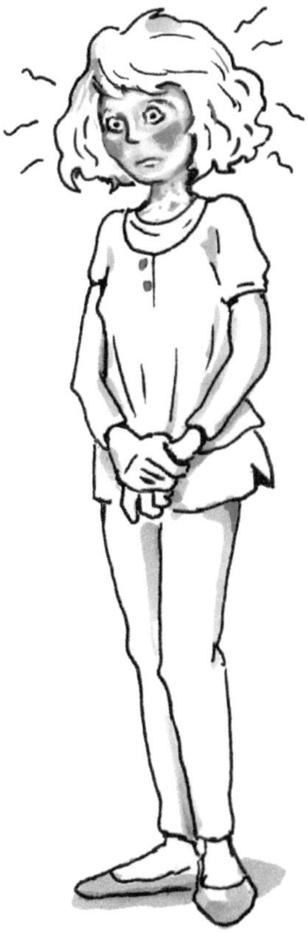

Soziale Angststörung

Kinder und Jugendliche, die an einer Sozialen Angststörung leiden, haben große Angst vor Situationen, in denen sie im Zentrum der Aufmerksamkeit stehen oder von anderen bewertet oder beurteilt werden. Es kann daher sein, dass sie Veranstaltungen wie Geburtstagsfeiern, Partys und Schul- oder Vereinsaktivitäten meiden. Außerdem haben sie Angst davor, sich vor anderen zu blamieren, wenn sie zum Beispiel einen Vortrag halten.

Typische Merkmale sind:

- Vermeidung von sozialen Situationen, z. B. Referate halten, sich mündlich beteiligen, Geburtstagspartys, mit anderen essen usw.
- negative Gedanken, z. B. »Niemand mag mich«, »Ich schaffe das nicht« usw.
- körperliche Symptome, z. B. Übelkeit, Bauch- oder Kopfschmerzen, Schwitzen, Zittern oder Erröten
- Fokussierte Selbstaufmerksamkeit
- Sicherheitsverhalten:
  - »verstecken« hinter den Haaren
  - Blickkontakt vermeiden
  - ganz leise sprechen, im Unterricht nicht mündlich beteiligen
  - übermäßiges Vorbereiten auf z. B. Gespräche mit Klassenkameraden: stark auf Wortwahl, Stimme, Aussehen achten, versuchen, nicht lächerlich zu wirken

Merkblätter Angststörungen im Kindes- und Jugendalter

Generalisierte Angststörung

Wenn du dir viele verschiedene Sorgen machst, z. B. davor, dass du etwas nicht richtig gemacht hast oder dass ein Familienmitglied eine schlimme Krankheit bekommt oder was in der Zukunft passieren könnte, kann es sich um eine Generalisierte Angststörung handeln.

Typische Merkmale sind:

- unbegründete Angst vor vielen alltäglichen Dingen, z. B. Pünktlichkeit
- unbegründete Sorgen zur Gesundheit von Familienmitgliedern
- Sorgen über Freundschaften, Sorgen über schulische oder sportliche Leistungen
- aufgrund der Sorgen Einschlafschwierigkeiten, Konzentrationsprobleme, Gereiztheit
- Rückversicherungsverhalten, d. h. ständiges Nachfragen, ob alles in Ordnung ist

Merkblätter Angststörungen im Kindes- und Jugendalter

Agoraphobie

Agoraphobie ist die Angst an Orten oder in Situationen zu sein, aus denen eine Flucht schwierig oder peinlich sein könnte, z. B. in Menschenmengen, beim Schlange-Stehen, in engen, geschlossenen Räumen, auf Brücken, auf Reisen im Bus oder Auto etc. Die Situationen werden dann vermieden oder unter Angst durchgestanden bzw. können nur in Begleitung aufgesucht werden.

Typische Merkmale sind:

- große Angst bis hin zu Panikattacken in Situationen, in denen eine Flucht schwierig wäre, z. B. in einem Fahrstuhl
- Mittragen von Sicherheitssignalen (z. B. Medikamente, Telefonnummer für den ärztlichen Notfall)
- teilweise mit Panikanfällen (siehe Panikstörung) einhergehend

Merkblätter Angststörungen im Kindes- und Jugendalter

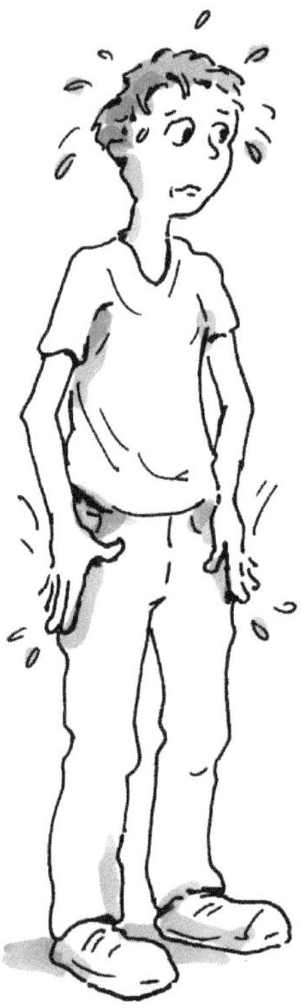

Panikstörung

Hauptmerkmal der Panikstörung sind zeitlich begrenzte Angstanfälle (oder auch Panikanfälle, Panikattacken). Typisch für die Panikattacken sind das plötzliche und z. T. als spontan erlebte Einsetzen unangenehmer Symptome. Die Panikattacken sind sehr unangenehm und im Laufe der Panikstörung entwickelt man immer mehr Angst vor den Attacken, sodass man irgendwann vermeidet, z. B. auf die Straße zu gehen oder Dinge zu tun, die Panik auslösen könnten.

Typische Merkmale sind:

- ▶ Wiederkehrende Panikattacken in oft alltäglichen Situationen
- ▶ Panikattacken kennzeichnen sich durch körperliche Symptome:
  - Schwindel, Ohnmachtsgefühle
  - kalter Schweiß / Hitzewallungen
  - Herzrasen, Zittern
  - Angst zu sterben
  - keine Luft bekommen
  - Durchfall / Magenschmerzen
- ▶ Folgende Gedanken gehen häufig mit Panikattacken einher: Angst zu sterben; Angst, verrückt zu werden; Angst, die Kontrolle zu verlieren
- ▶ Während eines Panikanfalls zeigt sich oft ein hilfesuchendes Verhalten: einen Notarzt anrufen, Medikamente einnehmen, die Situation verlassen
- ▶ Sorgen über das Auftreten weiterer Panikanfälle, dadurch Vermeidungsverhalten

AB 14 • K J

Merkblatt Panikattacken

Eine Panikattacke ist gekennzeichnet durch eine klar abgrenzbare Episode intensiver Angst oder Unbehagens, bei der Symptome wie Herzrasen, Schwitzen, Zittern, Gefühl der Kurzatmigkeit, Angst zu sterben oder Angst die Kontrolle zu verlieren, auftreten können.

Panikattacken können im Rahmen der Panikstörung, als Bestandteil aller Angststörungen, aber auch im Kontext anderer psychischer Störungen auftreten.

- ▶ Das kannst du dir zu Panikattacken merken: Körperliche Reaktionen sind normal, aber nicht gefährlich!
- ▶ Sie gehen vorbei!

Der Hauptgrund für Panik ist der Schutz vor Gefahr (Kampf oder Flucht-Reaktion). Bei Gefahr wird das autonome Nervensystem aktiviert. Dieses besteht aus dem sympathischen und parasympathischen Nervensystem. Ganz simpel gesagt ist das sympathische Nervensystem zentral für das Kampf-Flucht-System, welches den Körper entsprechend vorbereitet (z. B. durch schnellen Herzschlag, Schwitzen). Dabei ist wichtig, dass das System ein Alles-oder-Nichts-System ist. Wird das System aktiviert, reagieren alle Teile und dies sofort. Dies erklärt, dass meist mehrere körperliche Symptome auftreten.

Die Aktivität des sympathischen Nervensystems wird auf zwei Wegen beendet. Einerseits werden die durch das sympathische Nervensystem freigegebenen Neurotransmitter, Adrenalin und Noradrenalin, in der Freigabe gestoppt. Andererseits wird das parasympathische Nervensystem aktiviert, welches für die Regeneration und Entspannung zuständig ist.

Daher kann eine Panikattacke nicht unendlich lange andauern!

Nichtsdestotrotz können körperliche Symptome unsere Gedanken und unser Verhalten beeinflussen. Die Aufmerksamkeit fokussiert die Suche nach Gefahr. Nicht überraschend ist der überwältigende Drang zu flüchten, der mit Panik assoziiert wird.

Hier kannst du überprüfen, was du gelernt hast. Male das Kästchen der Behauptungen an, die richtig sind und ein Kreuz zu den Behauptungen, die falsch sind.

- ☐ Die körperlichen Symptome, die man während einer Panikattacke erlebt, wie Herzrasen oder Schwitzen, sind Anzeichen einer Krankheit und gefährlich.
- ☐ Panik ist eine Kampf-Flucht-Reaktion, die primär vor Gefahr warnt.
- ☐ Panik ist kein Anzeichen von Verrücktheit.
- ☐ Paniksymptome können unendlich lange andauern.

Unmittelbare Copingmaßnahmen bei Angst- und Panikreaktionen:

- ▶ Symptome nicht wegdrängen, sondern benennen und selbstregulative Techniken einsetzen: Was ist los? Was fühle ich? Welche Gedanken habe ich?
- ▶ Selbstinstruktionen: »Es geht wieder vorbei«, »Das ist eine Panikattacke«.
- ▶ Aufmerksamkeit nach außen lenken

Was ist Angst?

Angst ...
- kennt jeder!
- ist normal, notwendig und harmlos!
- ist eine Schutzfunktion, die uns hilft, aufmerksam zu sein, Gefahren zu erkennen und angemessen zu handeln
- ist eine Reaktion auf ein Gefühl in meinem Körper oder auf eine Situation außerhalb meines Körpers!

Weil eine gewisse Angst hilfreich sein kann, will ich die Angst nicht völlig loswerden, nur die Angst, die mir nicht hilft, weil keine reale Gefahr besteht!

Weil Angst auch eine Reaktion ist, kann ich verschiedene Wege lernen, wie ich mit übertriebener Angst umgehen kann!

Wann hilft die Angst?

Beispiele:
- im Straßenverkehr
- in Prüfungssituationen
- in gefährlichen Situationen

- ....
- ....
- ....

Welche Ängste gibt es?

Wovor kann man Angst haben?

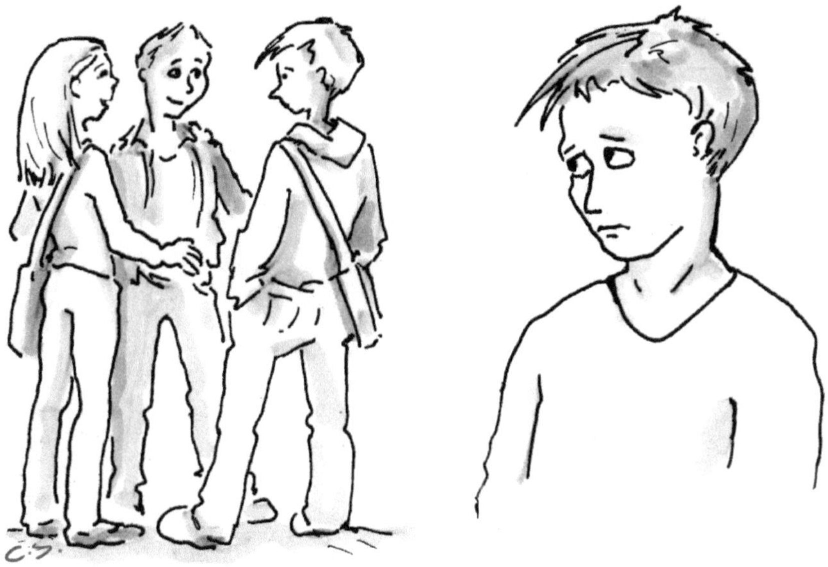

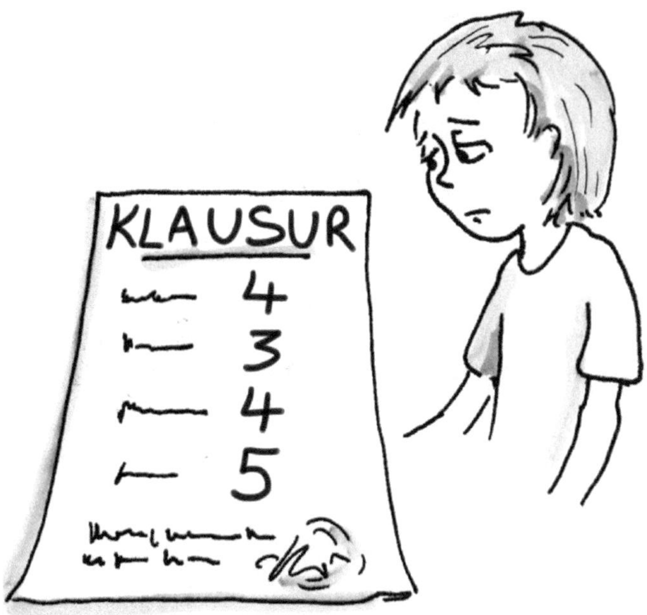

Tiere

Blut, Spritzen

Höhe

Dunkelheit

andere Menschen

allein sein

allein schlafen

viele Sorgen

Menschenmengen

Prüfung

Weitere Ängste? ....

Wie häufig sind Angststörungen?

Legen Sie Ihrem / Ihrer Patient:in die zweite Seite dieses Arbeitsblatts vor.

»Auf diesem Blatt sind 100 Kinder abgebildet. Was denkst du, wie viele dieser Kinder haben auch eine Angststörung?

Du kannst die entsprechende Anzahl der Kinder ankreuzen.«

Nachdem das Kind eine bestimmte Anzahl an Kindern angekreuzt hat, kann der / die Therapeut:in die Anzahl auf 10 erhöhen (Prävalenzrate von Angststörungen). Im Anschluss kann mit dem Kind besprochen werden, dass es wahrscheinlich auch nicht allen erzählt hat, dass es eine Angststörung hat, und es vermutlich auch noch andere Kinder in seiner Klasse oder der Schule gibt, die auch zu viel Angst haben.

(Übung modifiziert nach S. Schneider [RU Bochum], TAFF-Programm, Universität Basel)

Wie häufig sind Angststörungen?

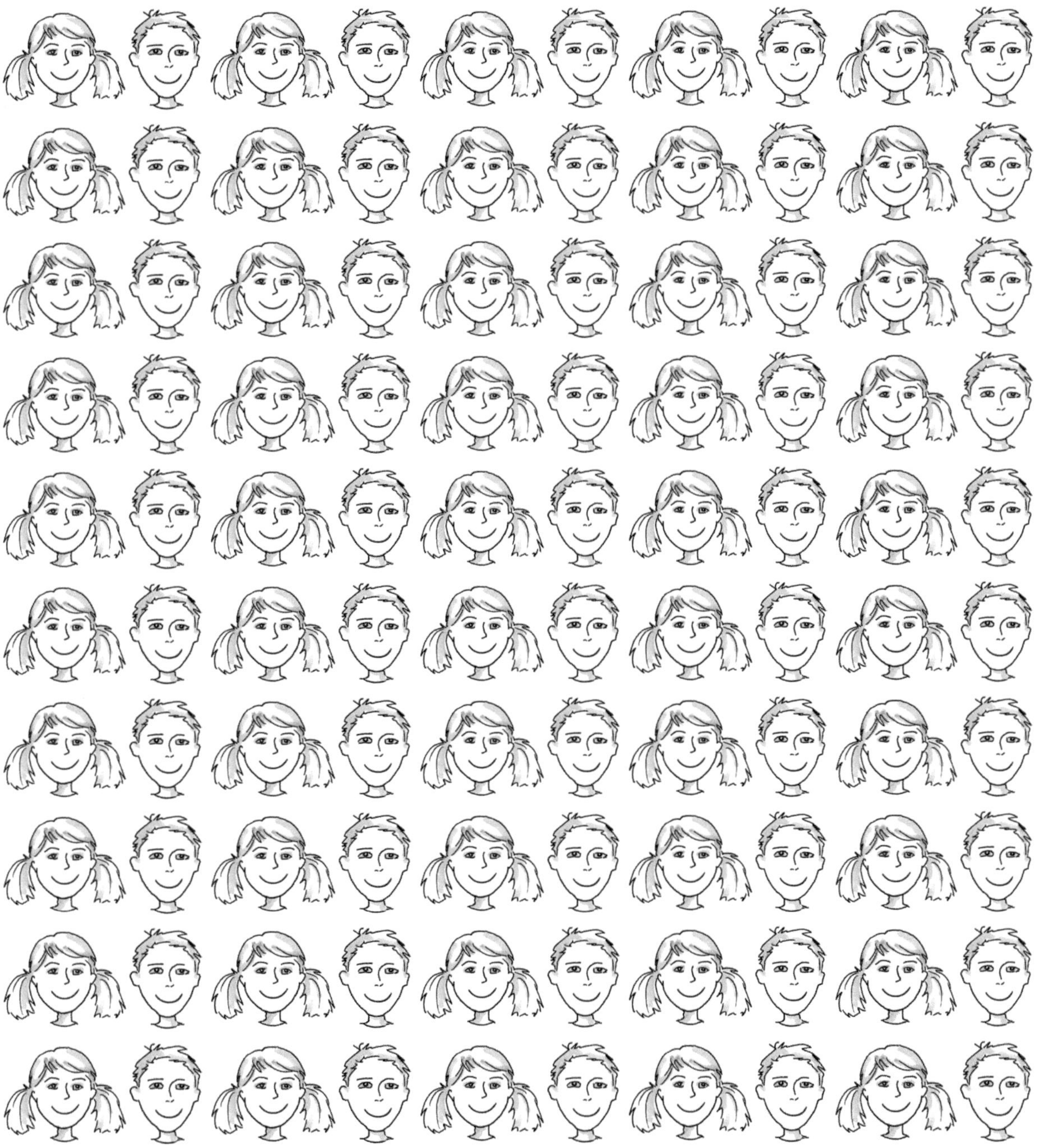

AB 18 • T

Komponenten der Angst

Die Komponenten der Angst (Gedanken, Körpersymptome, Verhalten) und deren Zusammenhänge können mit Fragen nach Erfahrungen des Kindes aufgezeigt werden. Beispielfragen lauten: »Wenn du Angst hattest, spürst du dann etwas in deinem Körper?« oder »Was machst du, wenn du viel Angst hast?« Dabei sollte an Vermeidung und auch an Rückversicherungsverhalten gedacht werden. Die Frage nach den Gedanken, z. B. »Was geht dir durch den Kopf, wenn du ängstlich bist?«, ist für Kinder oft schwierig. Es kann hilfreich sein, wenn sich das Kind an eine kürzlich stattgefundene Situation erinnert und sich in diese Situation hineinversetzt, in der es Angst hatte und sich Sorgen machte, und so schildert, was ihm durch den Kopf ging.

Der Angst auf die Spur gehen

Anhand einer kürzlich stattgefundenen Situation, in der das Kind Angst hatte, können die Komponenten der Angst besprochen werden. Möglicherweise sind dem / der Therapeut:in auch schon aus der Diagnostik einige Symptome des Kindes bekannt.

Der / Die Therapeut:in kann mit der Frage: »Woran merkst du, dass du Angst hast?« starten. Je nachdem was das Kind nennt, kann daran angeknüpft werden oder man geht anhand der Beispiele die Symptome durch.

Körperliche Symptome

»Angst spüren viele im Körper. Wie ist das bei dir? Wo im Körper spürst du die Angst? Hier kannst du einzeichnen, wo du die Angst spürst [AB 38 »Stärken identifizieren« S. 2 dem Kind vorlegen]. Schauen wir mal, wie das bei anderen Kindern aussieht. Kinder mit Ängsten berichten von Herzrasen, Schwitzen, Zittern oder Rot-Werden, wenn sie Angst haben. Wie ist das bei dir, was kennst du davon? Welches davon ist am stärksten? Was stört dich am meisten?« [AB 21 »Körperliche Symptome« dem Kind vorlegen]

Die Körpersymptome bei Angst können als etwas sehr Altes erklärt werden. Da bei Gefahr mit Kampf oder Flucht reagiert werden kann, musste sich auch der Körper darauf einstellen. Mit dem Kind kann gemeinsam besprochen werden, wozu die einzelnen Körpersymptome hilfreich sein können. So erhöht sich der Herzschlag bei Angst, sodass die Muskeln mit genügend Blut versorgt werden und man schnell laufen kann. Man wird blass, da das Blut vor allem in den wichtigen Organen behalten wird, sodass man bei kleineren Verletzungen nicht verblutet. Das Schwitzen kann dazu dienen, dass es während eines Kampfes für den Gegner schwierig ist, einen zu greifen, da er aufgrund der glitschigen Haut immer wieder abrutscht. Solche Beispiele sind für Kinder anschaulich und unterhaltend.

Gedanken

»Was geht dir durch den Kopf? Was denkst du?«

»Kennst du einen der folgenden Gedanken? Von diesen Gedanken haben mir andere Kinder mit Ängsten erzählt.« [AB 22 »Gedanken« dem Kind vorlegen]

Verhalten

»Was tust du, wenn du Angst hast?«

»Schauen wir mal, was andere Kinder in Situationen tun, wenn sie Angst haben.« [AB 23 »Verhalten« dem Kind vorlegen]

Angstthermometer / Befürchtungsthermometer / Angstskala / Gefühlsthermometer

Wie stark ist deine Angst / deine Befürchtung?

sehr große Angst

mittlere Angst

entspannt

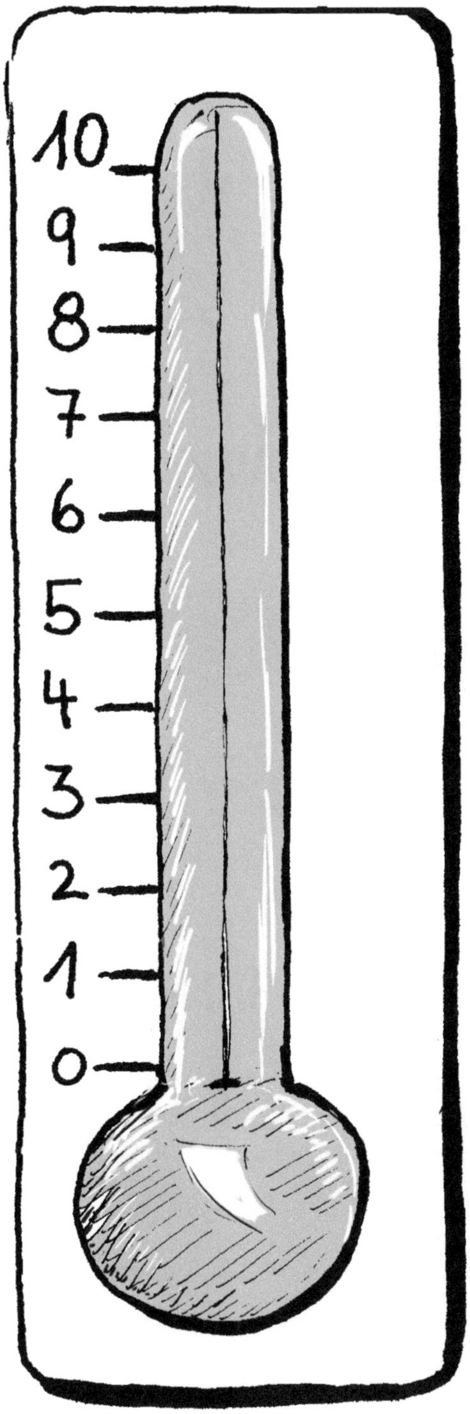

Wie geht es dir heute?

»Schauen wir zuerst einmal, welche Gefühle man haben kann.«

»Erkennst du anhand der Gesichtsausdrücke, wie es den Kindern geht?«

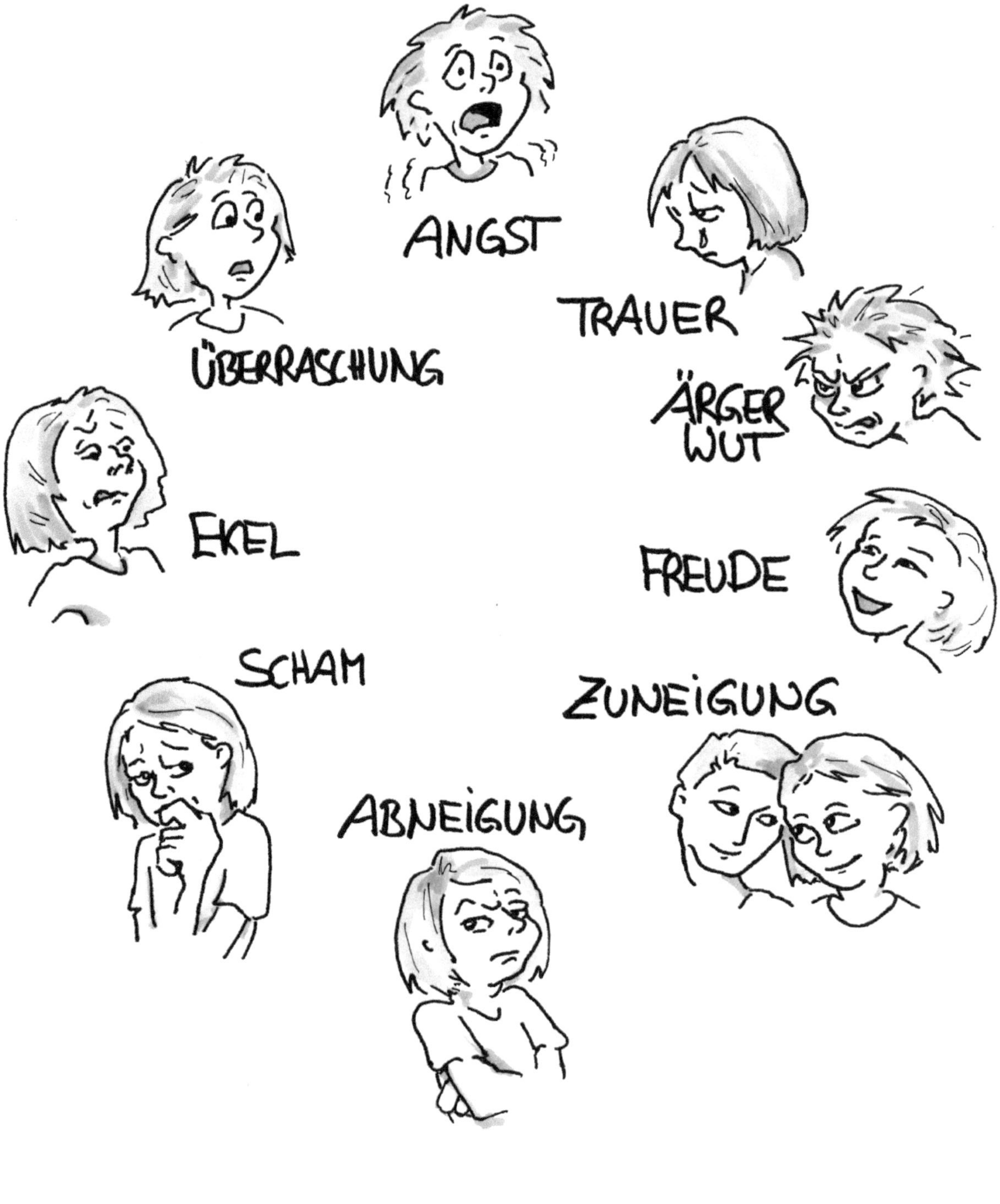

Wie geht es dir heute?

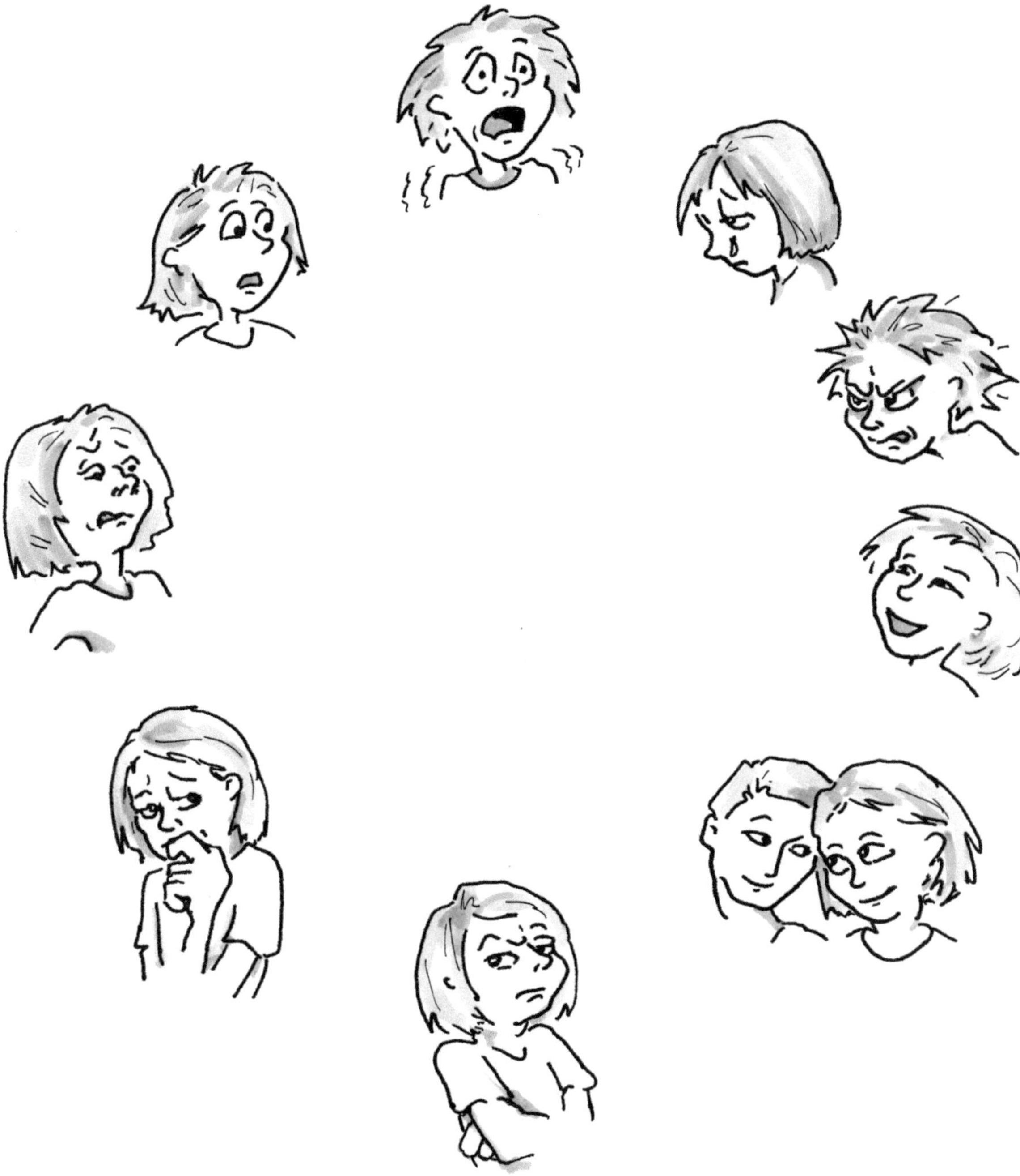

Körperliche Symptome

Herzrasen

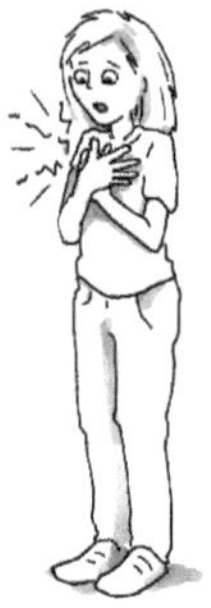

1 —— **2** —— **3** —— **4** —— **5** —— **6** —— **7** —— **8** —— **9** —— **10**

kenne ich nicht | mittelstark | sehr stark

Schwitzen

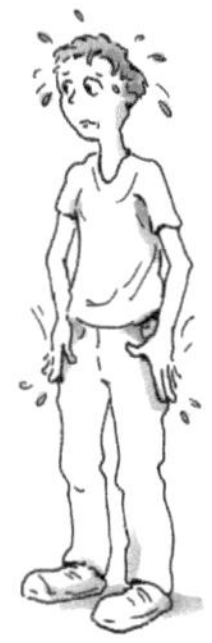

1 —— **2** —— **3** —— **4** —— **5** —— **6** —— **7** —— **8** —— **9** —— **10**

kenne ich nicht | mittelstark | sehr stark

Zittern

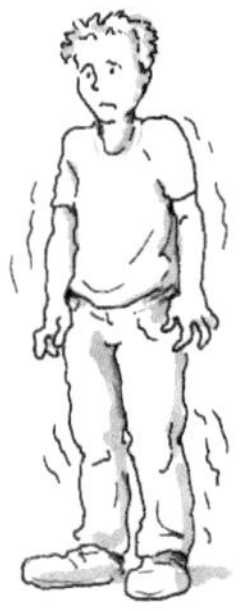

1 —— **2** —— **3** —— **4** —— **5** —— **6** —— **7** —— **8** —— **9** —— **10**

kenne ich nicht | mittelstark | sehr stark

Rot werden

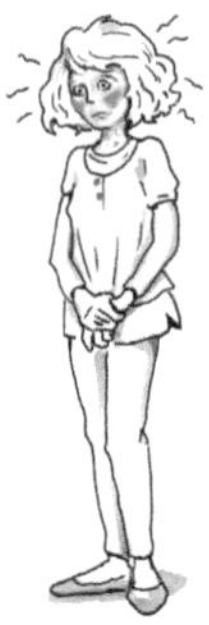

1 —— **2** —— **3** —— **4** —— **5** —— **6** —— **7** —— **8** —— **9** —— **10**

kenne ich nicht | mittelstark | sehr stark

Körperliche Symptome

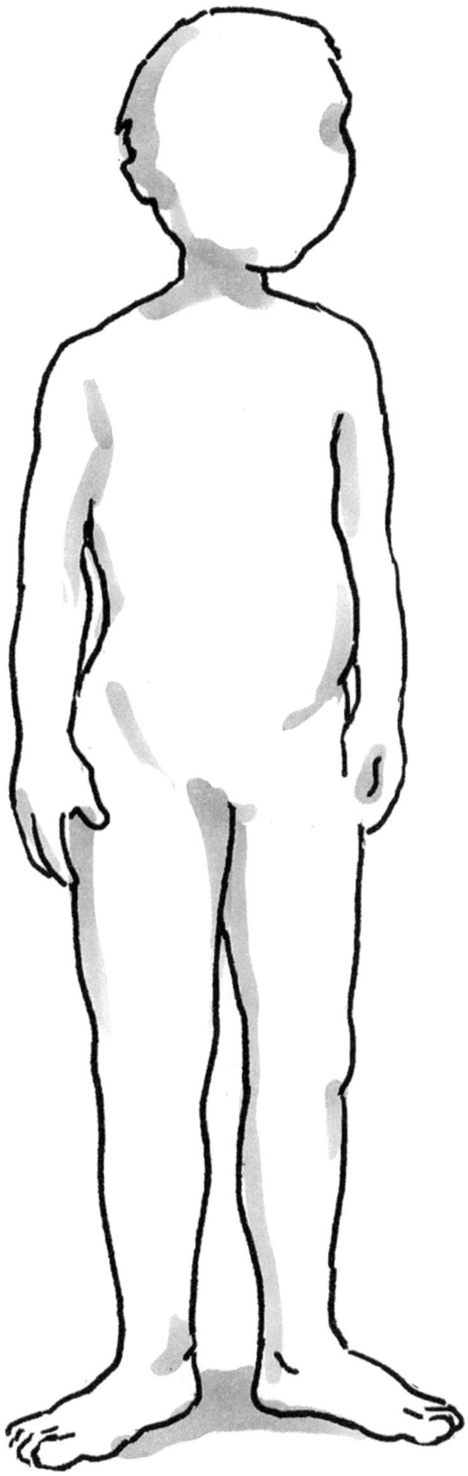

Gedanken

Ich schaff das nicht.

Meine Eltern haben einen Unfall.

Ich könnte entführt werden.

Ich bin nicht gut genug.

Ich könnte ausgelacht werden.

Ich könnte zu spät in die Schule kommen.

Hast du eigene Angstgedanken?

....

....

....

....

....

....

....

AB 23 • K J

Verhalten

Flüchten

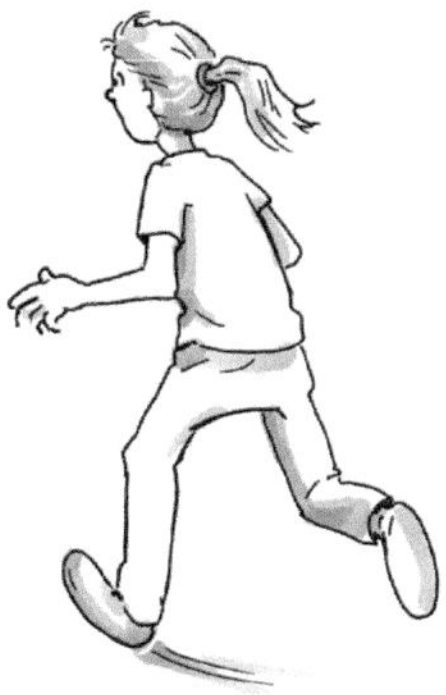

Starr werden

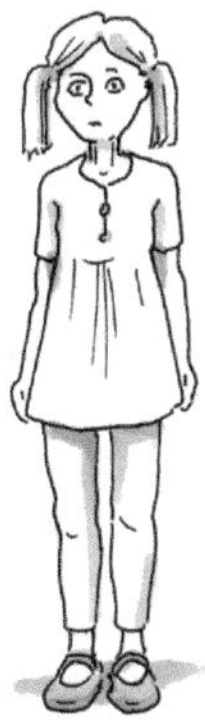

Anklammern

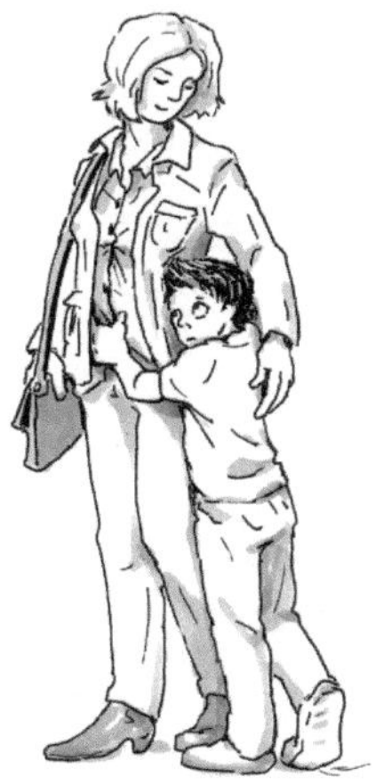

Weinen

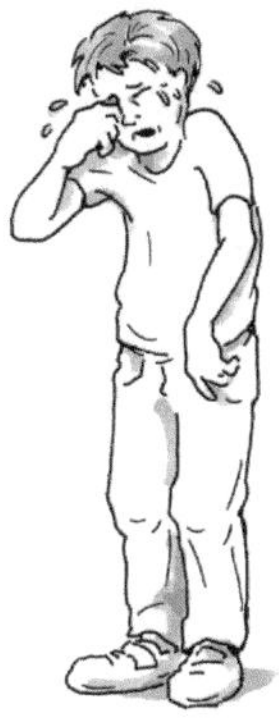

Teufelskreis

»Nachdem wir nun geschaut haben, wo du deine Angst spürst, welche Gedanken du hast und was du tust, wenn du Angst hast, schauen wir jetzt, wie das alles zusammenhängt. Wir hatten ja schon gesehen, dass es manchmal gar nicht so einfach ist, die einzelnen Symptome auseinanderzuhalten.«

Gedanken – Gefühle

Ziel dieser Übung ist es, mit dem Kind zu erarbeiten, wie Gedanken unsere Gefühle beeinflussen. Als Erstes wird die Verbindung zwischen Gedanken und Gefühlen verdeutlicht. [AB 25 »Gedanken – Gefühle« dem Kind vorlegen]

»Lass uns ein paar Beispiele durchspielen: Stell dir vor, du hast Geburtstag und hast deine Freunde eingeladen. Wie geht es dir dann? Schau mal, den fröhlichen Gesichtsausdruck können wir in diesem Gesicht einzeichnen.

Hier steht ein weiterer Gedanke (›Ich schaffe das nicht‹). Wenn du so einen Gedanken hast, wie geht es dir dann? Wie sieht dann dein Gesichtsausdruck aus? Das kannst du hier einzeichnen.

Jetzt ist es umgekehrt, es ist ein Gesichtsausdruck eingezeichnet, aber der Gedanke fehlt. Was für ein Gedanke könnte zu diesem Gesichtsausdruck passen?«

Gedanken – körperliche Reaktionen

»Nun hast du ja auch deine körperlichen Reaktionen beschrieben. Auch hier wollen wir schauen, ob es einen Zusammenhang zwischen Gedanken und körperlichen Reaktionen gibt.« [AB 26 »Gedanken – Körper« dem Kind vorlegen]

Gedanken – Gefühle – Verhalten

»Nachdem wir schon den Zusammenhang von Gedanken und Gefühlen und körperlichen Reaktionen angeschaut haben, wollen wir jetzt noch das Verhalten dazu nehmen.

Was haben wir hier für eine Situation dargestellt [AB 27 »Gedanken – Gefühle – Verhalten« S. 1 dem Kind vorlegen]? Genau, eine Spinne. Nun haben wir zwei Gedankenblasen. Was könnte das Mädchen in dieser Situation denken?«

Erarbeitung eines Teufelskreis bei Panikattacken

So könnte ein Therapeut-Patient-Dialog beginnen, wenn der Kreislauf aus Gedanken, körperlichen Symptomen, Wahrnehmung, Angst und Verhalten gezeigt werden soll.

T: Womit hat dein letzter Angstanfall begonnen?
P: Mein Herz ist plötzlich ganz schnell gerast.
T: Was hast du gedacht?
P: Ich dachte: Jetzt kommt es wieder.
T: Wie ging es weiter? Gab es noch mehr Symptome?
P: Ich spürte Druck auf der Brust und ich schwitzte. Das war ganz schlimm.
T: Was hast du denn gedacht, als es so schlimm war?
P: Ich dachte, ich muss ganz schnell raus hier.
T: Was hätte denn passieren können?
P: Ich dachte, ich drehe durch.
T: Ich möchte mit dir das, was du eben erzählt hast, mit diesem Kreislauf zusammenfassen und schauen, ob ich alles richtig verstanden habe.

Gedanken – Gefühle

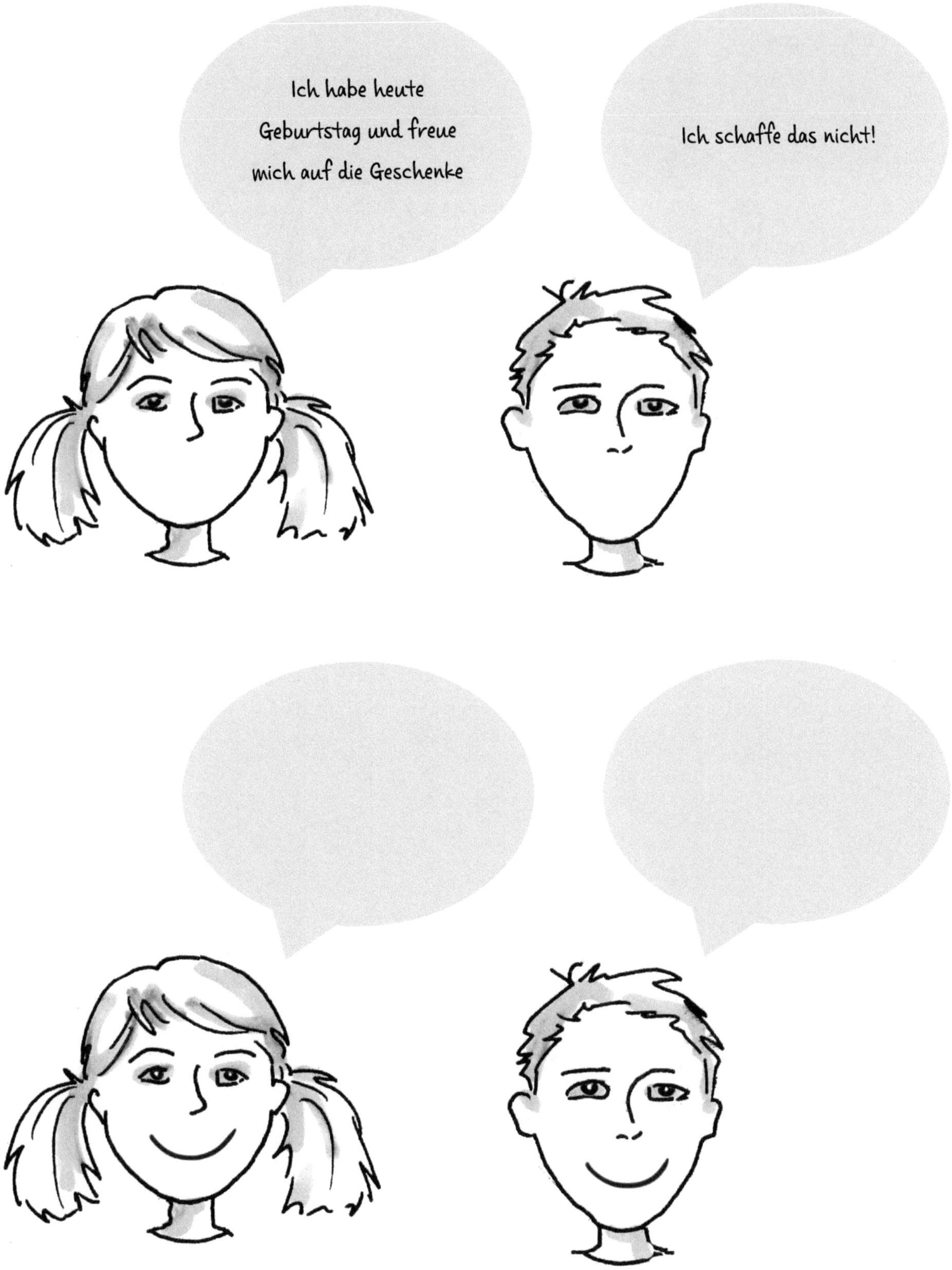
Ich habe heute
Geburtstag und freue
mich auf die Geschenke
Ich schaffe das nicht!

AB 26 • T

Gedanken – Körper

Bei der Zitronen-Übung geht es darum, den Zusammenhang von Gedanken und körperlichen Reaktionen aufzuzeigen.

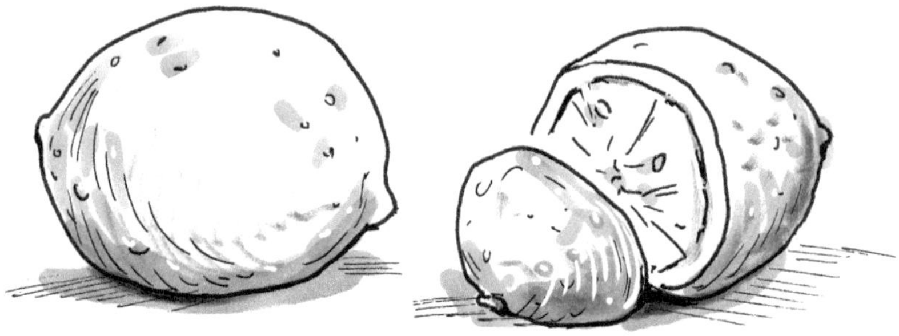

»Stell dir eine schöne, gelbe Zitrone vor, die in vier Viertel geschnitten ist. Kannst du dir die Zitrone vorstellen? Nun stell dir vor, wie du in die saftige Zitrone hineinbeißt.«

Bei der Mehrzahl der Kinder ziehen sich die Gesichtsmuskeln zusammen. Anhand der Übung lässt sich eindrücklich zeigen, wie ein Gedanke körperliche Symptome auslösen kann.

Gedanken – Gefühle – Verhalten

Gedanke?

Gedanke?

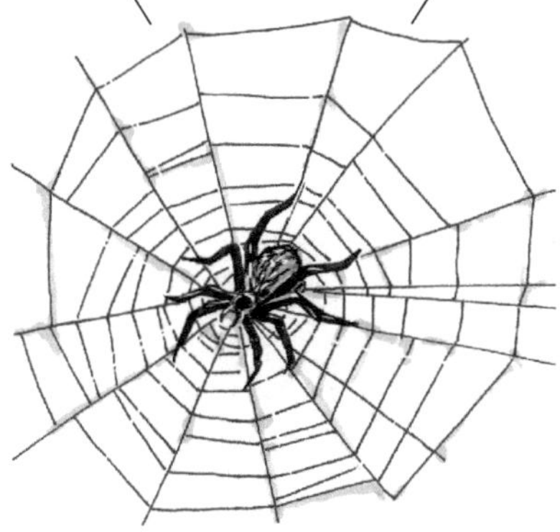

Gefühl?

Körperliche Reaktionen?

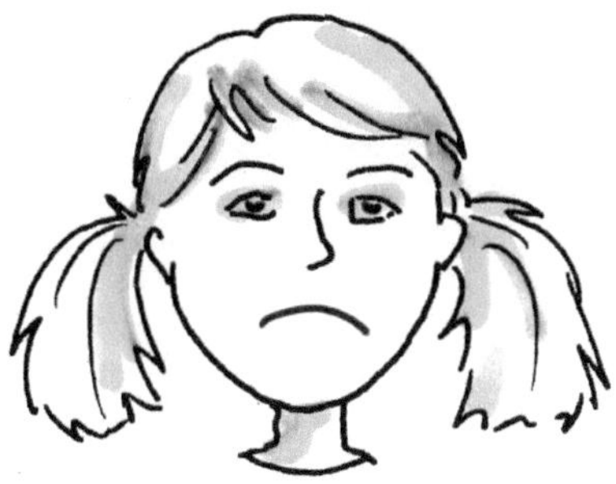

Gefühl?

Körperliche Reaktionen?

Verhalten?

Verhalten?

Gedanken – Gefühle– Verhalten

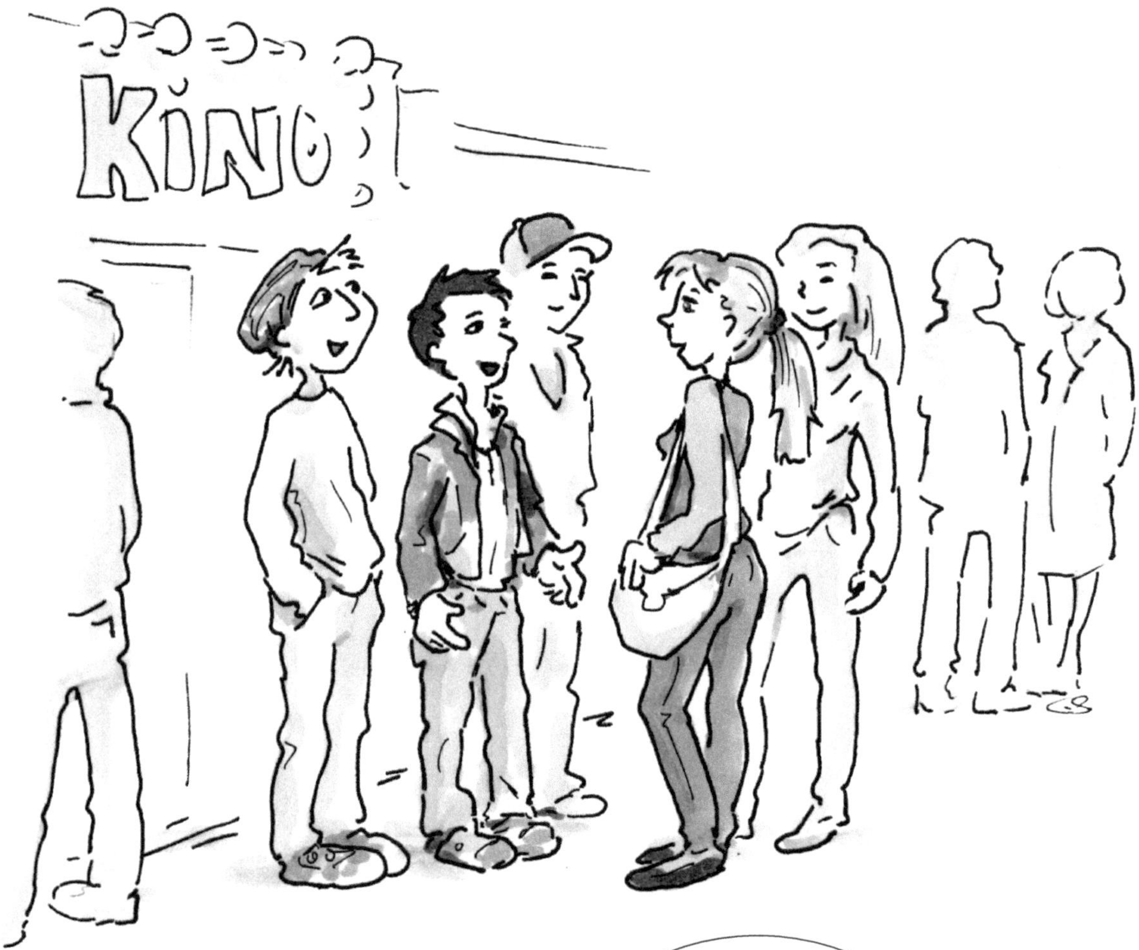

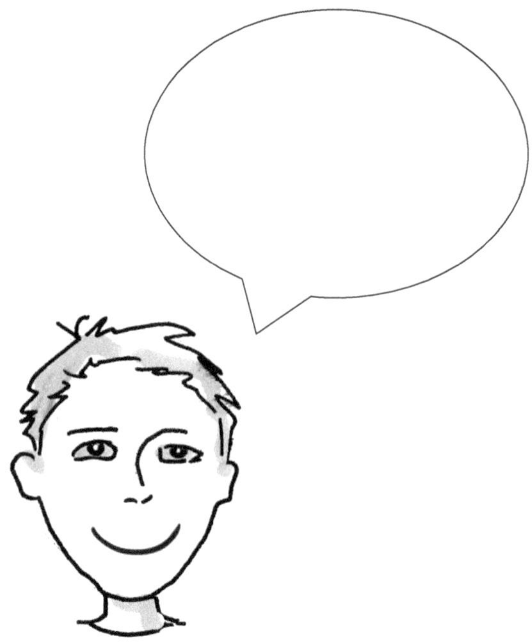

Drei Komponenten der Angst / Teufelskreis

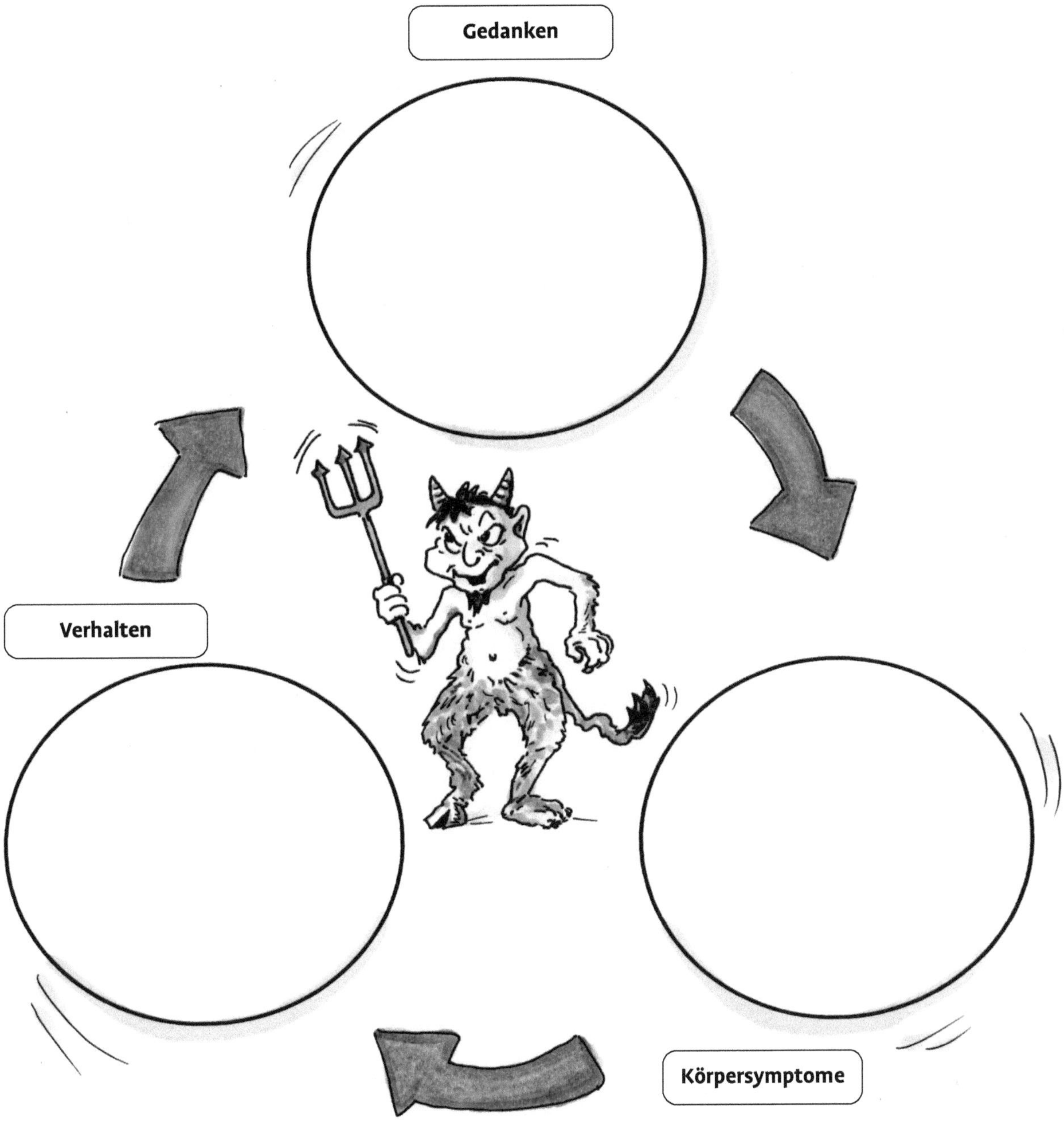

AB 29 • T

Erklärungsmodell / Störungsmodell

Die Ursachen und aufrechterhaltenden Faktoren der Angststörung sind vor allem ein Bestandteil für die Therapie mit Jugendlichen und den Eltern. Es ist dabei wichtig herauszuarbeiten, dass es viele mögliche Faktoren gibt, die zu einer Störung führen können (AB 30 »Störungsmodell«, modifiziert nach S. Schneider, TAFF-Programm, Universität Basel). Das genaue »Rezept«, wie eine Angststörung entsteht, ist noch nicht umfassend geklärt. Dabei sollte beachtet werden, dass die meisten Eltern ihre eigene Theorie darüber haben und dass diese Theorien von dem / der Therapeut:in aufgenommen werden sollten. Häufig stecken Schuldgefühle hinter der Frage (Woher hat mein Kind diese Ängste?), welche ernstgenommen werden sollten. Daher kann es sinnvoll sein, die Frage direkt an die Eltern zurückzugeben: »Was denken Sie, was sind Ihre Erklärungen?«

Nachdem die verschiedenen Faktoren gemeinsam angesprochen wurden, kann von den äußeren, auslösenden Faktoren auf den inneren, aufrechterhaltenden Teufelskreis fokussiert werden mit dem Hinweis, dass kritische Lebensereignisse oder das Temperament nicht rückgängig gemacht werden können, dass aber die aufrechterhaltenden Faktoren nun entscheidend sind und diese in der Therapie angegangen werden. Zudem kann die Abbildung so ergänzt werden, dass der innere Kreis auch Faktoren im äußeren Kreis beeinflussen kann, z. B. durch einen Pfeil auf den Erziehungsstil und die Elternmerkmale.

Nach der Rückfrage »Was denken Sie, was sind Ihre Erklärungen?« kann das Erklärungsmodell den Eltern vorgelegt und gemeinsam mit ihnen durchgegangen werden. »Ich möchte mit Ihnen verschiedene Faktoren durchgehen, die sich bislang in verschiedenen Studien als Risikofaktoren für die Entwicklung von Angststörungen gezeigt haben. Jedoch muss dies nicht heißen, dass alle Faktoren auf Sie zutreffen oder dass es nicht noch weitere Faktoren gibt, die bislang nicht wissenschaftlich untersucht wurden. Wie Sie der Abbildung entnehmen können, haben nicht nur Sie einen Einfluss – wie Sie bereits erwähnt haben –, sondern auch Ihr Kind hat Einfluss darauf, wie Sie sich ihm gegenüber verhalten.« Als Beispiel kann nachgefragt werden, wie sich die Eltern gegenüber ihren anderen Kindern verhalten, die keine Angststörung haben, sind sie da evtl. auch überfürsorglich?

Störungsmodell

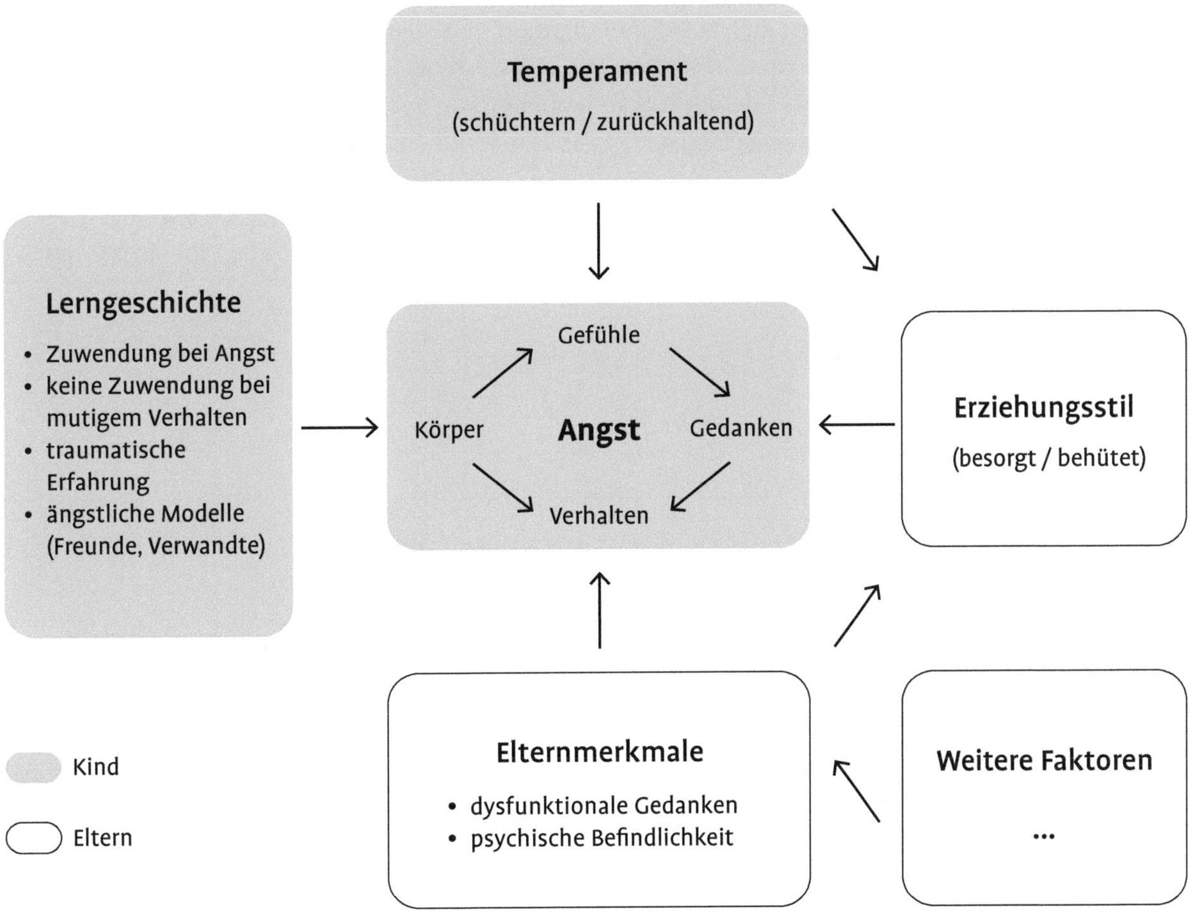

AB 31 • K J

Angsttagebuch

Das Ausfüllen des Tagebuchs kostet dich etwas Zeit, dafür können wir erkennen, was deine Ängste und Sorgen auslöst, was du in den angstauslösenden Situationen denkst, fühlst und tust. Zudem können wir im Verlauf der Therapie mithilfe deines Angsttagbuchs dann auch erkennen, was du im Vergleich zu vor der Therapie schon alles geschafft hast.

Datum	**Was ist die Situation?**	**Was denke ich?**	**Was fühle ich?**	**Was mache ich?**	**Wie ängstlich bin ich? (1–10)**

AB 32 • K J

Selbstaufmerksamkeit

Gemäß dem kognitiven Modell ist die erhöhte Selbstaufmerksamkeit wesentlich an der Aufrechterhaltung der sozialen Angst beteiligt.

In der Therapie lernen die Jugendlichen, in angstauslösenden Situationen ihre Aufmerksamkeit nach außen zu richten, statt sich auf die eigenen Befürchtungen, Ängste und Körperempfindungen zu konzentrieren, um zu einer realistischeren Einschätzung zu kommen, wie andere diese bewerten würden.

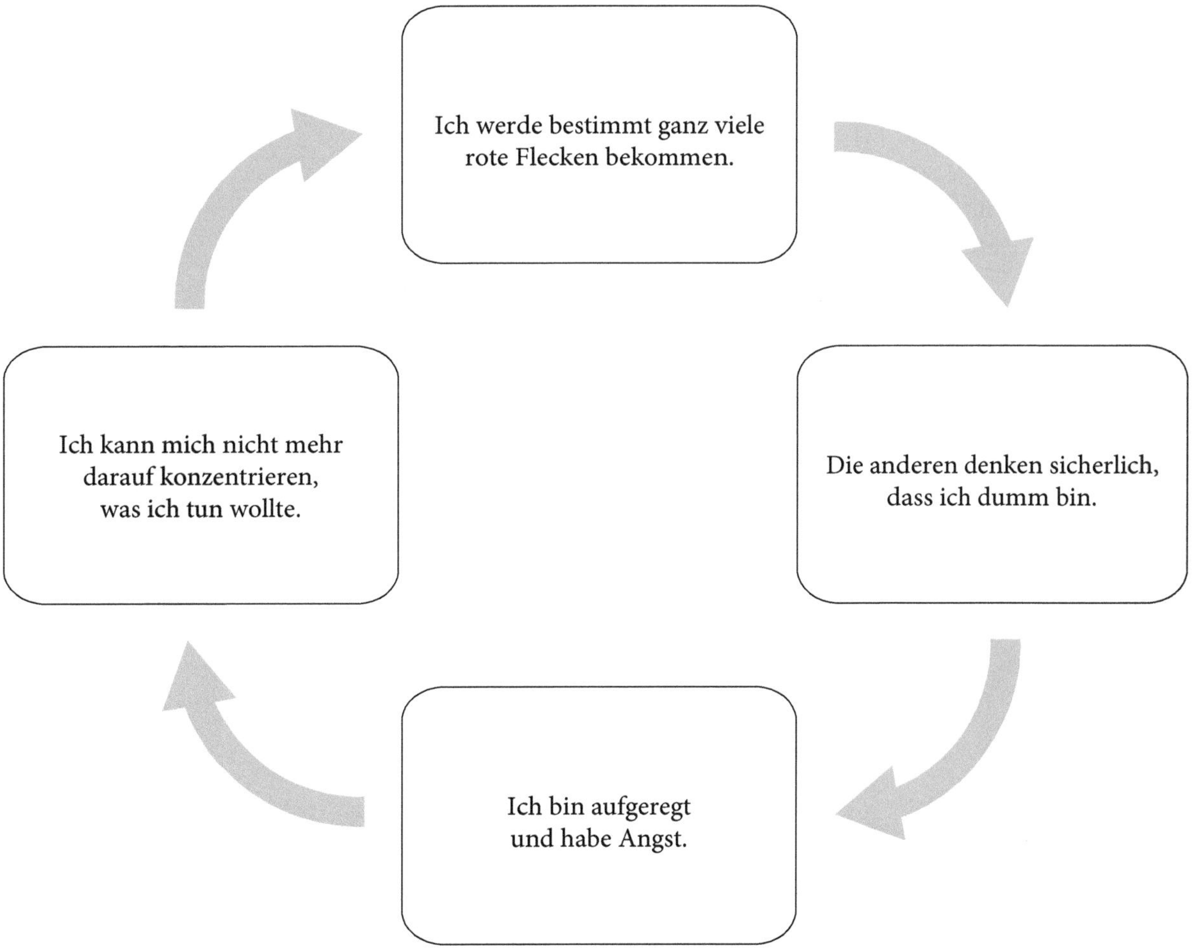

AB 33 • T K J

Scheinwerferübung

Kennst du das von dir? Wenn du Angst hast, achtest du stark auf dich selbst und was in deinem Körper vorgeht. Da du dich wie im Scheinwerferlicht betrachtest, merkst du sehr gut, was in deinem Körper vorgeht, bekommst aber gar nicht mit, was um dich herum geschieht.

Beschreibe mal: Wie sieht die Umgebung neben einem Scheinwerferlicht aus?
Antwort: Genau, da sieht man nur Dunkelheit.

Was passiert im Scheinwerferlicht mit körperlichen Reaktionen?
Antwort: Ja, genau, die werden durch den Aufmerksamkeitsfokus stark wahrgenommen.

Und was geht dabei an Gedanken durch den Kopf?
Antwort: Die Angst wird stärker.

Was wäre nun, wenn der Scheinwerfer / die Aufmerksamkeit weg von einem selbst und dem Körper nach außen z. B. auf eine Freundin, einen Baum, oder das Wetter gerichtet wird? Richtig, dann werden die Körperreaktionen schwächer!

Wenn du dir das rechte Bild anschaust … Was nimmst du wahr? Worauf konzentrierst du dich?

Wie glaubst du, wie du wirkst oder wie du in dieser Situation aussiehst? Wie wirkt sich das auf deine Befürchtungen aus?

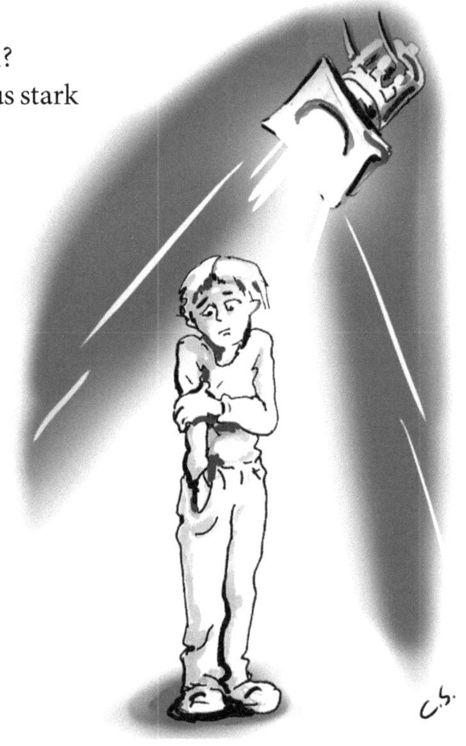

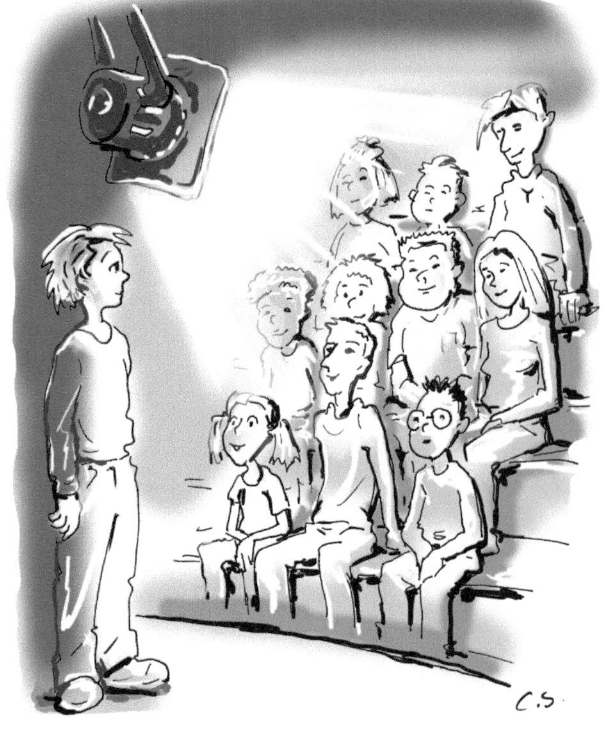

Wenn du dir das linke Bild nun anschaust … Was nimmst du wahr? Wie wirkt sich diese Sichtweise auf deine Befürchtungen aus? Sind die Befürchtungen eher stärker oder schwächer geworden?

....

....

....

....

Soziale Angststörung: Biopsychosoziales Störungsmodell

Das biopsychosoziale Störungsmodell für die Entstehung und Aufrechterhaltung sozialer Angststörungen beinhaltet Faktoren, die empirisch untersucht sind.

Anhand des Störungsmodells kann auf die häufige Frage von Eltern »Wie ist die soziale Angststörung entstanden?« geantwortet werden. Es kann anhand des Modells deutlich gemacht werden, dass mehrere, verschiedene Faktoren relevant sind und dass sowohl Faktoren des Kindes und der Eltern beteiligt sind. Als Faktoren, die interaktiv herausgearbeitet werden können, sind genetische Prädisposition, Temperament des Kindes, Elterneinflüsse, soziale Kompetenzdefizite, kognitive Merkmale und soziale Kompetenzdefizite zu nennen.

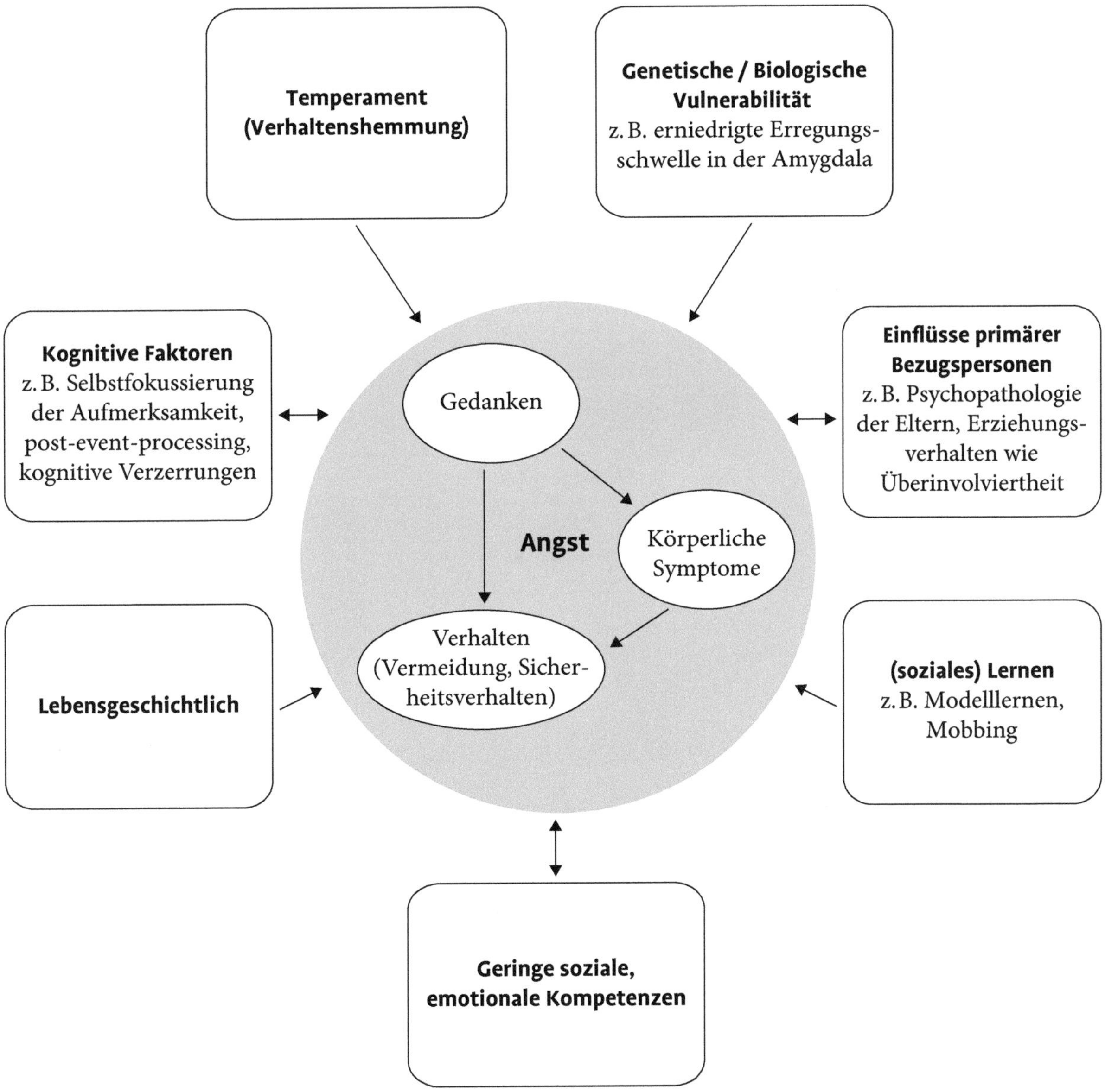

Soziale Angststörung: Biopsychosoziales Störungsmodell

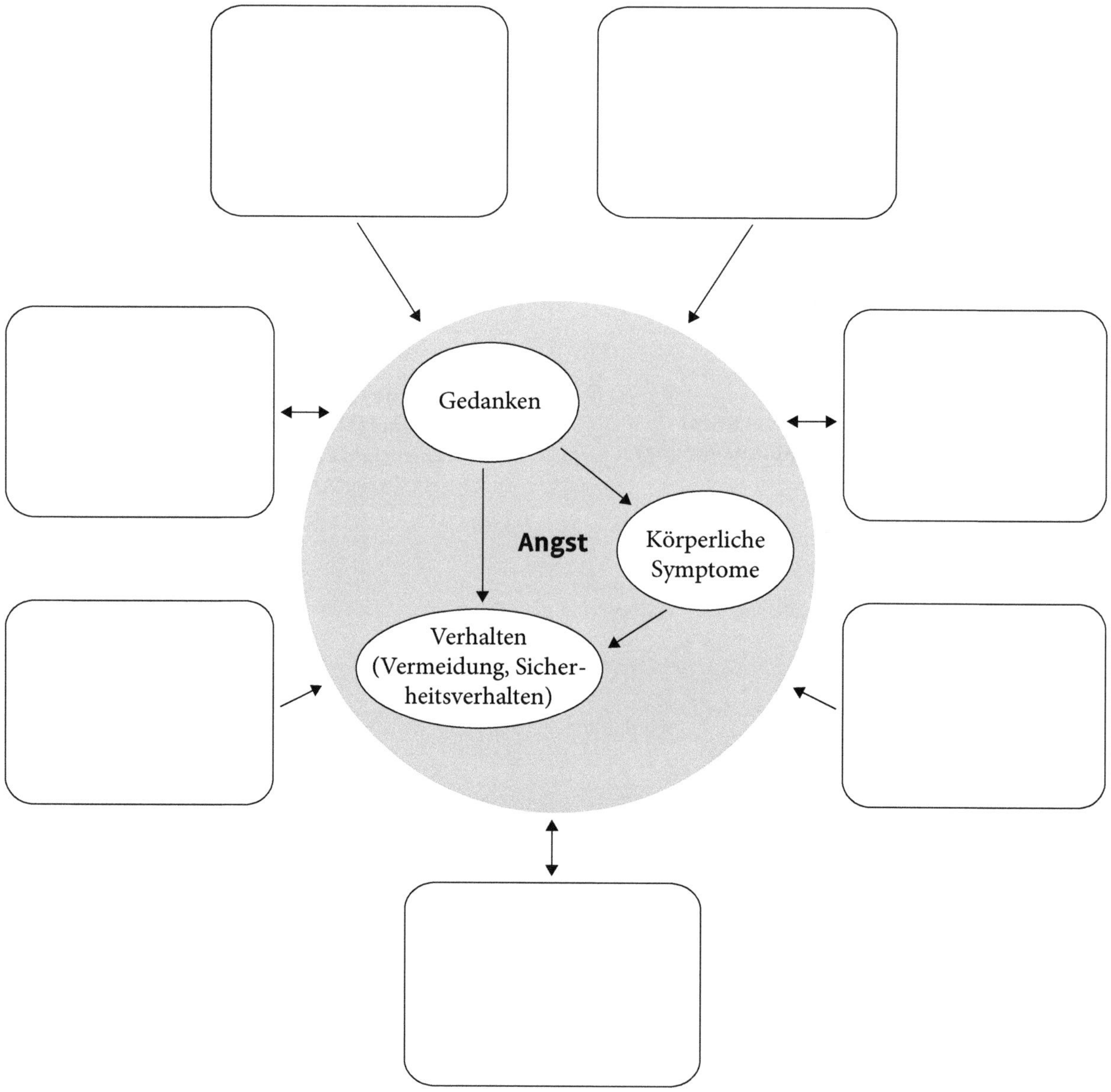

AB 35 • T

Sokratischer Dialog

In den beiden folgenden Dialogen geht es um die Exploration einer Interpretation eines körperlichen Symptoms (Herzrasen) und eines Denkfehlers (willkürliches Schlussfolgern), die im Rahmen von Panikattacken häufig auftreten.

Interpretation von körperlichen Symptomen am Beispiel von Herzrasen

T: Was meinst du damit, wenn du sagst, dass das Herzrasen schrecklich ist? Was ist schrecklich daran?

P: Also, es macht mir Angst.

T: Das Herzrasen macht dir also Angst. Vor was genau hast du dabei Angst?

P: Ich mache mir Sorgen, dass etwas Schlimmes passiert, körperlich.

T: Was denkst du, könnte Schlimmes passieren?

P: Vielleicht, dass mein Herz immer schneller schlägt und dann mit Schlagen aufhören wird.

T: Du denkst, dein Herz wird dann zu schlagen aufhören?

P: Ja und dann sterbe ich.

Exploration eines Denkfehlers (Willkürliches Schlussfolgern)

P: Ich dachte, dass ich dieses Mal die Kontrolle verliere und total ausflippen werde.

T: Du hast befürchtet die Kontrolle zu verlieren und auszuflippen. Was genau meinst du damit?

P: Dass ich anfange alle anzuschreien und zu beleidigen. Und dass mich dann niemand mehr mag!

T: Verstehe. Ist dir das schon einmal passiert, dass du alle beleidigt hast?

P: Nein! Aber nur weil ich dann immer wegrenne.

T: Also denkst du, du musst immer wegrennen, weil du sonst alle beleidigst und am Ende keine Freunde mehr hast?

P: Ja genau!

T: Das klingt sehr anstrengend für dich. Ich habe dich aber als Person kennen gelernt, die sehr einfühlsam ist. Wollen wir beim nächsten Mal miteinander schauen, ob du wirklich entweder wegrennen musst oder sonst beleidigend werden würdest? Vielleicht ist das ja nur eine Annahme von dir, die aber gar nicht immer stimmen muss.

Teufelskreis bei Panikattacken

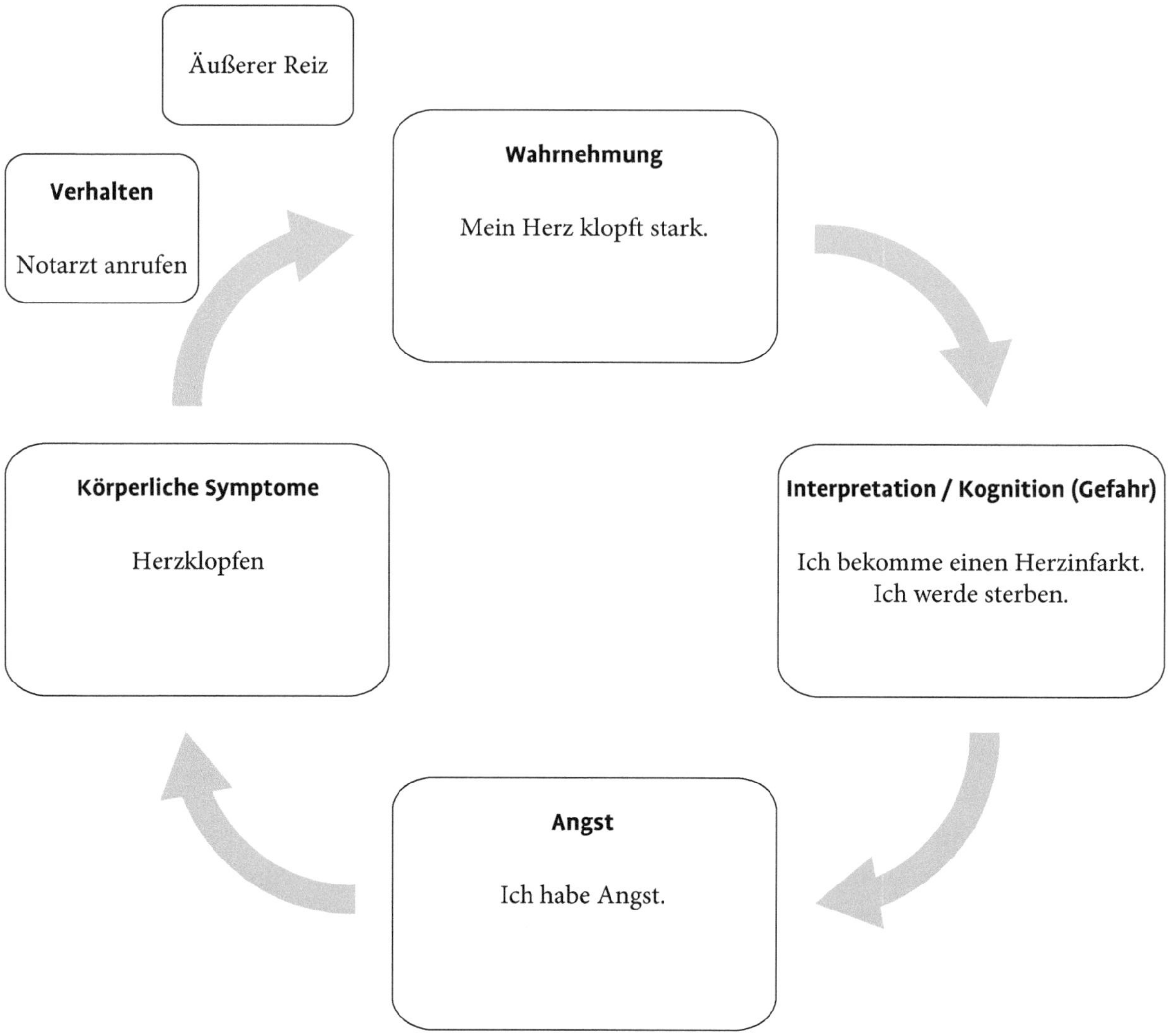

Teufelskreis bei Panikattacken

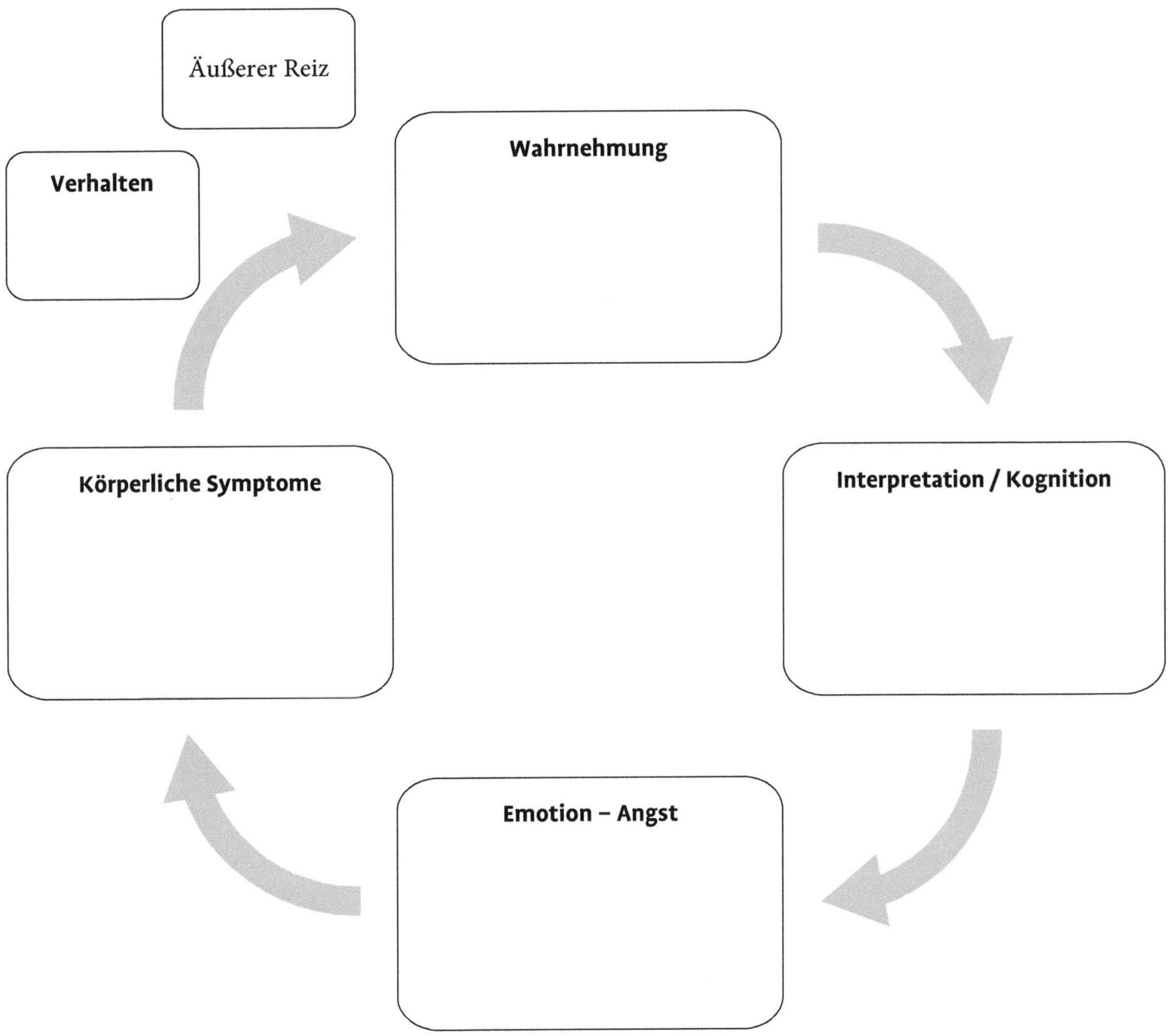

4 Ressourcenaktivierung

Das verhaltenstherapeutische Arbeiten zeichnet sich durch eine Problem- und Zielorientierung aus. Diese Problemorientierung nimmt viel Raum ein – in der Diagnostik mit der Symptom-Syndrom- und Diagnoseerhebung mittels Fragebogen und klinischen Interviews, im therapeutischen Vorgehen mit der Identifizierung und Veränderung von problematischen Verhaltensweisen.

Gerade in der Therapie mit Kindern und Jugendlichen ist es jedoch überaus wichtig, einen positiven Blick auf das Kind, eine Ressourcenperspektive beizubehalten. Ressourcenaktivierung wird von Klaus Grawe (2000) als ein wichtiger therapeutischer Wirkfaktor beschrieben. Zum einen gelingt das therapeutische Arbeiten besser, wenn der / die Patient:in wahrnimmt: »Da ist ein:e Therapeut:in, der / die mich (in meinen Stärken und Schwächen) sieht, mir zugewandt ist und mich als Person schätzt, mich akzeptiert.« Zum anderen kommen sehr viele Kinder und Jugendliche in therapeutische Praxen und Kliniken, die von ihren Familien, von Erzieher:innen und Lehrpersonen als vor allem »verhaltensauffällig« gesehen werden, als Kinder, die zu laut oder zu still, zu unangepasst oder zu abhängig, zu zurückhaltend und schüchtern, zu wenig folgsam etc. bewertet werden. Kinder also, die erleben, dass die Mehrzahl der direkten Rückmeldungen, die sie zu ihrer Person bekommen, negativ sind (Tadel, Kritik, Schimpfen). Dies betrifft sehr stark externalisierende Störungen, aber für alle Störungen sollte die grundlegende Implikation sein: Therapie kann und sollte ein Ort sein, an welchem die Person des Kindes positiv gesehen und wertschätzend in den Blick genommen wird. Auf dieser Grundlage kann eine zu starke Problemorientierung eben hinderlich wirken, weil sie das vermitteln kann, was Kinder bereits kennen: »Mit dir stimmt etwas nicht.« Insofern ist es keine leichte therapeutische Aufgabe, ein Gleichgewicht zu finden zwischen den notwendigen behavioralen, kognitiven und emotionalen Veränderungsimpulsen und der positiven Akzeptanz der Person des Kindes oder Jugendlichen. Die Empathie als das einfühlende Verstehen und *nicht-wertende* Eingehen auf den / die Patient:in kann im Widerspruch stehen zu einer zu schnellen Veränderungsorientierung.

Die Ressourcenaktivierung als das Erkennen, Fokussieren und Stützen von positiven Seiten und Fähigkeiten des / der Patient:in zielt auf ein unmittelbar positives Erleben des / der Patient:in. Die daraus resultierende Kooperation und Offenheit kann die spätere Bearbeitung problematischer Bereiche erleichtern. Zudem vermittelt der / die Therapeut:in, dass er / sie an die Stärke und damit auch an die Kompetenz zur Bewältigung von Schwierigkeiten in dem / der Patient:in glaubt. Auch dies ist gerade für Patient:innen unabdingbar, die selbst nur noch wenig Zutrauen in die eigene Selbstwirksamkeit aufweisen.

Die Ressourcenaktivierung sollte frühzeitig und sukzessive in das therapeutische Vorgehen einfließen. Dies kann beispielsweise mit den hier beschriebenen Übungen geschehen, vielmehr ist es aber auch eine therapeutische Grundhaltung, die sich einfühlend, stützend und ressourcenorientiert mit dem / der Patient:in beschäftigt.

Arbeitsmaterial

AB 37 Ressourcendiagramm

Das Arbeitsblatt kann zur Ressourcenaktivierung bei Kindern und Jugendlichen mit Angststörungen eingesetzt werden. Der Patientin soll ein Überblick über ihre Stärken und Fähigkeiten gegeben werden und es soll geklärt werden, wo sie diese Stärken gewinnbringend einbringen kann. Die Übung wird zunächst für die / den Therapeut:in erläutert, das Ressourcendiagramm liegt als Beispiel ausgefüllt vor sowie als leere Vorlage für die Patienten.

AB 38 Stärken identifizieren

Ziel dieses Arbeitsblatts ist die Identifikation von Stärken und Fähigkeiten des kindlichen oder jugendlichen Patienten. Es werden Fragen für das Therapiegespräch vorgeschlagen. Die Stärken werden in einer Grafik bestimmten Körperteilen zugeordnet, z. B. kann Humor / viel Lachen dem Mund zugeordnet werden oder die Hilfsbereitschaft den Händen. Abschließend sollten die herausgearbeiteten Stärken von der Therapeutin nochmals gewürdigt werden.

AB 39 Der Weihnachtsbaum

Das Arbeitsblatt beschreibt eine Übung, mit der die zuvor herausgearbeiteten Stärken des Kindes oder der Jugendlichen an dessen Eltern zurückgemeldet werden. Diese Impact-Technik hat zum Ziel, eine positive und ressourcenorientierte Sichtweise der Eltern auf ihr Kind zu fördern und so das Selbstbewusstsein des Kindes oder der Jugendlichen zu stärken.

AB 40 Helferfigur

Diese Übung vermittelt dem Kind, dass es sich nicht allein in eine mit Angst assoziierte Situation begeben muss, sondern dass es eine starke und stützende Begleitung hat. Zu diesem Zweck wird eine Helferfigur eingeführt, die auch in Form eines kleinen Glücksbringers symbolisiert und die das Kind in die Angstsituation mitnehmen kann.

AB 41 Ressourcenritual zum Stundenabschluss

Dieses Arbeitsblatt beschreibt eine Übung zur Ressourcenaktivierung und legt den Schwerpunkt auf die internale Attribuierung positiver Erlebnisse. Die Ergebnisse werden protokolliert.

AB 42 Ressourcenreflexion

Die auf dem Arbeitsblatt beschriebene Übung dient der Identifikation von Stärken und Ressourcen der Patienten und ihrer Familien. Auf den Protokollbögen können auch Entwicklungsmöglichkeiten festgehalten werden.

AB 43 Reframing

Dieses Arbeitsblatt für Therapeut:innen dient als Reflexionsübung, um das Reframing problematischer Verhaltensweisen einzuüben. Es wird zwischen Bedeutungs- und Kontextreframing unterschieden. Die Umdeutungen können später in das therapeutische Geschehen eingebracht werden.

AB 44 Die Mutschatzkiste

Die Mutschatzkiste ist eine Übung zur bewussten Wahrnehmung und Anerkennung von Erfolgen in der Angstbehandlung. Positive Entwicklungsschritte und angstentgegengesetztes Verhalten werden gemeinsam gewürdigt. Die ritualisierte Arbeit mit der Mutschatzkiste fördert die Selbstwirksamkeit der Patient:innen.

Ressourcendiagramm

Ziel der Übung

Die Übung soll dem / der Patient:in einen Überblick über seine / ihre Stärken und Fähigkeiten geben und klären, wo und wie diese Stärken gewinnbringend eingebracht werden können. Zudem kann der / die Therapeut:in im späteren Therapieprozess auf diese Stärken zurückgreifen und diese zur Bewältigung von auftretenden Schwierigkeiten (re-)aktivieren. Auf den folgenden Seiten sind ein Beispiel und eine Diagrammvorlage abgebildet.

Durchführung der Übung

(1) Zunächst werden die Stärken gesammelt. Hierzu fragt der / die Therapeut:in den / die Patient:in bspw.: »Ich will mit dir heute sammeln, was du gut kannst, welche Stärken und Fähigkeiten du hast. Das können Stärken sein, die du an dir kennst, oder auch welche, die dir von anderen Personen einmal rückgemeldet worden sind. Welche Stärken fallen dir da ein?« (S. 3)

Der / Die Therapeut:in kann bei der Sammlung und dem Niederschreiben der Stärken helfen, indem er / sie versucht, passende Überschriften für die beschriebenen Stärken zu finden und diese als deutlich internal zu attribuieren (im Gegensatz zu etwas, das nur zufällig oder aufgrund äußerer Umstände gut gelingt).

Beispiel

P: Mh, also ich habe gute Schulnoten.

T: Prima, du bist also gut in der Schule. Gute Schulnoten kann man beispielsweise haben, weil dir der Unterrichtsstoff sehr leichtfällt und du vieles schnell gut begreifst und verstehst. Da könnten wir beispielsweise »Intelligenz« als Stärke aufschreiben. Oder man strengt sich sehr an, lernt und arbeitet viel. Da könnten wir zum Beispiel »Fleiß« oder »hohe Motivation« als deine Stärke aufschreiben. Was passt für dich?

Am Ende kann der / die Therapeut:in zurückmelden, welche weiteren Stärken er / sie bei dem / der Patient:in sieht. Wenn der / die Patient:in will, können diese dann noch aufgeschrieben und hinzugefügt werden.

(2) Danach können auf der zweiten Ebene Beispiele aufgeschrieben werden, wie sich diese Stärken gut nutzen und einbringen lassen. Passende Fragen zu der Exploration dieser Nutzung von Fähigkeiten und Stärken sind:

- »Wobei hilft dir diese Stärke?«
- »Wozu kannst du die Fähigkeit gut gebrauchen?«
- »Wobei kannst du deine Stärke einbringen? Was nützt dir diese Stärke?«
- »Gibt es Bereiche in deinem Alltag (Schule, Freizeit, Familie), in denen die Fähigkeit gut zum Vorschein kommt?«
- »Wer sieht deine Stärke und warum gerade diese Person?«

Der / Die Therapeut:in bekommt gleichzeitig auch einen Eindruck, ob es dem / der Patient:in gut gelingt, seine / ihre Stärken zu zeigen, oder ob es eventuell eine notwendige therapeutische Arbeit ist, den / die Patient:in zu ermutigen, sich mit seiner / ihrer Fähigkeit stärker einzubringen und den Mut zu haben, sich auf diese Art zu zeigen.

Ressourcendiagramm

Therapiehausaufgabe
Als nachfolgende Therapiehausaufgabe kann optional eine Beobachtungs- oder eine Verhaltenshausaufgabe dem / der Patient:in mitgegeben werden.

Die Beobachtungsaufgabe kann sein, in der nächsten Woche darauf zu achten, wann und wobei der / die Patient:in eine der beschriebenen Stärken im Alltag zeigt.

Die Verhaltensaufgabe kann sein, dass eine Situation vorbesprochen wird, in der der / die Patient:in eine bestimmte Fähigkeit gut zeigen kann, dies aber bisher noch nicht getan hat. In Form eines Verhaltensexperiments können dann in der nächsten Woche die Erfahrungen mit dem neuen Verhalten in der Situation besprochen werden.

Ressourcendiagramm

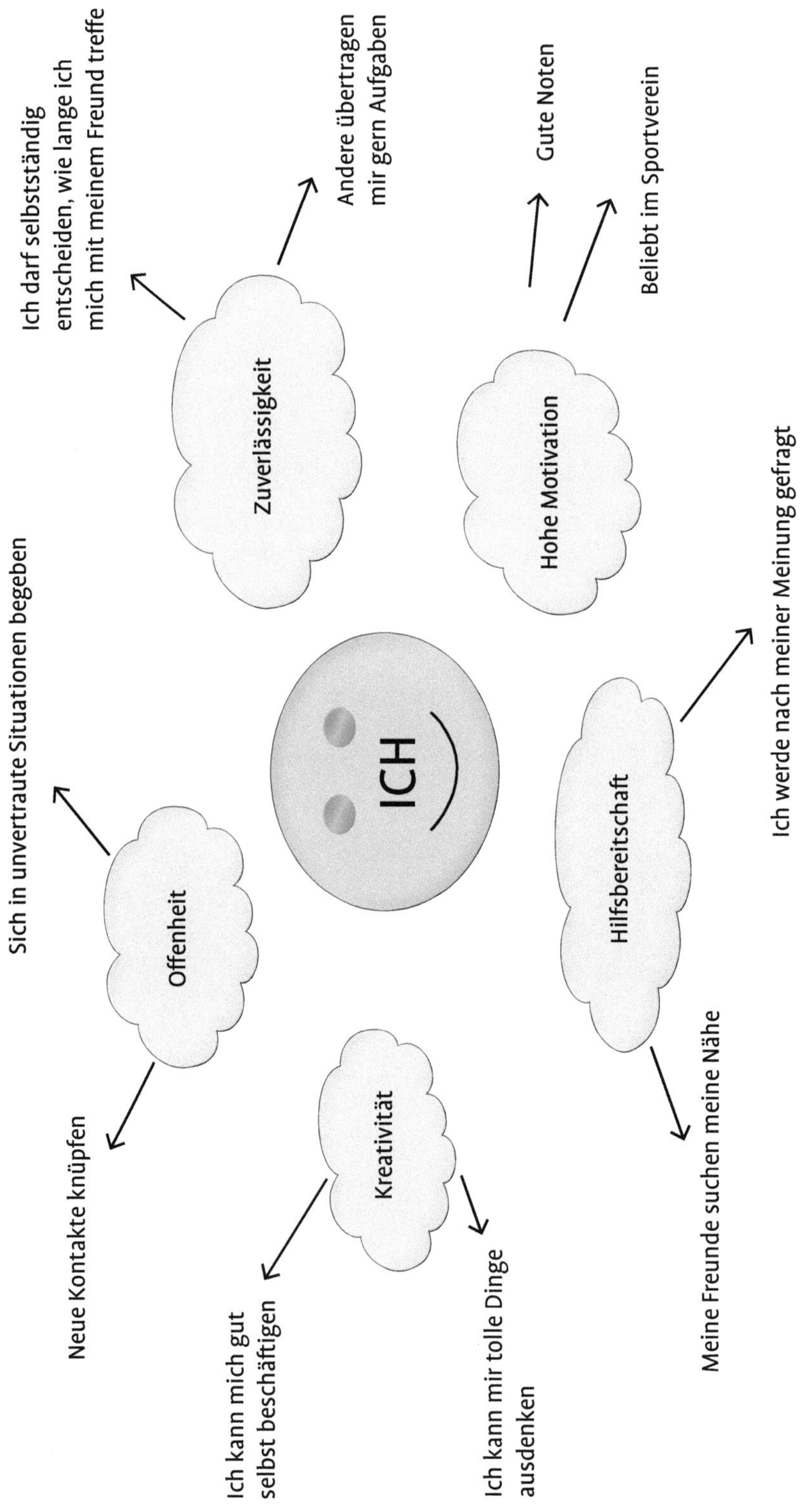

Ressourcendiagramm

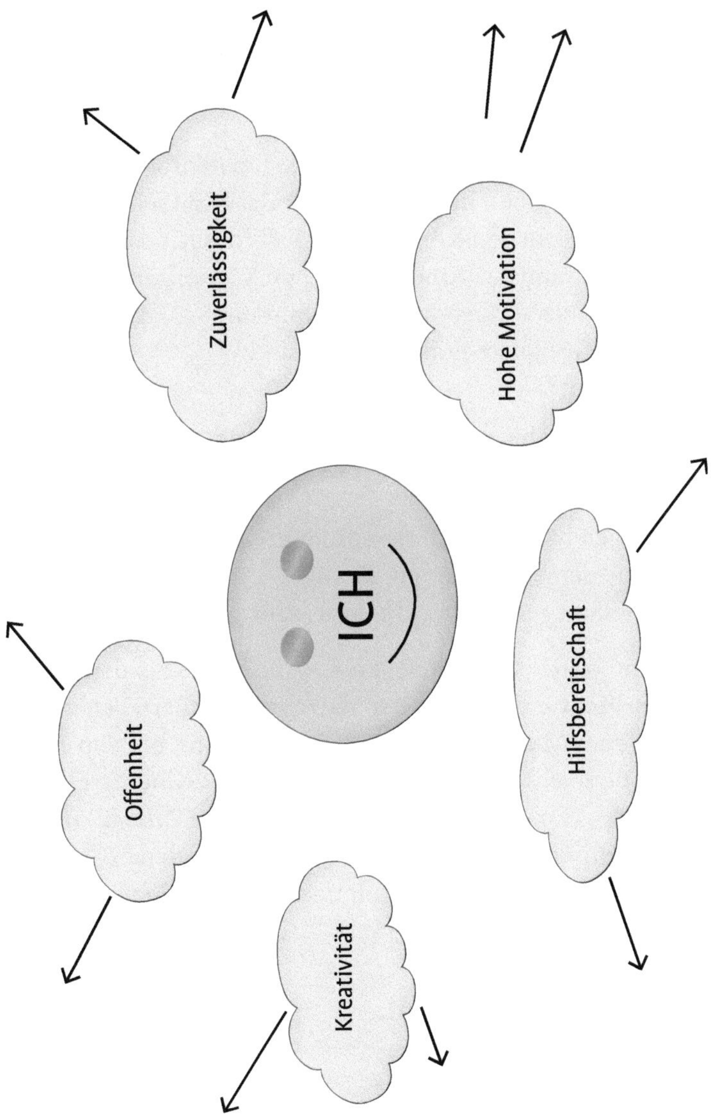

Stärken identifizieren

Ziel der Übung

Mit dem Kind werden seine Stärken und Fähigkeiten identifiziert. Diese werden schriftlich oder bildlich festgehalten und auf einem Körperumriss den entsprechenden Körperteilen (Kopf, Hand, Bauch / Herz, Fuß etc.) zugeordnet (S. 2). Aus der Arbeit entwickelt sich ein personenspezifisches Stärkeprofil, welches das Kind im Anschluss an die Therapiestunde mit nach Hause nehmen kann. Ziele der Übung sind die Ressourcenaktivierung, die Festigung der therapeutischen Beziehung über die Anerkennung der Stärken des Kindes und eine unmittelbare positive Erfahrung des Kindes während der Übung.

Durchführung der Übung

Nach Möglichkeit wird ein großes Papier, bspw. ein Stück Tapetenrolle oder Ähnliches, verwendet, auf das das Kind sich legen kann. Der / Die Therapeut:in oder das Kind selbst malt dann den Körperumriss ab, in dem er / sie mit einem Stift um den Körper fährt. Falls das Kind das nicht möchte oder kein großes Papier zur Verfügung steht, kann das Kind auch seinen Körperumfang frei auf ein normales Papier zeichnen oder es kann die folgende Vorlage verwendet werden (S. 2). Der / Die Therapeut:in fragt dann nach den Stärken des Kindes. Geeignete Fragen hierzu sind:

- »Was kannst du besonders gut?«
- »Was denkst du, welche Stärken du hast?«
- »Worin fühlst du dich stark und sicher, was fällt dir leicht?«
- »Was finden deine Eltern gut an dir?«
- »Warum mögen dich deine Freunde und Freundinnen?«
- »Was finden deine Lehrer / deine Erzieher gut an dir?«
- »Hat dir schon einmal jemand gesagt, dass du etwas sehr gut kannst? Was war das?«

Der / Die Therapeut:in kann weitere Stärken benennen, die er / sie bei dem Kind beobachtet hat.

Die Stärken und Fähigkeiten werden dann den einzelnen Körperteilen zugeordnet. So kann bspw. »Humor / viel Lachen« bei dem Mund stehen, »Hilfsbereitschaft« bei den Händen, »sich um andere kümmern« beim Herzen, »Fußball spielen« bei den Beinen. Das Kind darf bestimmen, wo es die Stärken zuordnen möchte und ob es für die Stärke ein Bild (z. B. einen Fußball) malt oder diese aufschreibt.

Zum Ende der Übung kann der / die Therapeut:in die vorhandenen Stärken nochmals würdigen. Wenn das Kind möchte, kann es das Stärkebild mit nach Hause nehmen.

Stärken identifizieren

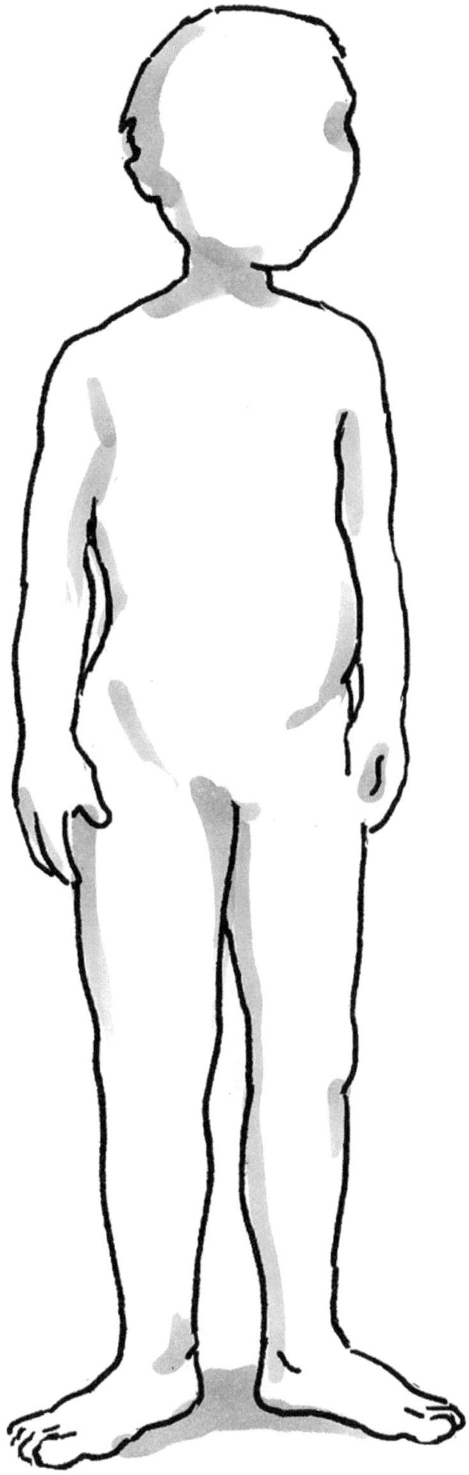

Der Weihnachtsbaum

Ziel der Übung

In dieser Übung werden die Stärken des Kindes direkt durch die Eltern an das Kind zurückgemeldet. Die Eltern werden auf die Übung vorbereitet und sprechen dann während der Übung das Kind mit seinen Stärken direkt an und »schmücken« das Kind mit seinen Stärken. Diese Impact-Technik zielt darauf, eine positive und ressourcenorientierte Sichtweise der Eltern auf das Kind (»Positivbrille«) zu fördern, und soll das Selbstbewusstsein des Kindes stärken. Erfahrungsgemäß reagieren Kinder (und auch einige Eltern) sehr stark und emotional auf diese Übung.

Durchführung der Übung

Die Eltern bekommen einen Block mit selbstklebenden Post-it-Zetteln ausgehändigt. In der Bezugspersonenstunde kann der / die Therapeut:in dann mit den Eltern Stärken und Fähigkeiten des Kindes sammeln. Dabei exploriert der / die Therapeut:in immer bei Mutter und Vater persönlich (bspw. abwechselnd), was sie an ihrem Kind gut finden. Die Eltern schreiben die Stärken des Kindes auf die Post-it-Zettel. Dabei ist darauf zu achten, dass nur jeweils eine Stärke pro Zettel aufgeschrieben wird. Es besteht bei Eltern mit guter Therapiemitarbeit auch die Möglichkeit, das Schreiben der Zettel als Therapiehausaufgabe mitzugeben und die Eltern zu bitten, die Zettel in der nächsten gemeinsamen Stunde mit dem Kind mitzubringen. Die Eltern sollten darauf vorbereitet werden, dass sie in dieser gemeinsamen Sitzung die Stärken des Kindes direkt zurückmelden.

In der gemeinsamen nachfolgenden Sitzung wird dem Kind zu Beginn mitgeteilt, dass seine Eltern nun sagen werden, was sie gut an ihm finden. Die Eltern benennen dann die Stärken des Kindes (bspw. mit der Hilfsformulierung: »Ich finde gut an dir, dass …«) und, nachdem sie eine Stärke genannt haben, kleben sie den entsprechenden Post-it-Zettel an die Kleidung des Kindes. Das Kind wird so nach und nach wie ein Weihnachtsbaum mit seinen Stärken geschmückt.

Am Ende der Übung kann ein Foto von dem so geschmückten Kind gemacht werden. Die Post-it-Zettel können vorsichtig wieder abgenommen und auf ein Papier geklebt werden, welches das Kind dann noch mit nach Hause nehmen darf.

Helferfigur

Ziel der Übung

Ängste zu überwinden braucht viel Mut und Stärke. Für Kinder ist es ein schönes Gefühl zu wissen, dass sie sich nicht allein in die mit Angst assoziierte Situation begeben müssen, sondern dass sie eine starke und stützende Begleitung haben. Dies kann therapeutisch nutzbar gemacht werden, indem der / die Therapeut:in mit dem Kind eine Helferfigur auswählt, die das Kind auch mit in die Angstsituation nehmen kann, in die es sich sonst allein begeben müsste. Diese Begleitung kann entweder als Imagination oder als kleiner »Glücksbringer«, der in der Hosentasche dabei ist, erfolgen.

Durchführung der Übung

Gemeinsam mit dem Kind wird eine Figur ausgesucht, die für das Kind Stärke ausdrückt (S. 2). Das kann bspw. eine Comicfigur sein, eine Serienheldin oder auch eine ausgedachte Stärkefigur. Das Kind kann seiner Fantasie freien Lauf lassen. Manche Kinder brauchen hierfür etwas mehr Zeit, dann kann die Wahl einer Stärkefigur auch als Therapiehausaufgabe dem Kind bis zur nächsten Stunde mitgegeben werden.

Danach wird das Kind gefragt, warum die Figur Stärke symbolisiert.

Der / Die Therapeut:in kann zur Verfestigung noch eine kleine Geschichte erfinden, in der die Figur mit den Stärkemerkmalen vorkommt und etwas Mutiges macht, oder er / sie kann ein kleines Rollenspiel mit dem Kind und der Stärkefigur initiieren.

Schließlich wird die Stärkefigur gestaltet. Sie kann gemalt, gebastelt oder aus einer Kopie ausgeschnitten werden.

Die Figur wird dem Kind nun als schützende Begleitung mitgegeben. Das Kind kann überlegen, wo es die Figur am liebsten aufbewahren will; ob diese im Kinderzimmer einen Platz finden soll oder ob sie das Kind in die Angstsituationen (in den Kindergarten, in die Schule, zum Arzt …) in der Hosentasche oder im Geldbeutel begleiten soll.

Das Kind kann auch zu einer kurzen Imagination angeleitet werden, in der in einer Angstsituation die ausgewählte Figur die Stärkemerkmale auf das Kind überträgt und so seine Stärke dem Kind zur Verfügung stellt.

Welche Helferfigur wurde ausgewählt? Warum wurde die Figur ausgewählt?

....

....

....

....

Helferfigur

Welche Stärkemerkmale besitzt die Helferfigur?

....

....

....

....

Imagination, in der die Helferfigur in einer Angstsituation die Stärke auf das Kind überträgt:

....

....

....

....

....

....

....

....

In welche Situationen kann die Helferfigur das Kind begleiten?

....

....

....

....

Ressourcenritual zum Stundenabschluss

Ziel der Übung

Die Einbettung der Ressourcenaktivierung in die Therapie sollte keine punktuelle Strategie sein, die nur während eines bestimmten Behandlungsabschnitts implementiert ist. Vielmehr ist eine kontinuierliche Stärkung der Stärken sinnvoll. Diese Stärkung der Stärken des / der Patient:in geschieht durch einen positiven, ressourcenorientierten Blick des / der Therapeut:in, sie kann aber auch ein fester, systematisch angewandter Bestandteil der Therapiestunden sein, wie in dieser Übung beschrieben.

Patient:innen mit internalisierenden Störungen profitieren sehr von dem Einsatz ressourcenorientierter Techniken, da diese zu einem positiven emotionalen Erleben in der Stunde und, so diese fest genug in der Therapie verankert sind, zu einer Steigerung der Selbstwirksamkeit führen. Gerade da bei Angststörungen ein Fokus auf den schwierigen Verhaltensweisen liegt (Problemaktualisierung und Problembewältigung stehen häufig im Vordergrund der Behandlung), ist der Einbezug der Ressourcenaktivierung notwendig.

Durchführung der Übung

Am Ende der Therapiestunde wird der / die Patient:in gefragt, was er / sie in der letzten Woche bzw. seit der letzten Therapiestunde gut gemacht hat (S. 2). Wichtig ist hier die Formulierung.

Wichtig

Es sollte nicht gefragt werden, was letzte Woche gut war, sondern was der / die Patient:in gut gemacht hat. So wird die internale Attribuierung von positiven Erlebnissen gefördert und der Blick des / der Patient:in auf subjektive Ressourcenbereiche gelenkt.

Die Frage kann zu einem Abschlussritual der Stunde werden, der / die Patient:in geht mit einem positiven Erleben aus der Therapie. Gleichzeitig wird die kognitive Verankerung von positiven Erfahrungen gefördert.

Wenn der / die Patient:in auf die Frage mit positiven Erlebnissen antwortet, die zunächst nicht in Verbindung mit der eigenen Person stehen, kann der / die Therapeut:in weiter explorieren, was der / die Patient:in zu der Erfahrung beigetragen hat. Beispielsweise kann hier gefragt werden: »Was hast du gemacht, dass das so gut gelaufen ist?«, »Wie hast du dazu beigetragen, dass ihr euch gut verstanden habt?« etc.

Fällt dem / der Patient:in hierzu nichts ein, kann der / die Therapeut:in selbst die positiven Persönlichkeits- oder Verhaltensanteile verbalisieren, z. B. Mut, Tapferkeit, usw.

Ressourcenritual zum Stundenabschluss

»Was hast du letzte Woche gut gemacht?«	»Welche Persönlichkeits- oder Verhaltensanteile haben zu der positiven Erfahrung beigetragen?«

Ressourcenreflexion

Ziel der Übung

Der / Die Therapeut:in beschäftigt sich innerhalb der Probatorik und der Behandlung viel mit den vorhandenen Symptomen, Problemen und Schwierigkeiten des Kindes und des Systems. Weit weniger verankert ist die genaue Identifikation von Stärken und Ressourcen des Systems. Diese Übung kann dem / der Therapeut:in dabei helfen, vorhandene Stärken zu analysieren und so zu einer veränderten Haltung zum / zur Patient:in zu gelangen oder die Stärken durch gezieltes Verbalisieren dem / der Patient:in zurückzumelden und so zu einer Erweiterung des Selbstbilds des / der Patient:in beizutragen.

Durchführung der Übung

Der / Die Therapeut:in reflektiert für sich die Stärken und Ressourcen des / der Patient:in und des Systems (S. 2–4). Ein günstiger Zeitpunkt ist das erste Drittel der Therapie. Aber auch wenn der / die Therapeut:in merkt, dass er / sie vermehrt negative Bewertungen gegenüber dem / der Patient:in hat, kann die Reflexion ein wichtiges Element sein, um wieder zu einer empathischeren und wertschätzenderen Haltung zu gelangen.

Neben den aktuell vorhandenen Stärken können auch Entwicklungsmöglichkeiten (das positive Potenzial) benannt werden.

....

....

....

....

....

....

....

....

....

....

Ressourcenreflexion

Ebene des Individuums

Welche Stärke hat der / die Patient:in?	Wie hat der / die Patient:in die Stärke entwickelt (Biografie des / der Patient:in)?	Trotz welcher Hindernisse / Hürden hat der / die Patient:in die Stärke entwickelt?	Wozu kann der / die Patient:in seine Stärke nutzen?	Welches positive Potenzial besitzt der / die Patient:in (Entwicklungsraum)?

Ressourcenreflexion

Ebene der Familie

Welche Stärke besitzt die Familie?	Wer bringt diese Stärke ein?	Wozu kann die Familie diese Stärke nutzen?	Welches positive Potenzial besitzt die Familie (Entwicklungsraum)?

Ressourcenreflexion

Ebene des sozialen Umfelds

Welche Ressourcen gibt es in dem Kindergarten / in der Schule?	Welche Ressourcen gibt es im Freundeskreis / bei den Peers?	Welche weiteren Ressourcen sind nutzbar? Wer kann diese einbringen?

Reframing

Ziel der Übung

Bei der Technik des Reframings wird ein Problem, ein Ereignis oder eine Verhaltensweise aus dem bekannten Bezugsrahmen genommen und in einen neuen gesetzt. Es wird der Situation oder dem Geschehen also ein neuer Sinn oder eine andere Bedeutung zugeschrieben. Durch die veränderte »Rahmung« werden festgefahrene Sichtweisen und Einstellungen aufgeweicht, die Wahrnehmung muss die gewohnte Perspektive verlassen, um einen anderen Blickwinkel einzunehmen. Gleichzeitig werden der / die Patient:in oder die Bezugspersonen angeregt, über die eigene Sicht der Dinge nachzudenken – das Problem wird eventuell nicht mehr als so festgefahren erlebt und die Möglichkeit einer Verhaltensveränderung kann evoziert werden.

Die Übung ist zunächst als Reflexionsübung für den / die Therapeut:in angelegt, da ein spontanes Reframing meist schwerfällt (S. 2). Die Umdeutungen können dann aber zu einem guten Zeitpunkt in das therapeutische Geschehen eingebracht werden.

Einige Fragen helfen beim Reframing:

- Wozu könnte das (problematische) Verhalten gut sein oder wozu war es einmal gut?
- Welche Funktion hat das Verhalten?
- Was kann und soll die Person oder seine Bezugspersonen daraus lernen?
- Wovor schützt es die Person?
- Welche Vorteile besitzt das Verhalten?
- Gibt es Situationen, in denen das gezeigte Verhalten angemessen wäre?
- Welche Entwicklungschancen beinhaltet das Verhalten oder die Situation?

Arten des Reframings

(A) Bedeutungsreframing. Bei dieser Form des Reframings wird dem Problem eine andere Bedeutung zugewiesen, der Inhalt des Geschehens ändert sich nicht. Wenn es gelingt, die Bedeutung einer Situation zu verändern, so verändert sich auch die Reaktion auf diese.

(B) Kontextreframing. Bei dieser Form des Reframings wird der Kontext der Situation so verändert, dass das Verhalten des / der Patient:in in einem anderen Zusammenhang steht. Es kann somit verdeutlicht werden, dass das Verhalten des / der Patient:in vielleicht in dem einen Kontext als unangemessen gesehen wird, in einem anderen Kontext aber durchaus als adäquat gelten kann.

Beispiel • Reframing bei ängstlichem Verhalten

- sensibel
- achtsam
- einfühlsam
- braucht Sicherheit
- bringt sich nicht unbedacht in Gefahr
- denkt nach, bevor er / sie handelt

Der Einsatz des Reframings erfordert Fingerspitzengefühl und eine gute zeitliche Passung durch den / die Therapeut:in. So kann der / die Patient:in bei einem zu frühen und schnellen Einsatz des Reframings den Eindruck gewinnen, der / die Therapeut:in nimmt das Problem nicht ernst und will dieses nur »schönreden«.

Reframing

Beschreibung der problematischen Verhaltensweisen:

....

....

....

....

....

....

Mögliche Umdeutungen der problematischen Verhaltensweisen (Reframing):

....

....

....

....

....

....

Habe ich das Reframing in die Therapie eingebracht und wie waren meine Erfahrungen mit dieser Technik?

....

....

....

....

....

....

Die Mutschatzkiste

Die Mutschatzkiste ist ein schönes Instrument zum kontinuierlichen ressourcenorientierten Einsatz in der Therapie. Die Mutschatzkiste wird zu Beginn der Therapie eingeführt und dann werden in regelmäßigen Abständen immer wieder bewältigte Angst-Situationen und Mut-Momente gesammelt, die aufgeschrieben (oder aufgemalt) und in die Schatzkiste abgelegt werden. Im Verlauf ist es für die Kinder ein besonders schönes Ritual, wenn vor dem Sammeln der neuen Bewältigungssituationen alle bisherigen Zettel aus der Kiste genommen und vorgelesen werden. So stärkt die Übung die Selbstwirksamkeit und verdeutlicht dem Kind mit zunehmender Therapiedauer, wie viel es schon geschafft hat. Am Ende der Therapie wird die Schatzkiste feierlich dem Kind, als Erinnerung für seine Fähigkeit mit der Angst umzugehen, übergeben.

(1) Die Schatzkiste in die Therapie einführen

- ▶ Dem Kind wird erklärt, dass eine Schatzkiste angelegt wird, um gemeinsam Mut-Momente zu sammeln und festhalten zu können, was das Kind schon geschafft hat.
- ▶ Die Schatzkiste wird gestaltet: Eine Schachtel kann von dem Kind oder dem / der Therapeut:in mitgebracht und nach Wunsch beklebt oder gestaltet werden. Alternativ bieten sich auch zuschraubbare Gläser (wie Marmeladengläser) an, die beklebt werden können.

(2) Die Schatzkiste in der Therapie nutzen

- ▶ Beim ersten Befüllen können folgende Fragen hilfreich sein:
  - »Was hast du in der letzten Zeit geschafft, obwohl du Angst davor hattest?«
  - »Wobei warst du in letzter Zeit mutig?«
  - »Was ist dir schwergefallen und du hast es trotzdem gemacht?«
  - Für jeden gefundenen Moment wird ein eigener Zettel geschrieben / gemalt, der dann in die Kiste abgelegt wird. Hier ist es immer gut, zuerst das Kind zu fragen und dieses sammeln zu lassen. Danach können auch Therapeut:in und Eltern mit ihren Ideen ergänzen. Wenn das Kind zustimmt, können auch diese Situationen aufgeschrieben werden.
  - Bei jeder weiteren Nutzung der Schatzkiste (entweder in regelmäßigen Abständen wie jede dritte oder vierte Stunde oder auch, wenn gerade das Kind einen guten Bewältigungsschritt gemacht hat) werden die bereits gesammelten Zettel aus der Kiste genommen und nochmal vorgelesen. Dann wird wie oben beschrieben ergänzt. Es können sowohl die erfolgreichen Expositionen und Verhaltensexperimente, wie auch kleine Alltagsmomente gesammelt werden.
- ▶ Die Schatzkiste als Ideensammlung für die bewusste Auseinandersetzung mit der Angst nutzen
  - Optional kann am Ende der Sammlung auch überlegt werden, ob sich das Kind bewusst etwas vornehmen möchte. So kann mit dem Kind nach Alltagsmomenten gesucht werden, die etwas Mut oder Überwindung erfordern, für das Kind aber einen Anreizcharakter haben. Beispiele wären: ein:e Klassenkamerad:in nach einem Treffen fragen, etwas alleine einkaufen gehen, bei einem / einer Freund:in übernachten …

    Diese Ideen werden aufgeschrieben und dem Kind mitgegeben. Ist das Kind die Situation wirklich angegangen, kann der Zettel beim nächsten Mal in die Schatzkiste gelegt werden.

Die Mutschatzkiste

(3) Die Schatzkiste als Erinnerung an Erfolge nutzen

- Die Schatzkiste als Erinnerung zum Ende der Therapie mitgeben:
  - Die Kiste wird zum Ende der Therapie mit einer kleinen Feier überreicht. Es werden nochmal alle Zettel vorgelesen und sich gemeinsam über die bewältigten Situationen gefreut. Es kann die Selbstwirksamkeit betont werden, indem beispielsweise gesagt wird:
    - »So viel Mut hast du gesammelt! Eine ganze Schatzkiste voller Mut!«
    - »Schau mal, wie viel du geschafft hast. Daran kannst du denken, wenn dir wieder etwas schwerfällt. Dann kannst du dir sagen: ›Ich habe eine ganze Schatzkiste voller Mut gesammelt, das schaffe ich jetzt auch!‹«

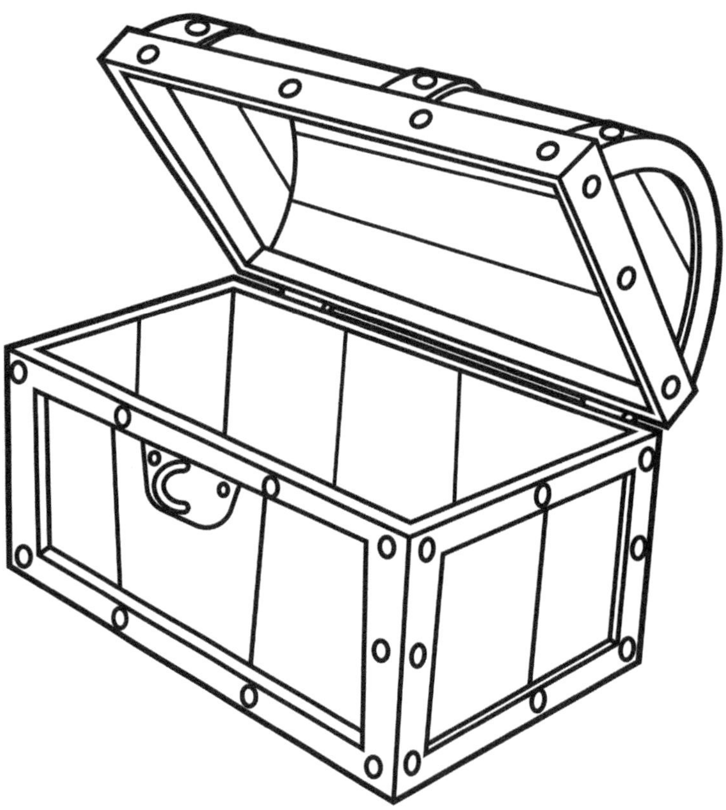

© gettyimages: pijama61

5 Exposition zur Angstbewältigung

Ziel

Die wesentliche Komponente in der Behandlung von Angststörungen ist die Exposition in vivo. Das bedeutet, dass das Kind mit den angstauslösenden Situationen in Kontakt gebracht wird, um ihm die Möglichkeit zu geben, die Angst in der Situation ohne Vermeidungs- oder Sicherheitsverhalten zu bewältigen. Ziel der Exposition ist es, die Angstreaktion des Kindes abzubauen, indem es erfährt, dass die Angst in der gefürchteten Situation abnimmt, ohne dass die von ihm antizipierten Befürchtungen eintreten. Expositionsübungen können in vivo oder in sensu durchgeführt werden. Wann immer möglich, ist In-vivo- der In-sensu-Exposition vorzuziehen. Expositionsübungen in sensu sind z. B. bei Prüfungsängsten sinnvoll (s. **AB 56** »Exposition in sensu«).

Zur Erklärung und Verbesserung der Effekte der Expositionstherapie sind Lerntheorien und Extinktion wichtig. Bei der Extinktion (wörtlich »Löschung«) wird entgegen früherer Annahmen die konditionierte Angstreaktion (CR) jedoch nicht gelöscht. Zentral für die Extinktion ist das inhibitorische Lernen. Inhibitorisches Lernen besagt, dass die ursprüngliche Assoziation zwischen dem reaktionsauslösenden Reiz (CS) und dem unkonditionierten Stimulus (US) durch eine neu erlernte, nicht angstbesetzte Assoziation (CS – no US) gehemmt wird bzw. dass der CS nicht länger dem US vorausgeht. Es ist daher davon auszugehen, dass nach der Extinktion der CS zwei Bedeutungen hat: die ursprüngliche Bedeutung (CS – US) und die zusätzliche inhibitorische Bedeutung (CS – no US). Dies erklärt die Vulnerabilität, dass die Angst wieder auftreten kann, wenn nach der Expositionstherapie keine weiteren »Übungssituationen« auftreten. Die konditionierte Angst kann zudem wieder verstärkt auftreten, wenn sich der Kontext zwischen Extinktion und erneutem Auftreten der Angstauslöser verändert hat, wenn negative Ereignisse nach der Expositionstherapie aufgetreten sind und wenn die Assoziation CS – US wiederholt nach der Extinktion auftritt (s. Craske et al., 2014).

Zentral ist die Erwartungsverletzung im Hinblick darauf, dass die befürchtete Erwartung, also der angstauslösende Gedanke, maximal verletzt wird. Je stärker der Widerspruch, desto stärker das inhibitorische Lernen. Die Erwartung bzw. der unkonditionierte Stimulus (US) sollte dabei möglichst spezifisch formuliert werden, d. h., »Ich könnte ängstlich werden« reicht nicht aus, sondern könnte bspw. lauten »Ich könnte vom Hund gebissen werden«. Die Expositionsübung wird dann beendet, wenn die Erwartung verletzt wurde – und nicht nur wie bei der Habituation bei Angstreduktion. Das Lernen besteht in der Erkenntnis, ob das erwartete negative Ereignis eingetreten ist oder nicht. Zur Konsolidierung wird nach jeder Expositionsübung gefragt, was der / die Patient:in aufgrund des Nicht-Auftretens der Befürchtung gelernt hat (s. **AB 53** »Übungstagebuch: Was ich schon alles geschafft habe!«). Dabei sollte die Aufmerksamkeit sowohl auf den CS als auch das Nicht-Auftreten des US gerichtet werden. Da der Kontext entscheidend ist, welche Verbindung hervorgerufen wird, sollte eine möglichst große Variabilität von Kontexten, Stimuli, Intensitäten und Durchführungsmodalitäten eingesetzt werden. Kommt es zu einer Konfrontation mit einem angstauslösenden Objekt in einem ähnlichen Kontext wie während der Expositionstherapie, wird eher die neue, inhibitorische Verbindung aktiviert.

Schritte der Exposition

Für die Expositionstherapie sind folgende Schritte zu beachten, die auf den Arbeitsblättern dieses Kapitels erläutert werden:

(1) Erstellen einer Angsthierarchie
(2) Vorbereitung der Exposition
(3) Durchführung der Expositionsübungen inkl. Verstärkung

Arbeitsmaterial

AB 45 Erstellen einer Angsthierarchie
Das Arbeitsblatt beschreibt das Vorgehen bei der Erstellung einer Angsthierarchie.

AB 46 Bergmetapher
Das Arbeitsblatt enthält die Grafik eines Berges. Die Metapher kann eingesetzt werden, um eine individuelle Hierarchie angstauslösender Situationen zu erstellen.

AB 47 Vorbereitung der Exposition
Das Arbeitsblatt beschreibt die Vorbereitung einer Exposition. Massiertes und graduiertes Vorgehen werden einander gegenübergestellt.

AB 48 Schwierigkeitsverlaufsskala
Das Arbeitsblatt dient der Vorbereitung für Expositionen. Die bisherigen Lernerfahrungen des Kindes werden exploriert und in der hier abgebildeten Schwierigkeitsverlaufsskala grafisch festgehalten. So wird herausgearbeitet, dass aller Anfang schwer und die wesentliche Komponente des Lernens das Üben ist.

AB 49 Angstverlauf
Das Arbeitsblatt kann bei der Vorbereitung einer Exposition eingesetzt werden. In die abgebildete Grafik ist der erwartete Angstverlauf in einer typischen angstauslösenden Situation mit und ohne Vermeidung einzutragen.

AB 50 Übungsvertrag
Das Arbeitsblatt ist in der Vorbereitung für Expositionsübungen einzusetzen. Zwischen Kind, Eltern und Therapeut:in wird vor Beginn der Exposition ein Übungsvertrag geschlossen. Vorangestellt sind einige Prozessschritte, die im **AB 47** »Vorbereitung der Exposition« beschrieben und mit weiteren Arbeitsblättern kombiniert werden.

AB 51 Durchführung der Expositionsübung
Das Arbeitsblatt leitet die Durchführung einer Exposition an. Es werden Beispiele für Fragen vor und nach der Exposition sowie Hinweise zur Steigerung der Wirksamkeit der Expositionsübungen vorgegeben.

AB 52 Angstthermometer
Mit diesem Arbeitsblatt wird die Angstintensität bzw. Befürchtungsintensität während einer Expositionsübung erhoben und kindgerecht dargestellt.

AB 53 Übungstagebuch: Was ich schon alles geschafft habe!
Über den Verlauf der Expositionsübungen hinweg werden mit diesem Arbeitsblatt die Angstintensität, Befürchtungen und deren Eintreten bzw. Nicht-Eintreten sowie das Gelernte protokolliert.

AB 54 Interozeptive Übungen
Auf diesem Arbeitsblatt werden die Angstintensität, Befürchtungen und deren Eintreten bzw. Nicht-Eintreten sowie das Gelernte während interozeptiven Übungen protokolliert.

AB 55 Angst vor Blut – Spritzen – Verletzungen (Spezifische Phobie)
Dieses Arbeitsblatt für Therapeut:innen beschreibt Besonderheiten der Behandlung der Angst vor Blut, Spritzen und Verletzungen, insbesondere die Technik der Angewandten Anspannung.

AB 56 Exposition in sensu
Dieses Arbeitsblatt für Therapeut:innen beschreibt das Vorgehen bei der Exposition in sensu.

AB 45 • T

Erstellen einer Angsthierarchie

Eine Angsthierarchie ist eine Liste von Situationen oder Interaktionen, in der die gefürchteten Situationen oder Objekte in eine Rangordnung von »sehr stark« bis »gar nicht angstauslösend« gebracht werden. Vorzugsweise sollte die Angsthierarchie getrennt mit Kind und Eltern erstellt werden, um möglichst viele verschiedene angstauslösende Situationen oder Interaktionen sammeln zu können bzw. dem Kind zu zeigen, dass alle seine angstauslösenden Situationen relevant sind und ernst genommen werden.

In einem ersten Schritt sind alle angstauslösenden Situationen oder Interaktionen festzuhalten, z. B. auf Post-it-Zetteln oder Karteikarten. In einem zweiten Schritt können den Situationen die erwarteten Ängste zugeordnet und damit eine Reihenfolge, z. B. mithilfe des Angstthermometers (AB 52 »Angstthermometer«), erstellt werden. Für die finale Angsttherapie kann als Metapher das Bild einer Leiter oder eines Berges verwendet werden, bei denen es gegen oben immer schwieriger wird (AB 46 »Bergmetapher«).

Mit dem Bild eines Berges können zudem folgende Gemeinsamkeiten von einer Bergbesteigung und der Angstbewältigung hervorgehoben werden:

- anstrengend
- braucht Zeit und Geduld
- Schritt für Schritt
- Um vorwärts zu kommen, kann es auch einmal notwendig sein, einen Umweg oder einen Schritt zurück zu gehen.
- Zwischenetappen setzen und sich belohnen
- Wenn man oben angekommen ist, kann man stolz auf sich selbst sein.

AB 46 • K J

Bergmetapher

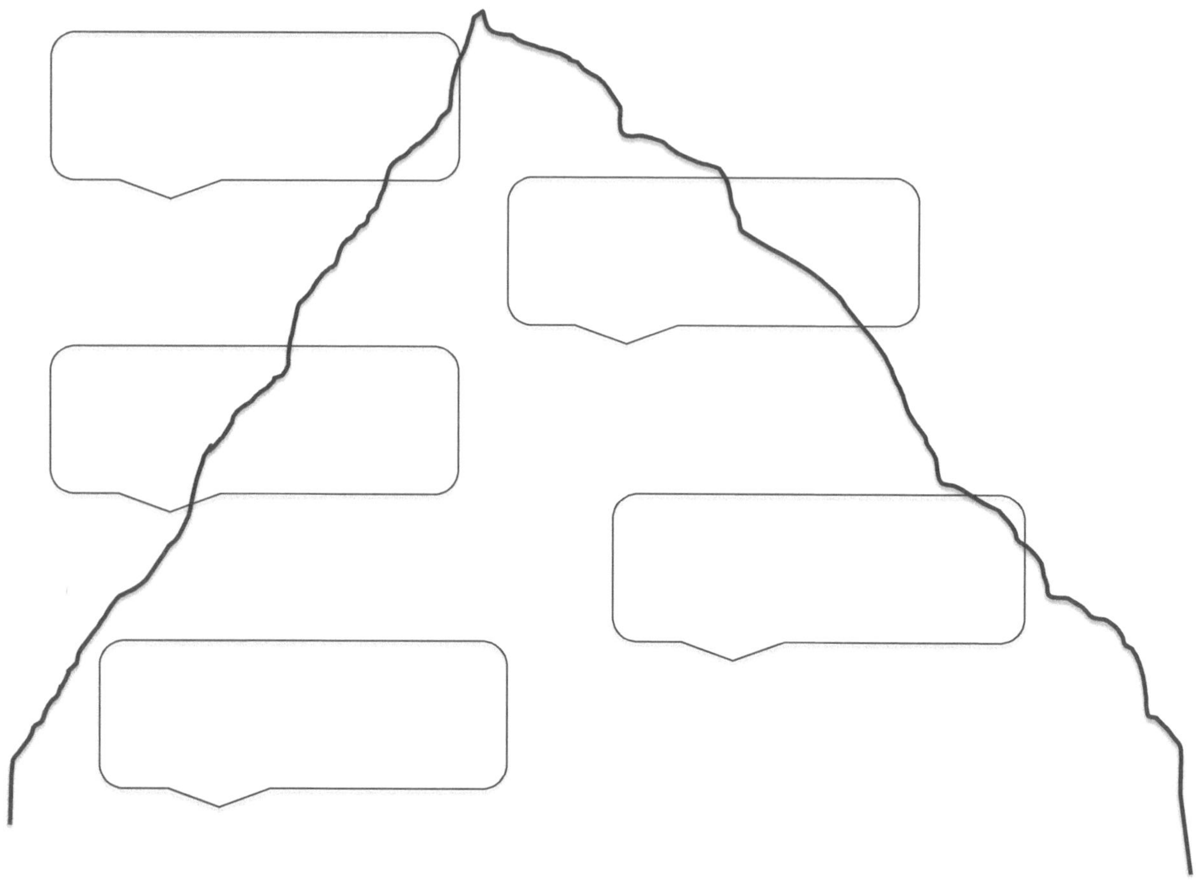

Vorbereitung der Exposition

Ziel

Das Kind und die Eltern sollen verstehen und nachvollziehen können, warum es für die Angstbewältigung zentral ist, sich der Angst zu stellen. Dazu ist eine umfangreiche Vorbereitung wesentlich. Bevor mit dem Kind Expositionsübungen durchgeführt werden, sollte gemeinsam herausgearbeitet werden, warum sich das Kind seiner Angst stellen sollte.

Folgendes Vorgehen hat sich dazu bewährt:
(1) Herausarbeiten früherer Lernerfahrungen des Kindes
(2) Vergleich mit aktuellem Verhalten in angstauslösenden Situationen / Interaktionen
(3) Übungsvertrag

Herausarbeiten früherer Lernerfahrungen des Kindes

Mit dem Kind werden bisherige Lernerfahrungen durchgesprochen, z. B. Rad fahren, schwimmen, Musikinstrument spielen, Schnürsenkel binden usw. Anhand einer Schwierigkeitsverlaufsskala (AB 48 »Schwierigkeitsverlaufsskala«) kann gemeinsam mit dem / der Patient:in herausgearbeitet werden, dass aller Anfang schwer ist und dass die wesentliche Komponente des Lernens das Üben darstellt. Dies gilt für all die verschiedenen Lernerfahrungen, die der / die Patient:in bislang gemacht hat. Es sollten ungefähr drei Lernerfahrungen des Kindes grafisch festgehalten werden. Zusätzlich kann besprochen werden, was der / die Patient:in in Situationen gemacht hat, in denen etwas wieder schwieriger wurde, z. B. nach einem Fahrradsturz oder wenn ein Instrument lange nicht mehr gespielt wurde. Auch dann ist es wesentlich, dass man wieder häufiger übt.

»Erzähl mir einmal, was hast du schon alles gelernt?«, »Spielst du ein Musikinstrument?«, »Du hast mir schon erzählt, dass du gerne Fahrrad fährst, das musstest du ja auch zuerst lernen.«. »Auf dieser Abbildung siehst du eine Zeitachse – ganz links war damals, als du zum ersten Mal z. B. aufs Fahrrad gestiegen bist, ganz rechts ist heute. Auf der Linie nach oben ist die Schwierigkeit aufgezeichnet, unten ist es ganz einfach, oben ganz schwierig.«, »Was denkst du, warum kannst du … jetzt so gut?«

Vergleich mit aktuellem Verhalten in angstauslösenden Situationen / Interaktionen

Auf einem zweiten Angstverlauf-Arbeitsblatt (AB 49 »Angstverlauf«) kann nun der Angstverlauf in einer typischen angstauslösenden Situation aufgezeichnet werden. Dabei soll aufgezeichnet werden, wie sich die Angst aufgrund von Vermeidung verhält bzw. wie es mit der Angst am nächsten Tag oder der nächsten selben Situation aussieht. Es wird herausgearbeitet, dass bei der Angstkurve die Vermeidung zwar kurzfristig zu einer Angstreduktion führt, aber längerfristig die Angst gleich stark oder sogar stärker wird.

Im nächsten Schritt sollen die beiden Abbildungen verglichen werden: Was sind Gemeinsamkeiten, wo sind Unterschiede? Bezüglich des Verhaltens kann nun das Kind gefragt werden, welches Verhalten wohl langfristig eher dazu führt, dass die Angst kleiner wird bzw. was es tun sollte, damit die Angst kleiner wird. Ziel ist, dass das Kind mithilfe des geleiteten Entdeckens erkennt, dass es der Angst ins Gesicht schauen sollte und dies oft geübt werden muss.

Um zu prüfen, ob das Kind das Prinzip der Exposition verstanden hat, kann das Kind den Eltern das rational erklären.

Vorbereitung der Exposition

Übungsvertrag

Des Weiteren ist es sinnvoll, einen Übungsvertrag (AB 50 »Übungsvertrag«) zwischen Kind, Eltern und Therapeut:in zu schließen, in dem sich alle Beteiligten bereit erklären, möglichst viel zu üben bzw. die Expositionsübungen zu unterstützen und damit dem Kind im Kampf gegen seine Angst zu helfen. Dabei sollte die Entscheidung für oder gegen die Expositionstherapie von dem / der Patient:in getroffen werden.

Folgende Punkte sind in der Planung und der Vorbereitung der Expositionsübungen zu beachten:

- Hinweise für die Übungen werden individuell an die Symptomatik des Kindes angepasst (Angsthierarchie).
- Begonnen wird mit mäßig / mittelstark angstauslösenden Situationen.
- Insbesondere die ersten Übungen sollten gut kontrollierbar sein (Störfaktoren vermeiden).
- Übungssituationen werden zügig aufgesucht, keine langen Diskussionen, ob heute ein guter oder schlechter Übungstag ist.
- Die erste Übung sollte durch den / die Therapeut:in begleitet werden.
- Der / Die Therapeut:in sollte genügend Zeit für die Expositionsübungen einplanen.
- Besprechung der Therapeutenrolle, wenn der / die Patient:in versucht zu vermeiden oder zu flüchten (Aufrechterhaltung der Angst durch Vermeidungs- oder Fluchtverhalten).
- Ziel der Übungen ist es, Angst zu bekommen und diese zu meistern bzw. zu lernen, dass die Befürchtung nicht eintritt.
- Es geht nicht darum, keine Angst mehr zu haben, das »Zu-Viel« an Angst soll bewältigt werden.
- Falls eine Übung nicht klappt, am besten gleich eine einfachere Übung machen (Erwartungsangst vorbesprechen).

Massiertes vs. graduelles Vorgehen

Abhängig vom Alter bzw. der kognitiven Entwicklung des Kindes ist zu entscheiden, ob für die Exposition ein graduelles oder ein massiertes (Flooding) Vorgehen angewandt werden soll. Als generelle Faustregel gilt aber, dass bei jüngeren Kindern eher das graduelle Vorgehen und ab dem Jugendalter das massierte Vorgehen gewählt werden sollte. Beim graduellen Vorgehen beginnt das Kind die Expositionstherapie mit einer mäßig angstauslösenden Situation und wird dann Schritt für Schritt an die schwierigste Situation herangeführt. Beim massierten Vorgehen wird die Exposition gleich mit einer stark angstauslösenden Situation begonnen und danach in unregelmäßiger Abfolge in leicht und stark angstauslösenden Situationen weitergeführt. Der Vorteil des massierten Vorgehens liegt in der sehr schnellen und langfristig stabilen Wirkungsweise dieser Methode. Im Unterschied zum graduellen Vorgehen ist in der Regel schon nach wenigen Sitzungen eine deutliche Reduktion der Angstsymptomatik und dabei vor allem der Erwartungsangst zu beobachten. Beim graduellen Vorgehen kann es hingegen sein, dass die Angstreduktion länger hinausgezögert wird, was unter Umständen zu Motivationsproblemen aufseiten des Kindes und der Eltern führen kann. Auch beim graduellen Vorgehen sollte darauf geachtet werden, dass die erste Expositionsübung eine mittlere Angst auslöst, da ansonsten das Kind nicht wahrnehmen kann, dass Angst auftritt, aber die befürchtete Erwartung nicht eintritt.

Schwierigkeitsverlaufsskala

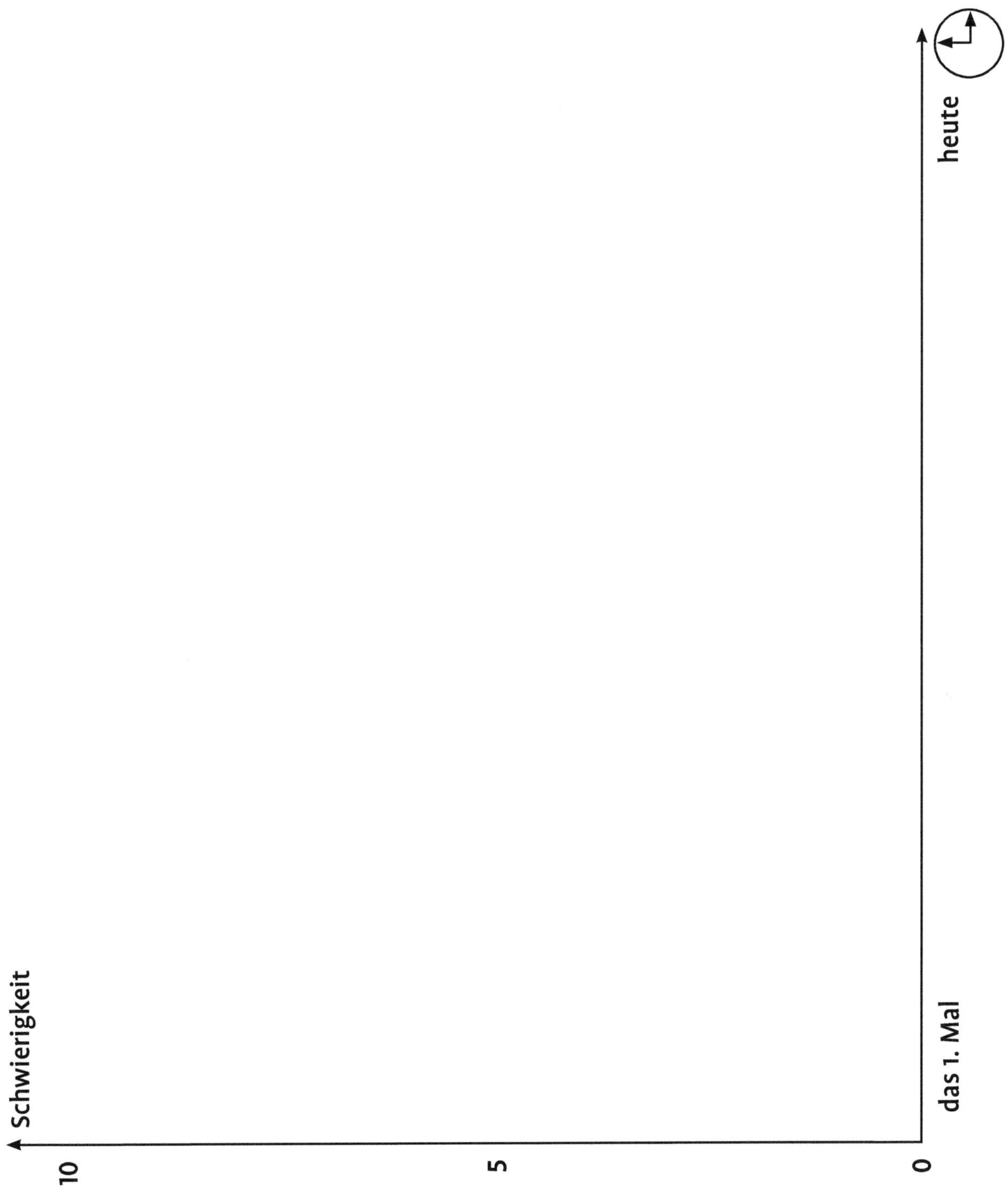

AB 49 • K J

Angstverlauf

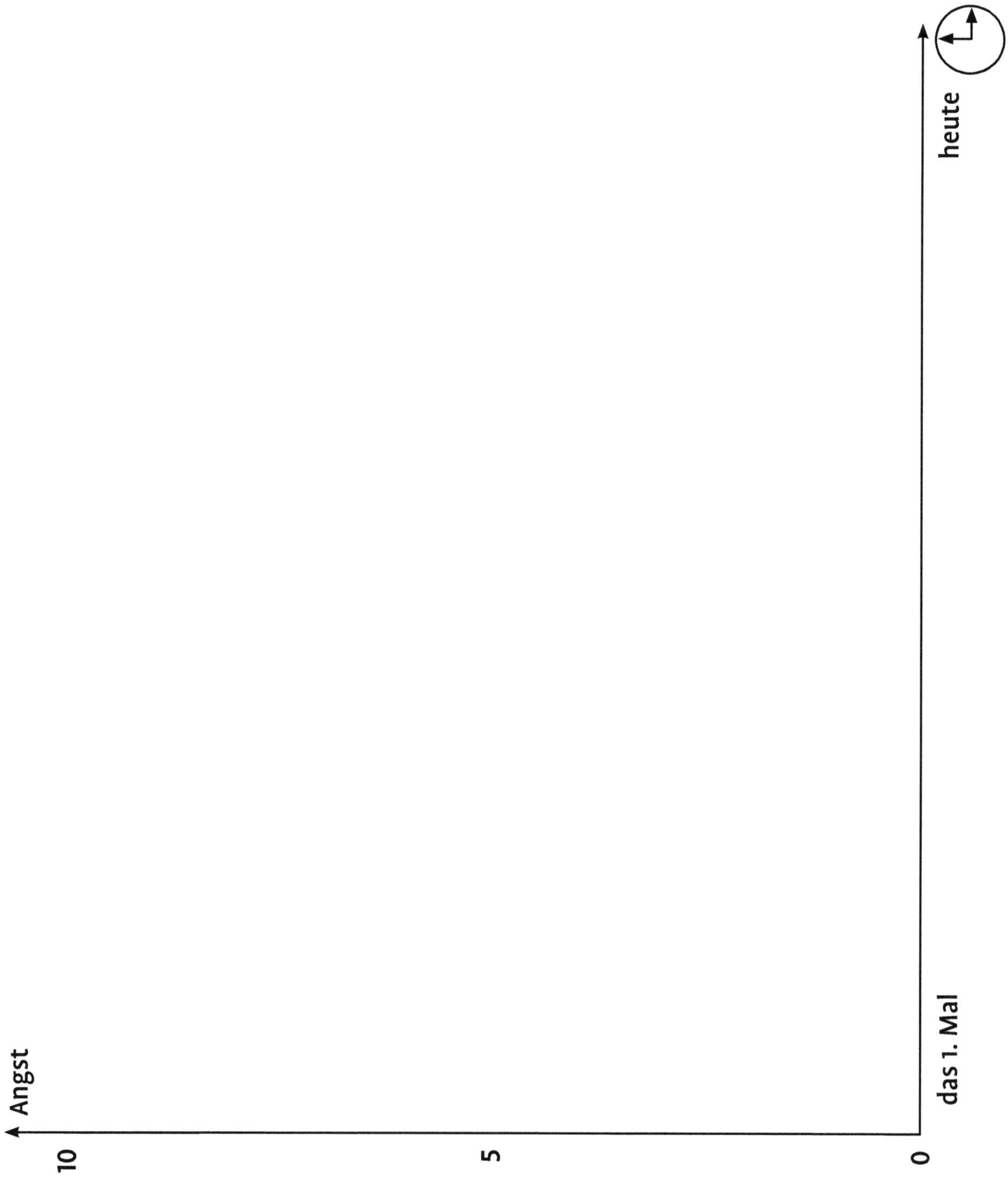

Übungsvertrag

Übungsvertrag

zwischen

....

und

....

Ich bin bereit, gegen meine Angst anzugehen, und möchte sie besiegen. Ich werde bei den besprochenen Übungen mitmachen und mich anstrengen.

....	....
Ort, Datum	Unterschrift Kind

Wir möchten unserem Kind helfen, seine Angst zu besiegen. Wir werden Zeit für die Übungen reservieren und darauf achten, dass unser Kind nach einer erfolgreichen Übung die besprochene Belohnung bekommt.

....	....
Ort, Datum	Unterschrift Eltern

Durchführung der Expositionsübung

Das Kind wird mit den angstauslösenden Situationen konfrontiert. Es soll dabei die Angst so lange aushalten, bis es merkt, dass seine Befürchtung nicht eintritt, was häufig mit einer Reduktion der Angst einhergeht. Die Expositionsübung wird beendet, wenn die Erfahrung gemacht wurde, dass die erwartete Befürchtung nicht eintrat. Flucht- und Vermeidungsverhalten des Kindes sollten möglichst verhindert werden. Dem Kind soll durch dieses Vorgehen erfahren, dass es angstauslösende Situationen ertragen kann, ohne dass die von ihm erwarteten unangenehmen Folgen eintreten, also eine Erwartungsverletzung stattfindet (s. Kasten für Fragen vor der Exposition).

Während der Übungen sind regelmäßig die Intensität der Angst (AB 52 »Angstthermometer«), die körperlichen Symptome und die Gedanken zu erfragen. Fragen nach dem Ausmaß der Angst und Gedanken können auch dazu dienen, dem Kind die aktuelle Situation bewusst zu machen, falls es stark abgelenkt ist. Des Weiteren kann bei einem geringen Angstlevel mit dem Kind besprochen werden, wie die Angst provoziert und nochmals gesteigert werden könnte, z. B. durch gleichzeitige Durchführung interozeptiver Expositionsübungen in einer angstauslösenden Situation.

Um den Angstverlauf nach den Übungen besprechen zu können, sind Angstverlaufskurven (AB 49 »Angstverlauf«) und ein Übungstagebuch sinnvoll (AB 53 »Übungstagebuch: Was ich schon alles geschafft habe!«). Nach der Exposition können die Beispielfragen im Kasten gestellt werden.

Ziel der Übungen ist ein deutlicher Angstabfall, aber keine Angstfreiheit.

Nach Durchführung der Expositionsübung sollte das Kind angemessen verstärkt werden. Im Sinne der Zwei-Faktoren-Theorie der Angst ist darauf zu achten, dass Verstärker auf das Verhalten bezogen werden, d. h., der / die Patient:in sollte dafür gelobt werden, dass er / sie sich in die angstauslösende Situation begeben hat, und nicht, dass er diese als angstfrei erlebt oder bewältigt hat. Im Sinne der intrinsischen Motivation und der Förderung der Eigenverantwortung des / der Patient:in kann bei ausreichender Therapiemotivation auf die positive Verstärkung verzichtet werden.

Beispiel

Fragen vor der Exposition

Frage	**Antwort Kind**
Was ist dein Ziel?	Allein in die Schule gehen.
Was ist die schlimmste Befürchtung, was passieren wird?	Ich werde entführt werden.
Auf einer Skala von 0–100, wie stark glaubst du das?	90

Fragen nach der Exposition

Frage	**Antwort Kind**
Ist die schlimmste Befürchtung eingetreten?	Nein.
Wie weißt du das?	Ich wurde nicht entführt.
Was hast du gelernt?	Ich hatte Bauchschmerzen, aber ich konnte trotzdem allein in die Schule gehen.

Durchführung der Expositionsübung

Steigerung der Wirksamkeit der Expositionsübungen

Um die Wirksamkeit der Expositionsübungen weiter zu steigern, können folgende Punkte beachtet werden:

- ▶ Durchführung der Übungen so oft wie möglich, in verschiedenen Kontexten
- ▶ Einbezug verschiedener Sinnesmodalitäten
- ▶ Einsatz von Hinweisreizen, z. B. Mutmach-Stein, Mutmach-Karten
- ▶ Darauf achten, dass das Kind bei Entscheidungen (z. B. nächste Übung) einbezogen ist und die Therapiehausaufgaben durchführt (Engagement, Therapiecompliance)
- ▶ Übungen zuerst mit dem / der Therapeut:in durchführen, dann zunehmend allein
- ▶ Weitere Übungen konkret vor- und nachbesprechen
- ▶ Emotionen während der Übung benennen lassen
- ▶ Interozeptive Expositionen (AB 54 »Interozeptive Übungen«) in einer angstauslösenden Situation durchführen (s. Kasten)

Interozeptive Expositionen zur Provokation von Angstsymptomen

Die Patient:innen lernen durch interozeptive Expositionen, ihre Aufmerksamkeit auf unangenehme Körpersensationen zu lenken und ihre Hypothesen bezüglich gefürchteter körperlicher Zustände zu überprüfen. Im folgenden Kasten wird ein Überblick über interozeptive Expositionsübungen zur Provokation angstrelevanter Körpersymptome gegeben. AB 54 »Interozeptive Übungen« kann als Übungstagebuch bei der Durchführung der Übungen eingesetzt werden.

Interozeptive Expositionsübungen

Experiment	Hervorgerufene Symptome
Kopf schnell hin und her bewegen (30 s)	Schwindel, Benommenheit
Kopf zwischen den Knien (30 s), dann Kopf schnell heben	Benommenheit
Körperliche Belastung: Treppen steigen, auf der Stelle laufen	Herzklopfen, Schwitzen, Hitzegefühle, Kurzatmigkeit
Muskelanspannung (1 min)	Muskelanspannung, Zittern
Schnelles Drehen des Körpers (Drehstuhl; sich am Ort mehrmals drehen)	Schwindel, Benommenheit
Hyperventilation	Schwindel, Herzklopfen, Benommenheit, Kurzatmigkeit, Hitzegefühle
Atmen durch Strohhalm	Kurzatmigkeit
Visuelle Effekte (optisch-räumliche Täuschungen, in eine Glühbirne schauen, dann Text lesen)	Derealisationseffekte

Angstthermometer

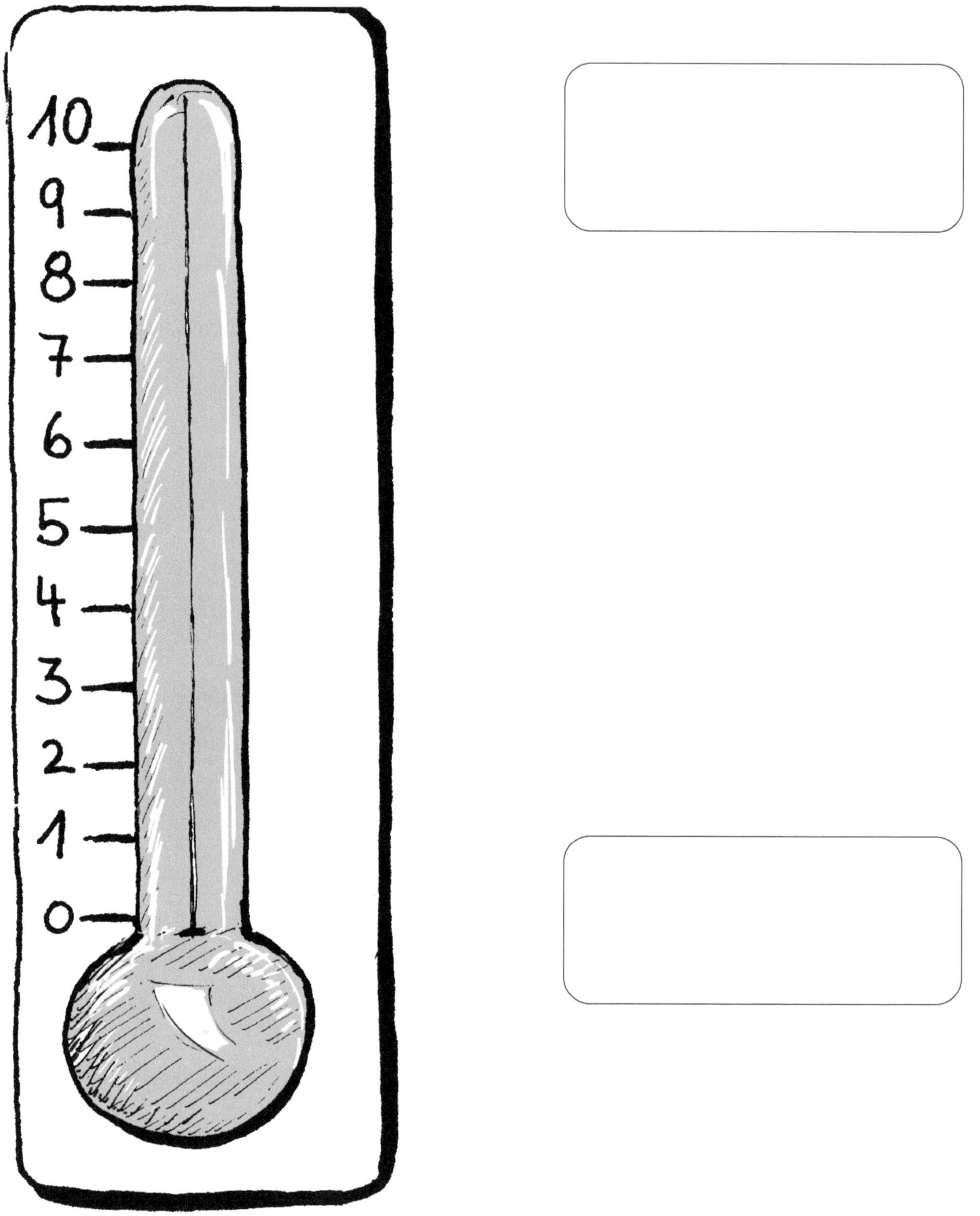

AB 53 • KJ

Übungstagebuch: Was ich schon alles geschafft habe!

Damit ich sehe, was du alles geübt hast, und wir die Übungen besser besprechen können, wenn wir uns sehen, habe ich hier eine Art Tagebuch, ein Übungstagebuch. Dabei gibt es beim Ausfüllen kein Richtig oder Falsch. Wichtig ist, dass du aufschreibst, was du geübt hast und wie es dir dabei gegangen ist. So können wir schauen, was dir möglicherweise noch besser helfen könnte und was du schon alles geschafft hast!

Übung – Was ist das Ziel?	Zusatzübung	Wie stark war die Angst? (1–10)	Was war die schlimmste Befürchtung?	Welche Befürchtung ist nicht eingetreten?	Wie weißt du, dass die schlimmste Befürchtung nicht eingetreten ist?	Was habe ich gelernt?

Interozeptive Übungen

Übung	Welche Reaktionen wurden ausgelöst?	Wie stark war die Reaktion? (1–10)	Welche Befürchtung trat nicht ein?	Wie weiß ich, dass meine Befürchtung nicht eintrat?	Was habe ich gelernt?

AB 55 • T

Angst vor Blut – Spritzen – Verletzungen (Spezifische Phobie)

Bei diesem Subtyp der Spezifischen Phobie ist das Auftreten von Ohnmacht (sog. vasovagale Synkope) im Gegensatz zu anderen Phobien sehr häufig. Dies ist darin begründet, dass bei der Blut-Spritzen-Verletzungen-Phobie nach einem anfänglichen Anstieg von Blutdruck und Herzrate (wie bei anderen Phobien) häufig ein rapides Absacken des Blutdrucks sowie eine Verminderung der Herzfrequenz auftritt, was zu Ohnmacht führt, wenn nicht aus der phobischen Situation geflüchtet wird.

Applied Tension. Die Besonderheit in der Behandlung der Blut-Spritzen-Verletzungen-Phobie liegt darin, dass vor der Durchführung von Expositionsübungen sichergestellt werden muss, dass die Patient:innen nicht in Ohnmacht fallen. Die Hauptintervention dazu ist die angewandte Anspannung (Applied Tension), die sich direkt auf die physiologische Reaktion richtet, die zu einer Ohnmacht führt. Es werden folgende Schritte durchgeführt (s. a. Öst, 2009):

(1) Verhaltensanalyse und Lernen der Anspannungstechnik. Anweisung, die großen Skelettmuskeln (Arme, Brust, Beine) für 15 bis 20 Sekunden anzuspannen. Dann wird die Spannung bis auf das Ausgangsniveau gelöst. Nach einer Pause von 30 Sekunden wird die Spannung wiederholt. Eine Übungssitzung besteht aus fünf Zyklen.

(2) Für die ersten Konfrontationsübungen werden Bilder mit Blut oder Spritzen gezeigt. Während der Präsentation der angstauslösenden Stimuli soll der / die Patient:in auf Anzeichen einer nahenden Ohnmacht achten, wie z. B. Schwitzen, komisches Gefühl im Bauch, Ohrensausen. Bei Wahrnehmung dieser Anzeichen soll der / die Patient:in die Anspannungstechniken anwenden.

(3) Falls erforderlich: Konfrontationsübungen mit einer Steigerung der angstauslösenden Situationen und Stimuli unter Anwendung der Anspannungstechnik.

AB 56 • T

Exposition in sensu

Falls die angstauslösende Situation nicht in vivo aufgesucht werden kann (z. B. Prüfungsangst), ist die Exposition in sensu durchzuführen. Dabei ist folgendes Vorgehen zu empfehlen:

(1) Detailliertes Drehbuch erstellen

(a) mit den angstauslösenden Kognitionen, körperlichen Reaktionen, Kontextinformationen

(2) Probedurchlauf

(b) Ist das Wesentliche enthalten?
(c) evtl. das Drehbuch nachbessern

(3) Durchführung Exposition in sensu

(d) bequeme Position einnehmen
(e) Augen schließen
(f) Drehbuch lebhaft dem / der Patient:in vorlesen

(4) Nachbesprechung

(g) Wie ging es dir?
(h) Wie viel Angst hattest du?
(i) Gab es eine Stelle, wo du besonders viel Angst hattest?
(j) Können wir die Geschichte noch lebendiger machen?
(k) Wie hat sich dein Körper angefühlt?
(l) Welche Gedanken gingen dir durch den Kopf?

6 Kognitive Arbeit und Metakognitive Verfahren

Ziel

Ziel der kognitiven Umstrukturierung ist es aufzuzeigen, wie angstauslösende Gedanken, die ängstliche Kinder haben, oft die Wahrscheinlichkeit eines Ereignisses oder die Konsequenzen des Ereignisses überschätzen, und die Möglichkeit alternativer Gedanken zu betonen. Es geht daher um den Abbau der dysfunktionalen Kognitionen sowie den Aufbau und die Stärkung positiver, realistischer Gedanken.

Wichtig ist dabei, die Gedanken des Kindes nicht als falsch und komisch abzuwerten, sondern mithilfe des sokratischen Dialogs das Kind darauf zu bringen, dass seine bisherigen Gedanken wenig hilfreich waren und dazu beigetragen haben, die Ängste aufrechtzuerhalten. Wichtig ist die Ausarbeitung der Verbindung zwischen Gedanken, Gefühlen, körperlichen Reaktionen und Verhalten (s. Kap. 3 »Psychoedukation«).

Die Kardinalsfrage für die Arbeit an den Kognitionen lautet: »Was ist dir durch den Kopf gegangen?« Anhand des sokratischen Dialogs kann der / die Therapeut:in durch Nachfragen den / die Patient:in anleiten, die eigenen Gedanken und Überzeugungen darzulegen und zu hinterfragen. Die Patient:innen sollen also selbst Widersprüche in ihrem Denken entdecken.

Zur Realitätsüberprüfung der Ängste und Sorgen müssen diese zunächst identifiziert werden, z. B. mithilfe des **AB 31** »Angsttagebuch«.

Je jünger die Kinder sind, desto unspezifischer sind häufig die Kognitionen, sodass es vor allem wichtig ist, hilfreiche Gedanken, die den Selbstwert stärken, zu erarbeiten (**AB 67** »Hilfreiche Gedanken«).

Folgende Übungen können in der Arbeit mit Kognitionen eingesetzt werden: **AB 62** »Doppelbilder«; **AB 57–60** »Eine Situation – mehrere Gedanken I–IV«; **AB 63** »Gedanken-Detektivin«; **AB 65** »Verantwortlichkeit (Tortentechnik)«; **AB 69** »Entkatastrophisieren«; **AB 73** »Wahrscheinlichkeitsschätzung«; **AB 67** »Hilfreiche Gedanken«; **AB 68** »Stärkung der Selbstwirksamkeit«; **AB 71** »Sorgenzeit«; **AB 70** »Rückversicherung« und **AB 72** »Intoleranz mit Unsicherheiten«.

Lernen, realistischer zu denken

Mithilfe von Cartoons kann herausgearbeitet werden, dass in einer Situation verschiedene Gedanken auftreten können. Die Konsequenzen dieser Gedanken, das Gefühl und das Vermeidungsverhalten werden anhand der verschiedenen möglichen Gedankengänge erörtert (**AB 57–60**).

»Was könnte der Junge denken?«, »Wie geht es ihm dann?«, »Was tut er dann?«, »Was könnte er sonst noch denken?« oder »Was könnte ihm sonst noch durch den Kopf gehen?«

Metakognitive Techniken

Metakognitive Verfahren basieren auf der Annahme, dass die Funktion der Kognitionen entscheidend an der Entstehung und Aufrechterhaltung der Symptomatik beteiligt ist. Es wird daher nicht, wie in der traditionellen Kognitiven Therapie (bspw. nach Ellis & Maclaren, 2015, oder Beck & Emery, 2005), an dem Inhalt gearbeitet, also den irrationalen Beurteilungen oder den dysfunktionalen Denkfehlern der Kognitionen, sondern an deren Funktion.

So entwickelte Adrian Wells die Metakognitive Therapie (MCT; Wells & Matthews, 1994). In dieser werden ungünstige Strategien unter dem Begriff »Kognitives Aufmerksamkeitssyndrom (CAS)« zusammengefasst. Viele Patient:innen mit Angststörungen weisen Merkmale des Kognitiven Aufmerksamkeitssyndroms auf, wie Grübeln, Sich-Sorgen-Machen, das Richten der Aufmerksamkeit auf potenzielle Gefahren sowie weitere offene und verdeckte dysfunktionale Bewältigungsverhaltensweisen, wie z. B. das Suchen nach Rückversicherungen oder Vermeidungsstrategien.

Patient:innen sollen durch metakognitive Techniken einen besseren und flexibleren Umgang mit ihren Gedanken und Emotionen erlernen.

Metakognitive Techniken können bei den Patient:innen mitunter Irritationen oder auch Ärger auslösen, da die Gedanken an sich inhaltlich nicht weiter disputiert werden. Daher ist es zu Beginn der metakognitiven Arbeit sinnvoll, diese kurz edukativ einzuführen (**AB 74** »Gedanken-Wurfmaschine«). Wie bei anderen Therapietechniken auch profitieren die Patient:innen am meisten, wenn die erlernte Technik auch außerhalb der Therapie eingeübt und erprobt wird.

Arbeits- und Informationsmaterial

AB 57 Eine Situation – mehrere Gedanken I

Auf diesem Arbeitsblatt wird mithilfe eines Cartoons ist herausgearbeitet, dass in einer Situation verschiedene Gedanken auftreten können.

AB 58 Eine Situation – mehrere Gedanken II

Auf diesem Arbeitsblatt wird mithilfe eines Cartoons herausgearbeitet, dass in einer Situation verschiedene Gedanken auftreten können.

AB 59 Eine Situation – mehrere Gedanken III

Auf diesem Arbeitsblatt wird mithilfe eines Cartoons ist herausgearbeitet, dass in einer Situation verschiedene Gedanken auftreten können.

AB 60 Eine Situation – mehrere Gedanken IV

Auf diesem Arbeitsblatt wird mithilfe eines Cartoons ist herausgearbeitet, dass in einer Situation verschiedene Gedanken auftreten können.

AB 61 Warum interpretieren wir die Dinge in einer bestimmten Art und Weise?

Mithilfe des sokratischen Dialogs werden Gedanken und Überzeugungen der Patientin dargelegt und hinterfragt. Die Patienten sollen dabei selbst Widersprüche in ihrem Denken entdecken.

AB 62 Doppelbilder

Mithilfe des sokratischen Dialogs werden Gedanken und Überzeugungen des Patienten dargelegt und hinterfragt. Die Patientinnen sollen dabei selbst Widersprüche in ihrem Denken entdecken. Dieses Arbeitsblatt kann bei dieser kognitionsbezogenen Arbeit eingesetzt werden: Es gibt zwei Doppelbilder vor, das zugehörige Arbeitsblatt 61 »Warum interpretieren wir die Dinge in einer bestimmten Art und Weise?« beschreibt das Vorgehen.

AB 63 Gedanken-Detektivin

Mithilfe des sokratischen Dialogs werden Gedanken und Überzeugungen der Patientin dargelegt und hinterfragt. Die Patienten sollen dabei selbst Widersprüche in ihrem Denken entdecken. Das Arbeitsblatt kann bei dieser Arbeit mit den Kognitionen eingesetzt werden. Die Überprüfung und Modifikation der angstauslösenden Gedanken werden mithilfe einer Detektivin veranschaulicht.

AB 64 Dysfunktionale Gedanken der Eltern

Aufgrund der familiären Häufung von Angststörungen haben Eltern betroffener Kinder ebenfalls häufig dysfunktionale Gedanken. Für die Elternarbeit gibt dieses Arbeitsblatt Hilfestellung zur Identifikation dieser Gedanken und bietet ein Korrekturschema, das den Eltern zu vermitteln ist.

AB 65 Verantwortlichkeit (Tortentechnik)

Patienten mit Angststörungen haben häufig das Gefühl, zu 100 Prozent für etwas verantwortlich zu sein. Mithilfe der auf diesem Arbeitsblatt beschriebenen »Tortentechnik« ist die Patientin besser imstande, auch die Anteile anderer Faktoren, die zu schlimmen Ereignissen führen können, zu berücksichtigen. Sie wird dadurch in die Lage versetzt, die eigene Verantwortlichkeit als geringer einzuschätzen.

AB 66 Tortendiagramm
Patienten mit Angststörungen haben häufig das Gefühl, zu 100 Prozent für etwas verantwortlich zu sein. Mithilfe der auf diesem Arbeitsblatt beschriebenen »Tortentechnik« ist die Patientin besser imstande, die Anteile anderer Faktoren, die zu schlimmen Ereignissen führen können, zu berücksichtigen. Sie wird dadurch in die Lage versetzt, die eigene Verantwortlichkeit als kleiner einzuschätzen. Das Vorgehen wird auf **AB 65** »Verantwortlichkeit (Tortentechnik)« beschrieben.

AB 67 Hilfreiche Gedanken
Bei jüngeren Kindern ist die Arbeit mit Wahrscheinlichkeiten (zur Realitätsprüfung der Ängste) schwierig. Häufig ist es aber ausreichend, gemeinsam mit dem Kind Gedanken zu erarbeiten, die ihm helfen, Angstsituationen besser zu bewältigen. Dazu beschreibt dieses Arbeitsblatt das Vorgehen. Ziel ist die Förderung der Selbstwirksamkeitsüberzeugung des Kindes.

AB 68 Stärkung der Selbstwirksamkeit
Das auf diesem Arbeitsblatt beschriebene Vorgehen dient der Stärkung des Selbstwerts bei jüngeren Kindern. Je jünger die Kinder sind, desto unspezifischer sind häufig die Kognitionen, sodass es vor allem wichtig ist, hilfreiche Gedanken, die den Selbstwert stärken, zu erarbeiten. Hier werden Selbstinstruktionen erarbeitet, die helfen sollen, angstauslösende Situationen zu bewältigen.

AB 69 Entkatastrophisieren
Dieses Arbeitsblatt dient dazu, eine gefürchtete Situation konsequent »zuende« zu denken. Dies ist bei Patientinnen, die Grübeln oder Gedankenspringen als Vermeidung zeigen, eine Art gedankliche Reizkonfrontation.

AB 70 Rückversicherung
Das Arbeitsblatt wird eingesetzt, um Rückversicherungsverhalten zu bearbeiten. Das Einholen von Rückversicherung dient kurzfristig der Angstreduktion, langfristig jedoch der Aufrechterhaltung der Angststörung. Ein Beispiel veranschaulicht diesen Zusammenhang. Im Weiteren wird das Vorgehen von der Vorbesprechung mit den Eltern, über den Einsatz der Gedanken-Detektivin bis zur Nachbesprechung beschrieben.

AB 71 Sorgenzeit
Als Alternative zur Gedankenunterdrückung kann täglich eine spezielle Sorgenzeit eingerichtet werden. Dabei sollen zunächst alle Sorgen aufgeschrieben und gesammelt werden. Aber nur in der Sorgenzeit dürfen die Kinder sich diese Sorgen machen und mit den Eltern diskutieren. Nach der Einführung dieser Sorgenzeit berichten viele Kinder, dass sie die Sorgen vergessen hatten, wenn die Sorgenzeit gekommen sei. Dies soll den Kindern auch vermitteln, dass sie die Kontrolle über ihre Gedanken haben und die Sorgen nicht die Kinder kontrollieren.

AB 72 Intoleranz mit Unsicherheiten
Kinder mit Generalisierter Angststörung versuchen, sich mit Fragen wie »Was, wenn …« oder »Werde ich …« für alles und jedes vorzubereiten. In einem ersten Schritt sollen diese Fragen identifiziert und in einem nächsten Schritt durch Rückfragen, z. B. »Muss ich wirklich alles wissen?« oder »Ist es möglich, 100-prozentige Sicherheit zu haben?«, herausgefordert werden. Nach dem Aufzeigen, dass es unmöglich ist, sich über alles sicher zu sein, geht es darum, dass Sorgen evaluiert werden, ob diese zum Kind oder sonst jemandem gehören, z. B. »Haben meine Eltern genügend Geld, die Rechnungen zu bezahlen?«. Das Kind lernt, die Sorgen an seine:n rechtmäßige:n Besitzer:in – entweder mental oder verbal – zurückzugeben (z. B. »Mami, ich sorge mich, ob die Wohnungstür geschlossen ist, könntest du dir bitte anstelle von mir Sorgen darüber machen?«), sodass sie lernen zu akzeptieren, was zu ihm gehört bzw. was nicht (Holmes et al., 2015).

AB 73 Wahrscheinlichkeitsschätzung

Die Überprüfung der Wahrscheinlichkeitseinschätzung ist eher für ältere Kinder geeignet. Eine Möglichkeit, Wahrscheinlichkeiten zu erklären, ist, das Kind zu fragen, wie wahrscheinlich verschiedene Ereignisse seiner Meinung nach auftreten (z. B. die Wahrscheinlichkeit auf einer Skala von 0 bis 100 %, im Lotto zu gewinnen, in der Schule eine gute respektive schlechte Note zu schreiben). Dem Kind kann vermittelt werden, dass ein Ziel der Arbeit an den Kognitionen ist, ihm zu helfen, die Wahrscheinlichkeit von guten und schlechten Ereignissen richtig einzuschätzen.

Die Wahrscheinlichkeitseinschätzung kann auf dem Arbeitsblatt festgehalten werden. Die verschiedenen Spalten erfassen den Gedanken, die Wahrscheinlichkeitseinschätzung, alternative Gedanken, Beweise und schließlich die neue Wahrscheinlichkeitseinschätzung, nachdem alternative Erklärungen gefunden wurden.

AB 74 Gedanken-Wurfmaschine

Das Arbeitsblatt beschreibt eine Übung, anhand derer metakognitive Therapietechniken eingeführt werden können.

AB 75 Losgelöste Achtsamkeit – Der blaue Elefant

Das Arbeitsblatt stellt eine metakognitive Therapietechnik, die »Losgelöste Achtsamkeit« (Detached Mindfulness), vor. Neben dem Ziel der Übung wird die Instruktion (wörtlich) vorgegeben. Es folgen Hinweise zur Auswertung.

AB 76 Losgelöste Achtsamkeit – Wolken

Das Arbeitsblatt stellt eine metakognitive Therapietechnik, die »Losgelöste Achtsamkeit« (Detached Mindfulness), vor. Neben dem Ziel der Übung wird die Instruktion (wörtlich) vorgegeben. Es folgen Hinweise zur Auswertung.

AB 77 Abstand zum Angstgedanken herstellen

Das Arbeitsblatt stellt eine metakognitive Therapietechnik für die Behandlung von Angststörungen bei Kindern und Jugendlichen vor. Manchmal sind die Angstgedanken so drückend und einnehmend, dass es Patientinnen schwerfällt, diese im Sinne der losgelösten Achtsamkeit fließen zu lassen. Die beschriebene Übung hilft, mehr innere Distanz zu den Kognitionen aufzubauen und so die Macht und Intensität der Gefühle abzuschwächen.

INFO 3 Verhaltensexperimente

Das Arbeitsblatt beschreibt verschiedene Verhaltensexperimente und deren Vorgehen.

Eine Situation – mehrere Gedanken I

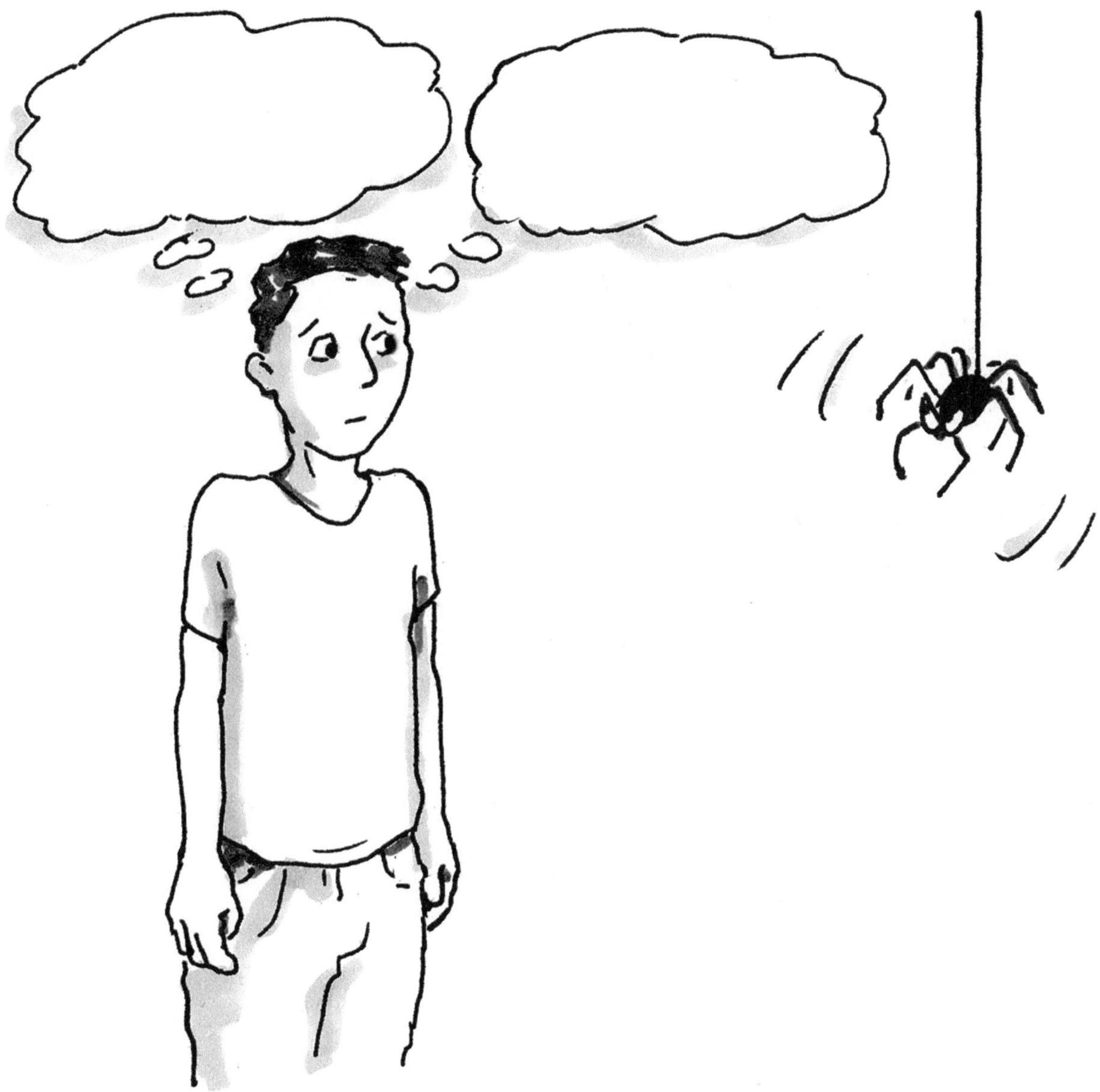

Eine Situation – mehrere Gedanken II

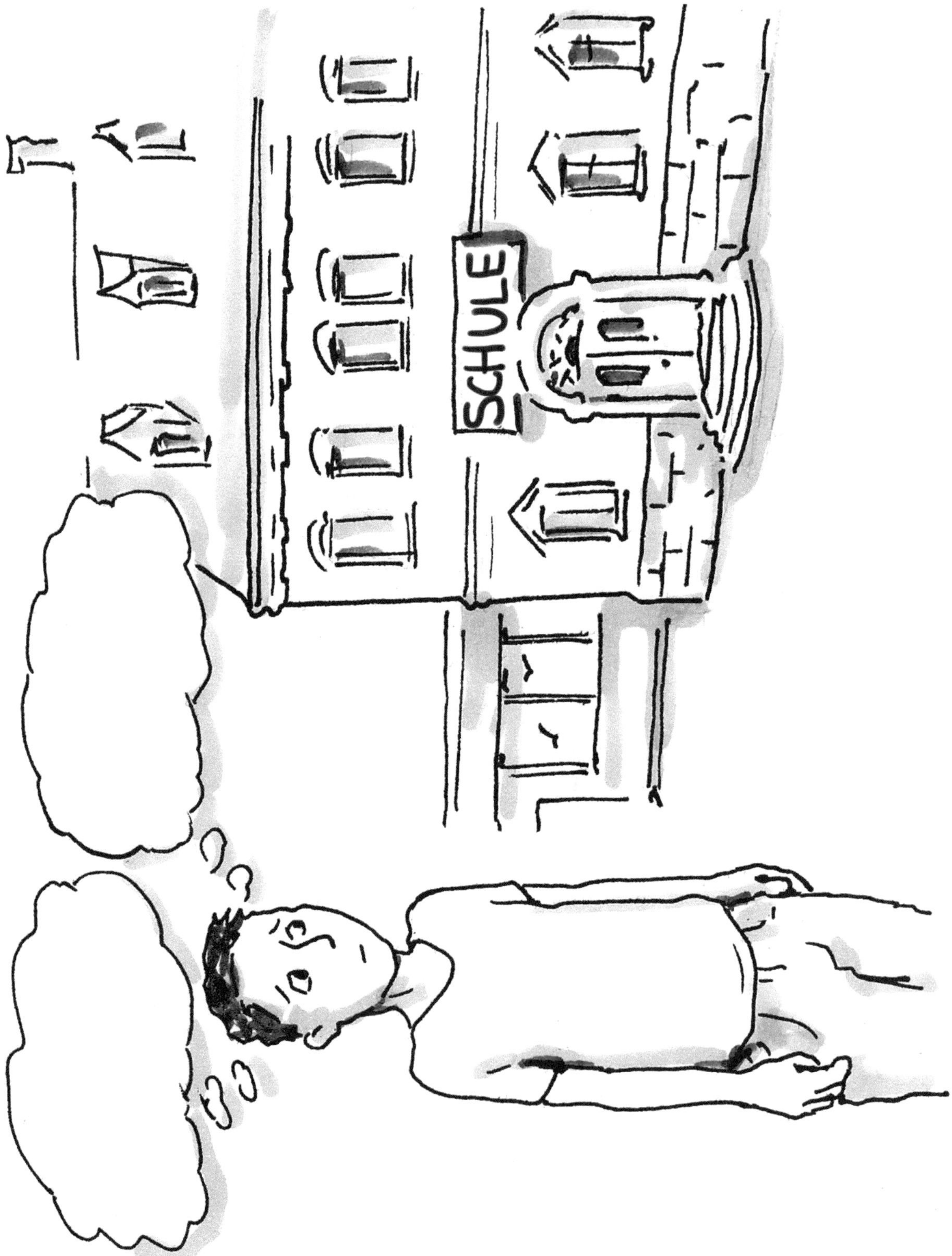

Eine Situation – mehrere Gedanken III

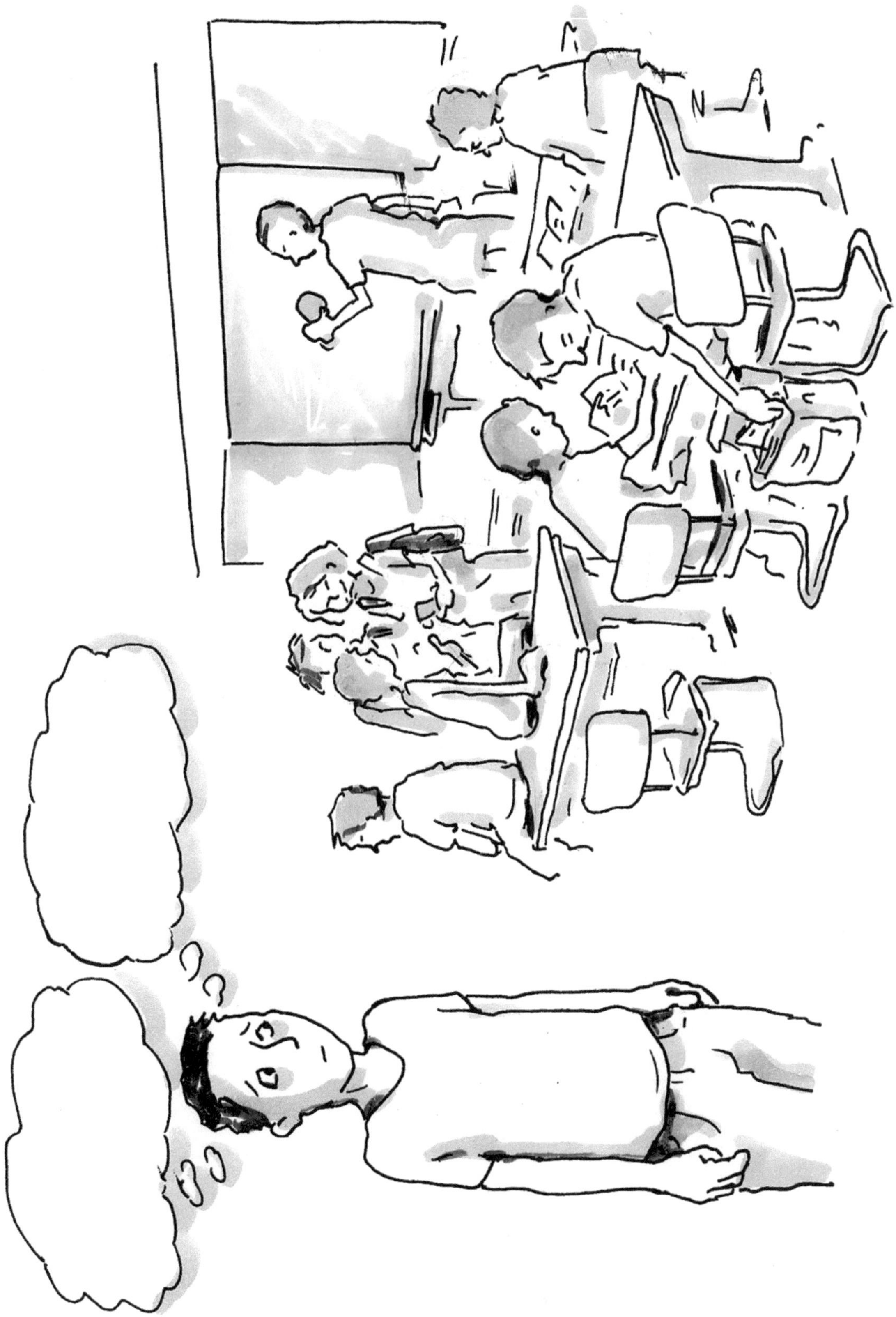

Eine Situation – mehrere Gedanken IV

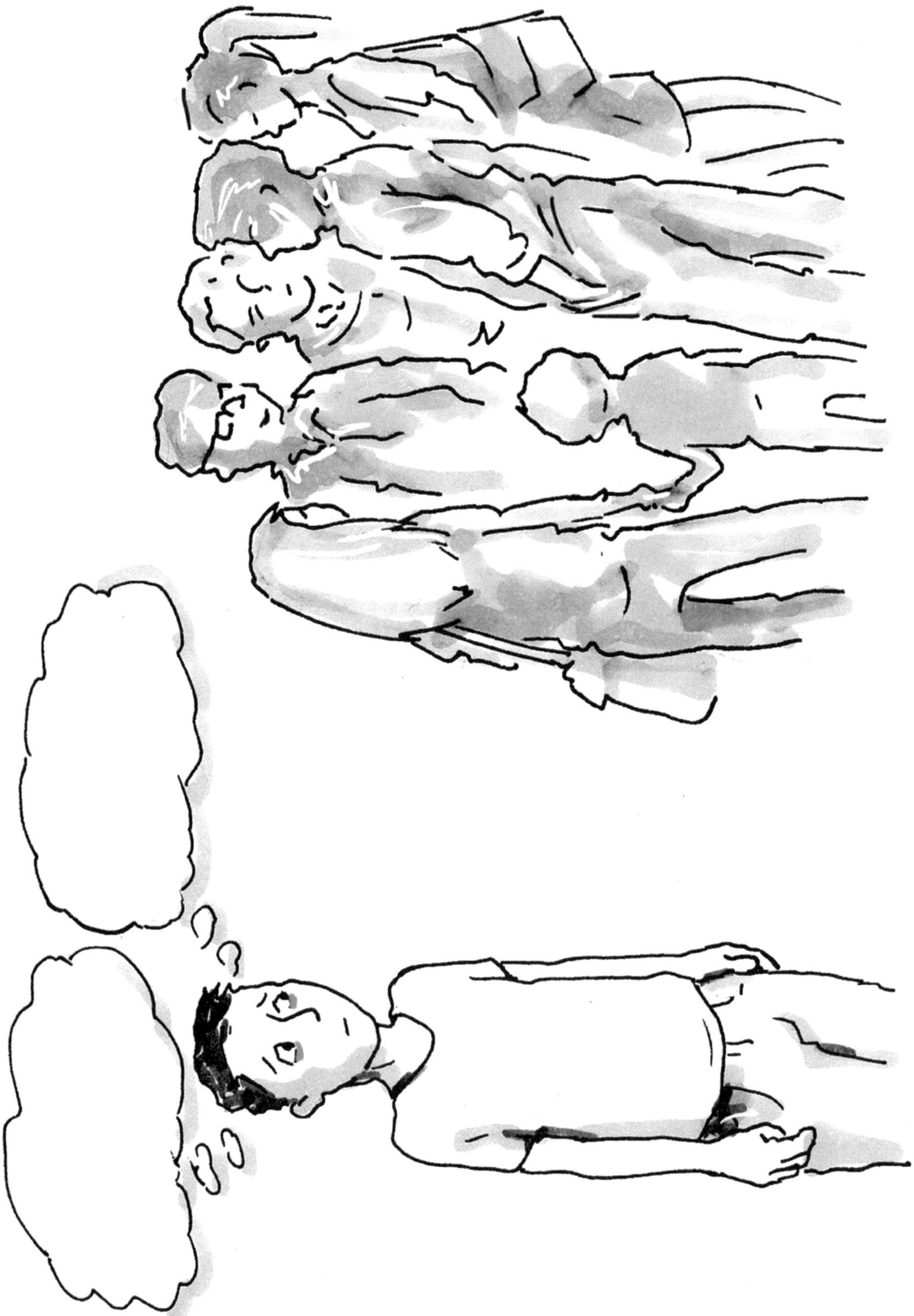

AB 61 • T

Warum interpretieren wir die Dinge in einer bestimmten Art und Weise?

Diskutieren Sie mit dem Jugendlichen, dass es verschiedene Arten und Weisen gibt, Doppelbilder (AB 62 »Doppelbilder«) zu interpretieren. Es gibt nicht die eine richtige Antwort. Verschiedene Personen nehmen, aus welchen Gründen auch immer, andere Elemente in den Fokus und sehen deswegen als Resultat unterschiedliche Bilder. Die erste Interpretation des Bildes findet meist mit wenig mentaler Arbeit statt. Sobald eine erste Interpretation erfolgt ist, wird es schwieriger, eine zweite oder weitere alternative Interpretation zu entdecken. Bei dem Bild »Junge Frau / alte Frau« mag es z. B. schwer sein, beide Bilder zur selben Zeit zu sehen. Es kann nur auf ein Bild zu einer Zeit fokussiert werden. Vergleichbar verhält es sich bei Gedanken und Situationen. Auch Gedanken oder Situationen können unterschiedlich interpretiert werden.

Folgende Fragen können zu den Doppelbildern gestellt werden:

- ▶ Was siehst du als Erstes?
- ▶ Wenn du nochmals hinschaust, was siehst du noch?
- ▶ Was zeigt dir das?
- ▶ Fällt dir ein Beispiel für eine Situation ein, die man so oder auch ganz anders hätte sehen, wahrnehmen oder interpretieren können?
- ▶ Glaubst du, deine Schulfreunde denken in den meisten Situationen das Gleiche wie du? Oder ist dir schon einmal aufgefallen, dass sie etwas ganz anders gesehen oder interpretiert haben als du?

Doppelbilder

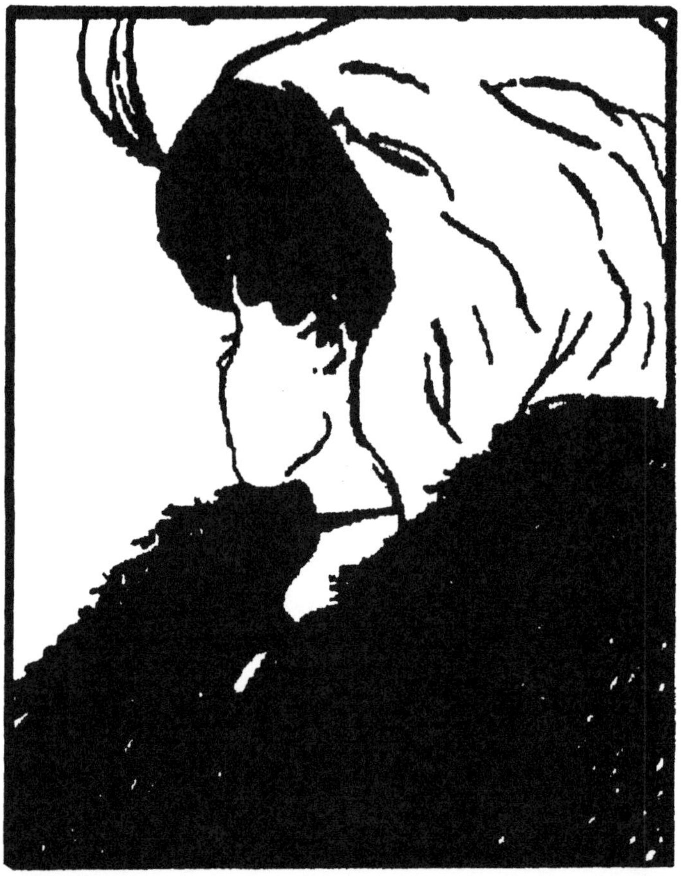

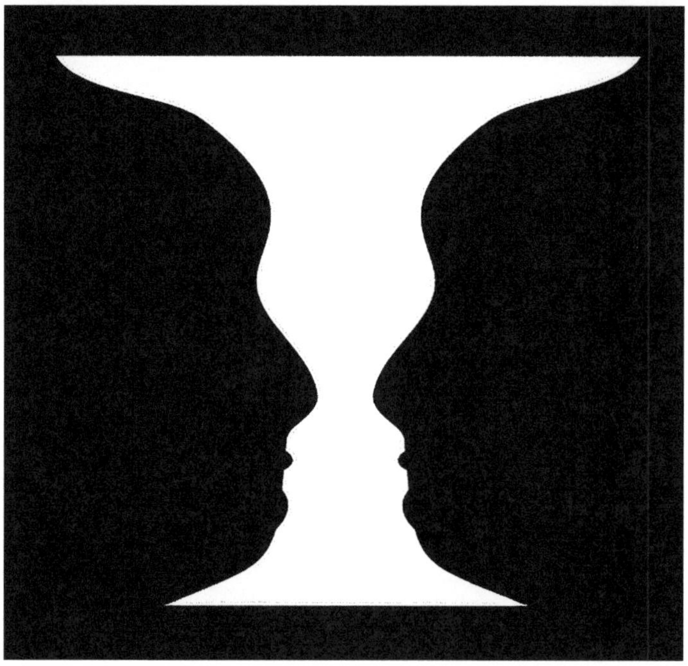

Gedanken-Detektivin

Die Überprüfung und Modifikation der angstauslösenden Gedanken kann mithilfe einer Detektivin veranschaulicht werden, die folgende Fragen stellt (S. 2 dieses Arbeitsblattes):

- **Was ist früher in dieser Situation geschehen?**
  Häufig hat sich das Kind in der Situation schon mehrmals Gedanken über negative Konsequenzen gemacht. Es kann nun gefragt werden, was bisher geschah, beispielsweise, ob die Mutter schon einmal einen schweren Autounfall hatte. Wenn sich das Kind nur an negative Konsequenzen einer Situation erinnert, ist es wichtig, nach genauen Details der Situation zu fragen.

- **Was sind die Fakten?**
  Wenn sich das Kind Sorgen darüber macht, dass bei der Familie eingebrochen wird, kann das Kind gefragt werden, wie viele Personen es kennt, bei denen bereits eingebrochen wurde. Das Kind könnte auch gefragt werden, wie viele Nächte es schon im Haus geschlafen hat und wie häufig eingebrochen wurde. Bei älteren Kindern kann man die Aufgabe erteilen, dass im Internet nach der Einbruchrate im entsprechenden Wohnviertel gesucht werden soll.

- **Was könnte sonst passieren?**
  Häufig ist das Kind auf eine negative Konsequenz fokussiert, wobei ihm alternative Erklärungen fehlen. Das gewünschte Ziel ist, dass das Kind zur Schlussfolgerung kommt, dass die Wahrscheinlichkeit, mit der das befürchtete Ereignis auftreten könnte, eigentlich gering ist und es wahrscheinlicher ist, dass die Konsequenz viel weniger bedrohlich ist als angenommen. Es kann beispielsweise sein, dass die Mutter wegen eines Verkehrsstaus nicht pünktlich zu Hause ist und nicht, weil ein Unfall passierte.

- **Wie sehen das andere?**
  Für Kinder kann es hilfreich sein, die Perspektive von anderen einzunehmen und zu versuchen auszumachen, wie diese die Situation einschätzen würden. Für jüngere Kinder kann eine Strategie sein, sich vorzustellen, wie »ihre« Detektivin oder sonst eine Heldenfigur die Situation betrachten würde.

Gedanken-Detektivin

Was ist meine Sorge?

....

Wie stark ist dadurch meine Angst?

....

Was sind die Beweise, dass die Sorge berechtigt ist?

....

Was ist früher in dieser Situation geschehen?

....

Was sind die Fakten?

....

....

Was könnte sonst passieren?

....

....

Wie sehen das andere?

....

....

Was sind Beweise, dass die Sorge unberechtigt ist?

....

....

Was konnte ein realistischer Gedanke sein?

....

....

AB 64 • T

Dysfunktionale Gedanken der Eltern

Aufgrund der familiären Häufung von Angststörungen haben Eltern von Kindern mit Angststörungen häufig auch dysfunktionale Gedanken. Falls solche Gedanken vorliegen, sollten diese mit den Eltern bearbeitet werden. Unter dysfunktionalen Gedanken der Eltern werden Annahmen und Befürchtungen der Eltern verstanden, die die Eltern daran hindern, das Kind in der Auseinandersetzung mit seiner Angst zu unterstützen. Beispiele für solche Gedanken sind: »Ich bin eine schlechte Mutter / ein schlechter Vater, wenn ich mein Kind in dieser Situation allein lasse«, »Ich bin schuld, dass mein Kind ängstlich ist«, »Mein Kind wird durch zu starke Angst für immer Schaden nehmen«. Im Gespräch mit den Eltern werden die dysfunktionalen Gedanken systematisch auf ihren Realitätsgehalt überprüft und korrigiert. Es werden alternative Gedanken erarbeitet (z. B. »Das Bewältigen der Angst wird mein Kind stärken und selbstbewusster machen«).

Identifikation dysfunktionaler Gedanken:

- »Mein Kind wird für immer Schaden nehmen, wenn ich es mit seiner Angst alleinlasse / die Angst zu stark wird.«
- »Ich bin eine schlechte Mutter, wenn ich mein Kind mit seiner Angst alleinlasse.«
- »Es ist meine Schuld, dass mein Kind ängstlich ist.«

Korrekturschema zur Veränderung dysfunktionaler Gedanken:

- Überzeugungsratings (0–100 %)
- Was spricht dafür? Was spricht dagegen?
- alternative Erklärungen / Gedanken
- Autonomie als Entwicklungsaufgabe
- Erläuterung des Konzeptes von Entwicklungsaufgaben

AB 65 • T

Verantwortlichkeit (Tortentechnik)

Ziel

Häufig haben Patient:innen mit Angststörungen das Gefühl, zu 100 Prozent für etwas verantwortlich zu sein. Mithilfe der »Tortentechnik« ist der / die Patient:in besser imstande, auch die Anteile anderer Faktoren, die zu schlimmen Ereignissen führen können, zu berücksichtigen. Am Ende wird er / sie dadurch in die Lage versetzt, die eigene Verantwortlichkeit kleiner einzuschätzen als am Anfang.

Einsatzmöglichkeiten

- übertriebenes Verantwortungsgefühl, Schuldgefühle
- Zielsetzung (aktueller Tagesablauf: aktuell vs. Wünschenswert)
- Erforschung möglicher Ursachen für ein bestimmtes Ereignis (z. B. schlechte Note)

Durchführung (s. AB 66 »Tortendiagramm«):
Im ersten Durchgang soll der / die Patient:in eintragen, zu wie viel Prozent er / sie die eigene Verantwortung für die beschriebene Situation einschätzt. Dies wird auf der Torte eingetragen und markiert. Meist werden recht hohe Prozentsätze angegeben.

Danach wird gemeinsam erforscht, welche weiteren möglichen Faktoren für die Situation verantwortlich oder mitbestimmend sein könnten. Auch diese werden in ihrer prozentualen Bedeutung eingeschätzt.

Im zweiten Durchgang werden die Prozente für die einzelnen Faktoren in der Torte beschrieben. Es empfiehlt sich, das zweite Tortendiagramm mit den anderen Faktoren zu beginnen. Als letztes wird die eigene Verantwortung in die Torte eingesetzt. Der übriggebliebene Teil ist also die eigene Verantwortlichkeit. Ergänzend kann auch noch erfragt werden »Was wäre, wenn deiner Mutter / deinem Vater … passiert wäre?«.

AB 66 • K J 1/2

Tortendiagramm

1. Durchgang

Tortendiagramm

2. Durchgang

AB 67 • T

Hilfreiche Gedanken

Bei jüngeren Kindern ist die Arbeit mit Wahrscheinlichkeiten schwierig. Häufig ist es ausreichend, gemeinsam mit dem Kind Gedanken zu erarbeiten, die ihm helfen, Angstsituationen besser zu bewältigen. Ziel ist es, die Selbstwirksamkeitsüberzeugung des Kindes zu fördern (s. AB 68 »Stärkung der Selbstwirksamkeit«).

Anleitung

»Du hast mir schon beschrieben, dass dir in manchen Situationen, die dir Angst machen, verschiedene Gedanken durch den Kopf gehen. Was sind nochmal deine Gedanken? … Was glaubst du, sind das hilfreiche Gedanken in dieser Situation oder nicht so hilfreiche Gedanken? … Genau, das sind eher Angstgedanken, die die Angst in der Situation noch größer machen. Aber es gibt auch hilfreiche Gedanken, die uns helfen und durch die wir mutiger werden. Kennst du solche hilfreichen Gedanken? Wir wollen uns nun solche hilfreichen Gedanken überlegen und diese festhalten.«

Durchführung

Hilfreiche Gedanken sollen nun auf Karteikärtchen geschrieben oder als Sprachnachrichten auf das Handy gesprochen werden.

Beispiele für hilfreiche Gedanken:

- Ich schaff das!
- Ich kann das!
- Schritt für Schritt!
- Das stehe ich durch!
- Ich bin stark!

AB 68 • T

Stärkung der Selbstwirksamkeit

Mit dem Kind können Selbstinstruktionen erarbeitet werden, die helfen sollen, die angstauslösenden Situationen zu bewältigen. Die Selbstinstruktionen tragen zur Steigerung der Selbstwirksamkeit bei und können auf Karteikärtchen geschrieben oder gezeichnet werden. Beispiele für solche Selbstinstruktionen sind: »Ich bin mutig!«, »Ich schaff das!« Bei jüngeren Kindern können auch mutmachende Objekte (z. B. Mut-Stein, Monsterspray) oder mutmachende Figuren (z. B. Superman, Lillyfee, Harry Potter) eingesetzt werden.

Materialien

- Stifte
- Sticker
- Karteikarten
- farbiges Papier

Anleitung

»Nachdem du gelernt hast, dass Gedanken einen Einfluss darauf haben, wie es uns geht und was wir tun, wollen wir hilfreiche, starkmachende Gedanken festhalten. Du siehst, ich habe verschiedene Stifte, Sticker und Kärtchen mitgebracht. Damit wollen wir nun eine Mutmach-Karte basteln, die du dann in Situationen als Erinnerungshilfe mitnehmen kannst, die dir derzeit noch Angst machen.«

Beispiele für Selbstinstruktionen zur Selbstwirksamkeitssteigerung:

- Ich kann das!
- Schritt für Schritt!
- Ich bleibe ruhig und konzentriert. Ich probiere einen anderen Weg.

Entkatastrophisieren

Hier geht es darum, eine gefürchtete Situation konsequent »zu Ende« zu denken. Dies ist bei Patient:innen, die Grübeln oder Gedankenspringen als Vermeidung zeigen, eine Art der gedanklichen Reizkonfrontation. Zudem zeigt es auch, was »Katastrophengedanken« sind. Häufig stellt sich heraus, dass der schlimmstmögliche realistische Ausgang einer gefürchteten Situation zwar unangenehm, aber eben nicht katastrophal wäre.

Beispielsweise berichten viele Kinder, dass sie sich nicht trauen, sich im Unterricht zu melden, weil sie befürchten, etwas Falsches zu sagen und dann dafür ausgelacht zu werden. An dieser Stelle endet die Kognition, die Folge wird als katastrophal bewertet. Hier kann es nun hilfreich sein, unterschiedliche Ausgänge (ich melde mich und sage alles richtig; ich sage etwas falsch, aber es lacht doch keiner; ich sage etwas falsch, aber es lachen nicht alle, sondern nur einige) in den Blick zu nehmen und auch den katastrophalen Ausgang (alle lachen) weiter zu denken (Was ist dann eine Stunde danach, wie ist es einen Tag danach, wie eine Woche danach? Denken die Mitschüler:innen nach einem Monat immer alle noch daran, was du damals Falsches gesagt hast? …).

Mögliche Fragen sind (S. 2 dieses Arbeitsblattes):
- ▶ Was ist das Schlimmste, was passieren kann?
- ▶ Was passiert, nachdem das Schlimmste eingetreten ist?
- ▶ Was ist das Beste, was passieren kann?
- ▶ Was ist das Wahrscheinlichste?

Entkatastrophisieren

(1) Bestimme die Situation!

....

....

(2) Welche Gedanken hast du?

....

....

(3) Was ist das Schlimmste, das passieren könnte?

....

....

(4) Was passiert eine Stunde, einen Tag, eine Woche, einen Monat, ein Jahr nachdem das Schlimmste eingetreten ist?

....

....

(5) Was ist das Beste, das passieren könnte?

....

....

(6) Was ist das Wahrscheinlichste, das passieren könnte?

....

....

Rückversicherung

Kinder mit verschiedenen Angststörungen können Rückversicherungsverhalten zeigen. Das Einholen von Rückversicherung dient kurzfristig der Angstreduktion, langfristig jedoch der Aufrechterhaltung der Angststörung. Daher sollte die Rückversicherung wie das Vermeidungsverhalten angegangen werden.

Das Kind lernt durch die Rückversicherung, dass es selbst nicht in der Lage ist, schwierige Situationen selbstständig zu meistern. Dies erhöht die Abhängigkeit und den Glauben, dass vielleicht doch etwas Schlimmes passieren könnte. Das Abbauen des Rückversicherungsverhaltens kann mit dem Erstellen einer Hierarchie erfolgen, wobei als »schlimmste« Situation das Ignorieren der Fragen und keine Rückversicherung geben, zuoberst auf der Hierarchieliste stehen würden. Eine Übung zu Beginn der Konfrontation könnte z. B. sein, dass die Eltern dem Kind sagen, dass sie die Frage einmal beantworten werden, dann aber nicht mehr darauf eingehen werden. Die Eltern sollten dem Kind dabei zu verstehen geben, dass sie dem Kind zukünftig keine Antwort mehr geben, nicht weil sie es nicht mehr liebhaben, sondern weil sie der Angst nicht weiterhelfen wollen.

Zusätzlich kann das Kind gefragt werden, wie oft eine Frage beantwortet werden muss, bis die Angst weg ist, respektive wie lange die Angst wegbleibt, wenn man die Frage einmal oder zehnmal beantwortet. Dadurch soll erreicht werden, dass das Kind zu einer realistischeren Einschätzung bezüglich der Sinnhaftigkeit des Rückversicherns kommt.

- Wie oft muss die Frage beantwortet werden, damit die Angst weggeht?
- Wie lange bleibt die Angst weg, wenn die Frage einmal oder zehnmal beantwortet wird?

Beispiel

Der Umgang mit Rückversicherung wurde an der Sorge, dass Fabian zu spät zur Schule kommt und der Lehrer dann eine Szene macht, erläutert. Die Mutter besprach mit Fabian, dass sie auf seine Nachfragen, ob er nicht doch zu spät kommen würde, nicht antworten würde. Sie würde ihm dann das Detektivblatt (zur Überprüfung dysfunktionaler Gedanken) zum Vorlesen geben und ihm sagen, dass er diese Frage selbst beantworten könne. Sie sagte: »Auch wenn du mich mehrmals fragst, werde ich dir nicht antworten, da ich weiß, dass du das selbst schaffst!« Als Fabian sehr nervös und ängstlich wiederholt nachfragte, antwortete die Mutter nicht. Für die Mutter war es sehr schwierig, Fabian leiden zu sehen und nicht zu sagen, dass er pünktlich sein würde, aber sie wartete, bis Fabian sein Detektivblatt vorlas. Nachdem er die Punkte vorgelesen hatte, lobte ihn die Mutter, indem sie sagte »Ich wusste, dass du das kannst. Ich bin sehr stolz auf dich.« Mit zunehmender Übung konnte Fabian die kognitive Umstrukturierung selbstständig und erfolgreich anwenden.

Siehe auch Seite 2 dieses Arbeitsblatts für mögliche Formulierungen für die Eltern.

Rückversicherung

Vorbesprechung der Eltern mit dem Kind
Was die Eltern sagen können, wenn das Kind um Rückversicherung bittet. Die nachfolgenden Sätze sind als Beispiele zu verstehen.

»Wenn du mich heute im Auto fragen wirst, ob wir pünktlich sein werden, was sollte ich tun, um dir und nicht deiner Angst zu helfen?

Genau, ich darf dir höchstens einmal antworten. Dies bedeutet aber nicht, dass ich dich nicht liebhabe. Weil ich dich so gerne habe, möchte ich dir helfen, deine Angst zu besiegen.«

....

»Weißt du noch, warum ich dir heute im Auto keine Antwort geben werde, wenn du wieder fragst, ob wir pünktlich sein werden? Genau – ich möchte dir helfen, deine Angst zu besiegen und nicht deiner Angst helfen. Und ich weiß, dass du das kannst! Ich werde dich auffordern, an deinen Gedanken-Detektiv / deine Gedanken-Detektivin zu denken, was er / sie zu deinen Gedanken sagen würde.«

Weitere Ideen:

....

....

....

Nachdem das Kind nach Rückversicherung gebeten hat:
»Kannst du dich erinnern, was wir vorher besprochen haben?

Da ich dir und nicht deiner Angst helfen will, kann ich dir die Frage nicht beantworten. Ich weiß, dass das dir gerade viel Angst macht, aber ich weiß, du kannst selbst mit diesem Angstgedanken umgehen.

In der Therapie hast du ja die Gedanken-Detektivin kennengelernt, was würde dieser nun sagen?«

Weitere Ideen:

....

Nachbesprechung
»Du hast das ganz toll geschafft! Ich bin sehr stolz auf dich.

Was hast du gelernt und was nimmst du für das nächste Mal mit?«

Weitere Ideen:

....

Sorgenzeit

Um welche Zeit und wie lange darf ich mir Sorgen machen?

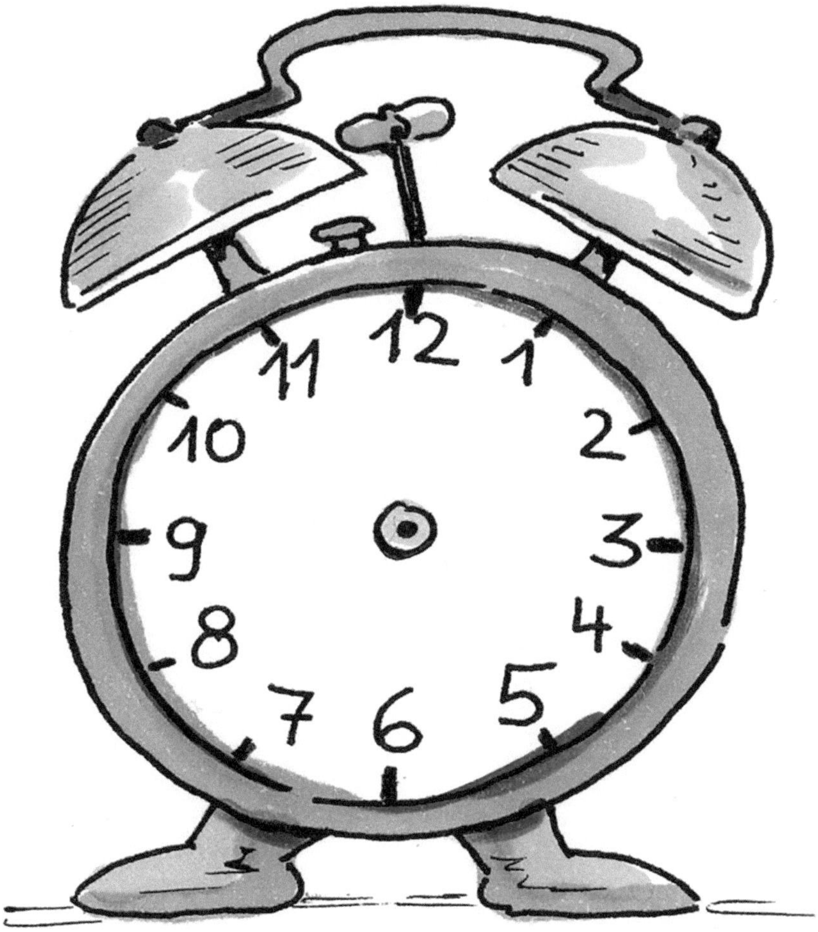

AB 72 • K J

Intoleranz mit Unsicherheiten

Zu wem gehört der Gedanke und was kannst du damit tun?

Sorge	**Zu mir**	**Meinen Eltern, Lehrperson, sonstige Personen**	**Was tue ich?**
Haben wir genügend Geld?			
Kommen wir pünktlich in die Therapiestunde?			
Habe ich genügend Freunde?			
Ist meine Familie gesund?			
Sind meine Schulleistungen gut genug?			

Wahrscheinlichkeitsschätzung

Gedanke	**Wie wahrscheinlich ist der Gedanke?**	**Alternativer Gedanke?**	**Beweise?**	**Wie wahrscheinlich ist der Gedanke wirklich?**

Gedanken-Wurfmaschine

Ziel der Übung

Die Patient:innen sollen einen ersten Zugang zu den metakognitiven Therapietechniken bekommen und im Gespräch mit dem / der Therapeut:in über Ziele und Verfahren der metakognitiven Therapie aufgeklärt werden.

»Stell dir einmal dein Gehirn als eine Gedanken-Maschine vor. Vielleicht hast du schon einmal eine Ballwurf-Maschine beim Tennis- oder Tischtennistraining gesehen. So eine Wurfmaschine schleudert unablässig Bälle auf die andere Spielfeldseite. So ähnlich ist das auch mit unserem Gehirn. Ständig werden neue Gedanken produziert und ausgespuckt. Manchmal sind es schöne Gedanken und manchmal sind es Gedanken, die ängstigen, wütend oder hilflos machen.

Wir werden in den nächsten Stunden einige Möglichkeiten ausprobieren, wie du mit den Gedankenbällen der Wurfmaschine umgehen kannst. Wir werden dabei nicht versuchen, mit der Maschine zu diskutieren, ob der Gedanke richtig oder falsch, gut oder schlecht ist. Wir versuchen nur, so gut wie möglich mit den Gedanken umzugehen, die ausgeworfen werden.

Ich habe vier Gedanken aufgeschrieben, die dein Gehirn produzieren könnte. Einen schönen, einen neutralen Gedanken, einen Gedanken, der Angst und einen, der wütend machen kann.«

Der / Die Therapeut:in schreibt jeweils einen Gedanken auf ein Blatt und zerknüllt dieses schließlich zu Wurfbällen. Die Gedanken können auch solche sein, die der / die Patient:in bereits einmal in einer Therapiestunde geäußert hat. Beispiele für solche Gedanken:

- schöner Gedanke: Morgen habe ich frei und kann machen, was ich will.
- neutraler Gedanke: Draußen fährt ein Lastwagen vorbei.
- ängstigender Gedanke: Ich schaffe das nicht!
- Wut-Gedanke: Du hast mich angelogen!

Variante 1

Der / Die Therapeut:in kann nun die Gedankenbälle dem / der Patient:in zuwerfen. Dieser darf sagen, wann er bereit ist, den nächsten Ball aufzufangen und zu lesen.

Variante 2

Der / Die Therapeut:in kann dem / der Patient:in sagen, dass er versuchen soll, dem ängstlichen Gedanken auszuweichen. Der / Die Therapeut:in wirft die Gedanken dem / der Patient:in zu.

Auswertung

»Mit diesen Gedanken kann man ganz unterschiedlich umgehen, man kann an einem Gedanken haften bleiben, kann dem Gedanken glauben oder misstrauen, kann diesem Macht geben oder versuchen, den Gedanken auszuweichen, zu unterdrücken oder zu kontrollieren. Was hat der unterschiedliche Umgang für kurz- und langfristige Folgen?

Was würde passieren, wenn …

- du dich nur noch mit dem einen Gedanken beschäftigst?
- du den Bällen ausweichst und keinen Gedanken auffängst?
- du versuchst, dem Gedanken zu widersprechen?
- du allen Gedanken glaubst, die angeflogen kommen?
- du denkst, dass der Gedanke nicht da sein darf?«

Gedanken-Wurfmaschine

So können unterschiedliche Möglichkeiten des Umgangs mit Gedanken durchgesprochen werden, diese können auch immer wieder mit Vergleichen zu der Gedanken-Wurfmaschine veranschaulicht werden:

- ▶ Sich nur mit einem Gedanken zu beschäftigen heißt, die anderen Bälle nicht auffangen zu können.
- ▶ Allen Gedanken immer ausweichen zu wollen heißt, sich immer sehr anstrengen zu müssen, nicht von den Bällen getroffen zu werden, immer angespannt zu sein.
- ▶ Einem Gedanken Macht zu geben heißt, den Ball mit voller Wucht in den Magen zu bekommen.

Am Ende der Übung kann besprochen werden, wie ein metakognitiv günstiger Umgang mit der Gedanken-Wurfmaschine aussehen kann. Beispiele wären: Gedankenbälle auffangen, lesen und beobachten, den Gedanken nicht bewerten und ihn hinter sich werfen …

AB 75 • T J

Losgelöste Achtsamkeit – Der blaue Elefant

Ziel der Übung

Eine metakognitive Technik, die auch im Jugendalter schon gut zur Anwendung kommen kann, ist die »losgelöste Achtsamkeit« (detached mindfulness).

Wells sieht in der Achtsamkeit (mindfulness) einen Zustand, in dem Gedanken, das Sich-Sorgen oder Grübeln, bewusst wahrgenommen werden. Losgelöst (detached) ist die Achtsamkeit dann, wenn es der Person gelingt, keine direkte Antwort auf die Gedanken in Form einer emotionalen Reaktion oder Verhaltensreaktion zu geben, nicht zu versuchen, die Kognitionen zu kontrollieren oder zu unterdrücken. Der Gedanke bestimmt also nicht die Erwiderung der Person oder ist gleichzusetzen mit dem Selbst der Person, sondern die Person beobachtet die Gedanken aus einem inneren Abstand. Interne Prozesse werden also bewusst als fließende, vorübergehende Ereignisse, die kommen und wieder gehen (»cognitive de-centering«), und nicht als Fakten, als Realität wahrgenommen.

Wells (2011) beschreibt in der Metakognitiven Therapie bei Angststörungen und Depressionen eine Vielzahl von Methoden, die auf eine »losgelöste Achtsamkeit« ausgerichtet sind. Diese und die folgende Übung sind für das späte Kindes- und Jugendalter leicht abgewandelt.

Diese Übung ist als das »Unterdrückung-Gegenunterdrückung-Experiment« in der Literatur bekannt. Der Wettkampfcharakter durch das Zählen der Häufigkeit in dieser Version macht Jugendlichen oft Spaß.

Instruktion zur Übung

(1) »Vielleicht kennst du bei dir, dass dir bestimmte Gedanken unangenehm sind und du diese lieber nicht haben möchtest. Wenn so etwas passiert, versucht man manchmal, die Gedanken wegzuschieben, die Gedanken nicht zu denken. Das kann sehr anstrengend sein und auch wenig erfolgreich, weil die Gedanken dann umso häufiger wiederkommen. Lass uns ein Experiment machen. Versuche zunächst einmal, drei Minuten nicht an einen blauen Elefanten zu denken. Also strenge dich an, dass du keine Gedanken hast, in denen ein blauer Elefant vorkommt. Wenn du doch an den blauen Elefanten denkst, dann klopfe kurz auf den Tisch, sodass ich mitzählen kann. Und sei dabei ehrlich, sodass wir unser Experiment richtig durchführen können. Die drei Minuten starten jetzt.«

»Okay, das waren .... Mal, die du an den blauen Elefanten gedacht hast. Was ist dir aufgefallen? Wie hast du versucht, nicht an den Elefanten zu denken? Hast du dich geärgert, als du doch an den Elefanten gedacht hast? War es anstrengend oder warst du ganz entspannt?«

(2) »Nun versuchen wir etwas, was ›losgelöste Achtsamkeit‹ heißt. Lass deinen Gedanken drei Minuten freien Lauf, du kannst an alles denken, und wenn du an den blauen Elefanten denkst, gib mir wieder ein Klopfzeichen. Versuche deine Gedanken passiv zu beobachten, kommen und gehen zu lassen. Die drei Minuten starten jetzt.«

(3) »Das waren diesmal .... Mal, die du an den blauen Elefanten gedacht hast. Das Ergebnis ist also .... : .... Was ist dir diesmal aufgefallen? Warst du mehr oder weniger angestrengt als bei dem ersten Versuch? Hast du dich diesmal geärgert, wenn du an den Elefanten gedacht hast?«

Auswertung

Nach dem Experiment kann mit dem / der Patient:in die Technik der losgelösten Achtsamkeit nochmals intensiver besprochen werden. Es kann eine Trainingsphase mit täglicher Übung in losgelöster Achtsamkeit besprochen werden und eventuell ein Selbstbeobachtungsbogen für diese Übungen angefertigt werden.

AB 76 • T

Losgelöste Achtsamkeit – Wolken

Ziel der Übung

Auch diese Übung zielt auf die »losgelöste Achtsamkeit« und ist für Kinder und Jugendliche gut geeignet, da die Metapher sehr anschaulich ist.

Zu Beginn kann erklärt werden, dass die Übung zum Ziel hat, Gedanken an sich vorbeiziehen zu lassen. Es bietet sich an, zunächst ein Beispiel mit dem / der Patient:in zu diskutieren, in dem an einem Gedanken festgehalten wird, dieser als Realität und determinierend wahrgenommen wird.

Danach wird die Metapher zur losgelösten Achtsamkeit eingeführt.

Zunächst wird mit dem / der Patient:in ein Gedanke ausgesucht, der häufig vorkommt und als belastend empfunden wird. Dieser wird dann auf eine Wolke in die Mitte eines Blattes geschrieben, außen stehen alle möglichen Folgen, die die dauerhafte und wiederkehrende Beschäftigung mit diesem Gedanken nach sich zieht (s. S. 2).

Danach folgt die Einführung der Wolken-Übung:
»Eine Möglichkeit des anderen Umgangs mit störenden Gedanken ist, die Gedanken an sich vorüberziehen zu lassen. Stell dir vor, du schaust in einen blauen Himmel und es ziehen Wolken an dir vorüber, manche Wolken sind klein, andere groß, manche werden langsamer vorüberziehen, andere schneller. Stelle dir dann vor, wie du die Gedanken, die dir in den Sinn kommen, benennst und auf eine Wolke schreibst. So wie wir das gerade schon mit einem Gedanken gemacht haben. Nur dass du deinen Gedanken freien Lauf lässt und die Gedanken, die kommen, auf die Wolken setzt und beobachtest, wie diese an dir vorüberziehen.«

Optional kann nach der Durchführung der Imagination, die einige Minuten dauern sollte, der / die Patient:in die Gedanken noch aufschreiben (s. S. 3).

Die Imagination der Wolken kann durch andere Symbole ersetzt werden. Der / Die Patient:in kann hierfür auch selbst ein Symbol wählen, zu dem er / sie einen guten Zugang hat. Beispiele sind:

- vorbeifahrende Autos
- Züge auf Schienen, die vorbei rollen
- Flugzeuge, die vorbei fliegen usw.

Losgelöste Achtsamkeit – Wolken

Schreibe auf die Wolke einen Gedanken, mit dem du dich viel beschäftigst und der dich stört. Außen kannst du alle Folgen aufschreiben, die die Beschäftigung mit diesem Gedanken für dich hat. Das können bspw. Auswirkungen auf deine Stimmung, deinen Körper, deine Gefühle oder dein Verhalten sein. Hier ist ein Beispiel:

Unruhe

Kann nicht einschlafen

Übelkeit

Mache mir Sorgen um die Schulnote

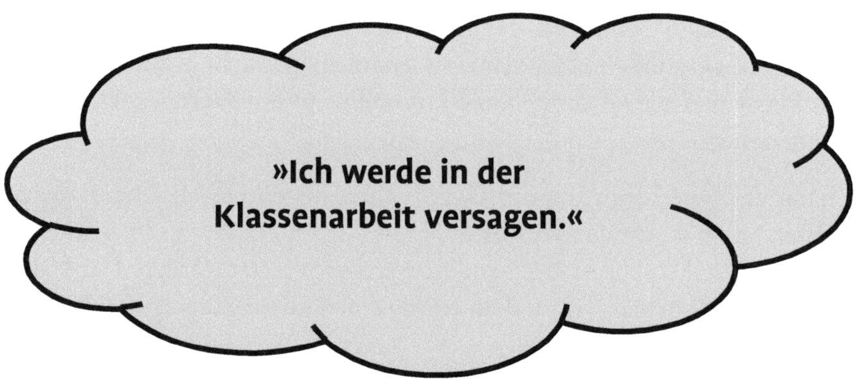

Grübeln, ob ich auch genug gelernt habe

Wie reagieren meine Eltern, wenn ich eine schlechte Note habe?

Kopfschmerzen

Beginne, nachts nochmal zu lernen

Bin schlecht gelaunt

Losgelöste Achtsamkeit – Wolken

Schreibe auf die Wolke einen Gedanken, mit dem du dich viel beschäftigst und der dich stört. Außen kannst du alle Folgen aufschreiben, die die Beschäftigung mit diesem Gedanken für dich hat. Das können bspw. Auswirkungen auf deine Stimmung, deinen Körper, deine Gefühle oder dein Verhalten sein.

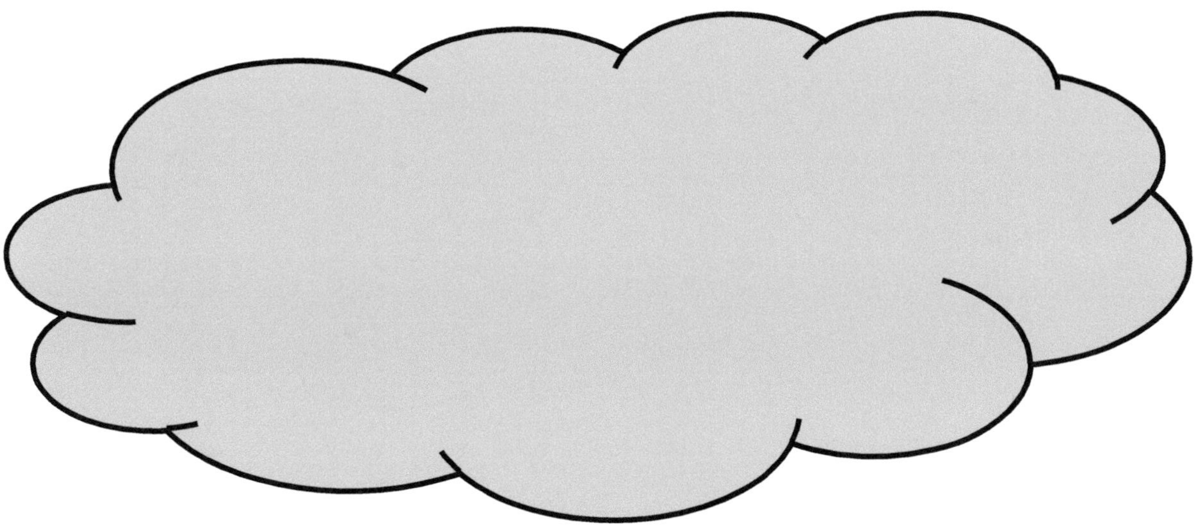

Losgelöste Achtsamkeit – Wolken

Lasse die Gedanken an dir vorüberziehen. Benenne die Gedanken, die du während der Übung hattest:

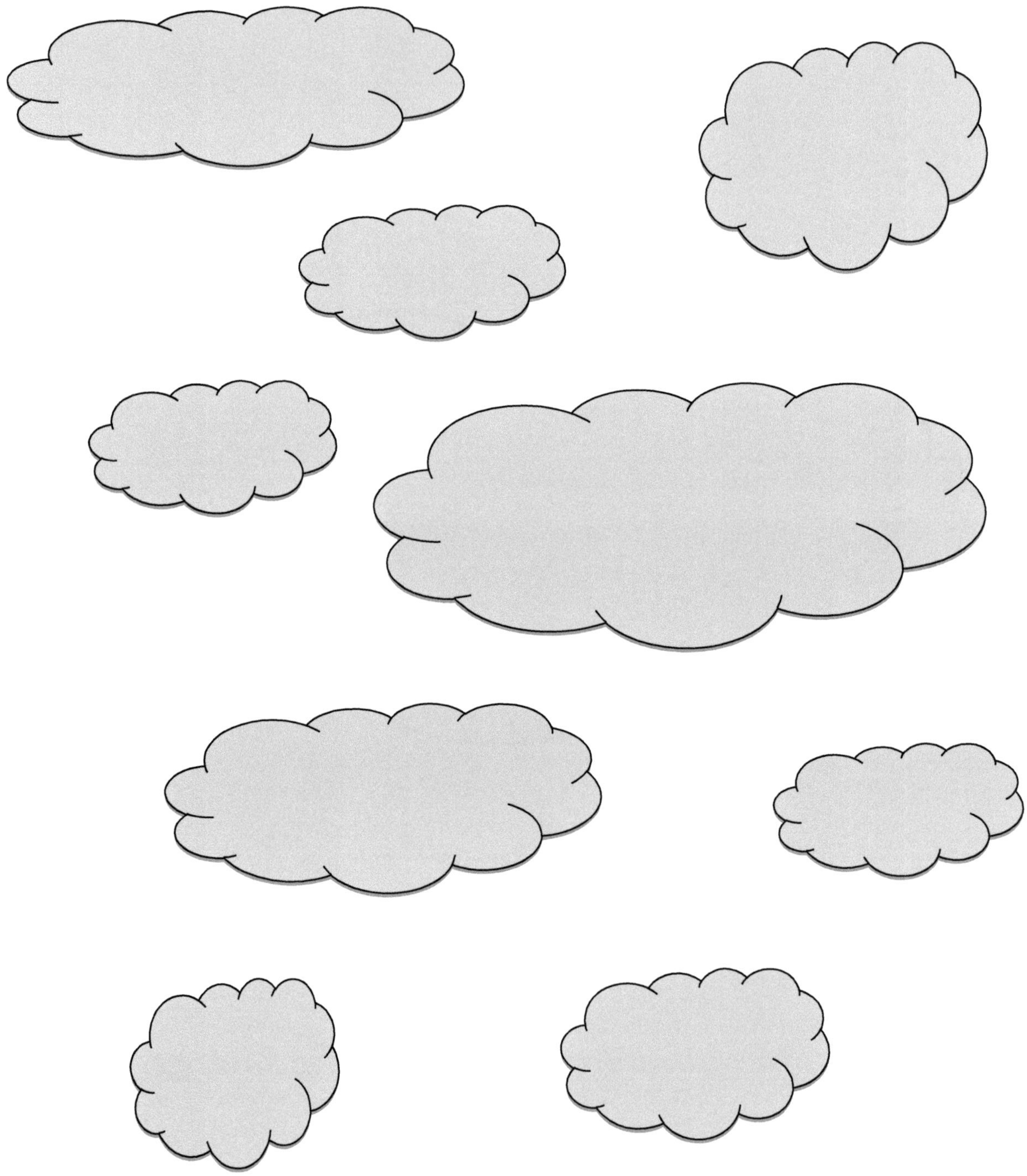

Abstand zum Angstgedanken herstellen

Ziel der Übung

Manchmal sind Angstgedanken so drückend und einnehmend, dass es Patient:innen schwerfällt, die Angstgedanken im Sinne der losgelösten Achtsamkeit fließen zu lassen. Auch immer wiederkehrende Sorgen können für die Patient:innen eine so große emotionale Komponente besitzen, dass sie keinen Abstand zu den Kognitionen finden.

Diese Übung kann Patient:innen dabei helfen, mehr innere Distanz zu ihren Kognitionen aufzubauen und so die Macht und Intensität der Gefühle abschwächen. Der Angstgedanke wird dabei qualitativ verändert, er bekommt ein »Label« und wird damit weniger bedrohlich.

Einzelne Sequenzen können nach einer Vorbereitung dann auch in einem Rollenspiel angewendet oder als kleiner Film aufgenommen werden.

Therapeut:in und Patient:in dürfen der eigenen Kreativität Raum geben und ganz Unterschiedliches ausprobieren. Hier sind einige Vorschläge:

- Die Angstgedanken in einem Lied besingen: Gemeinsam wird ein Liedtext mit typischen Angstgedanken geschrieben. Dieser wird auf eine von dem / der Patient:in gewählte Liedmelodie gesungen. Das Ergebnis kann aufgenommen werden und der / die Patient:in kann sich das Lied daheim anhören, wenn sich Angstgedanken ankündigen.
- Die Angstgedanken als Hauptdarsteller:in (oder Nebenrollen) in einem Film auftreten lassen: Die Angstgedanken werden einer Kunstfigur zugeschrieben, die auch einen eigenen Namen bekommt. Die Figur wird in ihren Charakteristika (Aussehen, Auftreten etc.) genau beschrieben. Dann kann die Figur in einem Rollenspiel auftreten oder eine kleine Sequenz als Video gefilmt werden. Wenn zuhause die Angstgedanken kommen, können diese durch die Kunstfigur gesprochen werden.
- Die Angstgedanken in einem Comic zeichnen: Die Gedanken werden in Sprechblasen, mit großen Buchstaben, vielen Ausrufezeichen etc. in einem Comic verarbeitet (Beispiel für Comic-Gedankenblasen auf der folgenden Seite).

Auswertung der Übung

Nach dem Einüben eines »Gedankenlabels« in einer Therapiestunde bekommt der / die Patient:in als Hausaufgabe, das »Label« unter der Woche zu verwenden, wenn Angstgedanken kommen. In der nächsten Stunde kann dann besprochen werden, ob sich durch die Übung etwas verändert hat, ob die Gedanken weniger aufdringlich oder bedrohlich erschienen sind.

Vielleicht hat der / die Patient:in auch so viel Spaß an der Übung, dass er / sie diese in der nächsten Bezugspersonenstunde den eigenen Eltern vorführen will.

Abstand zum Angstgedanken herstellen

Beispiel für Comic-Gedankenblasen:

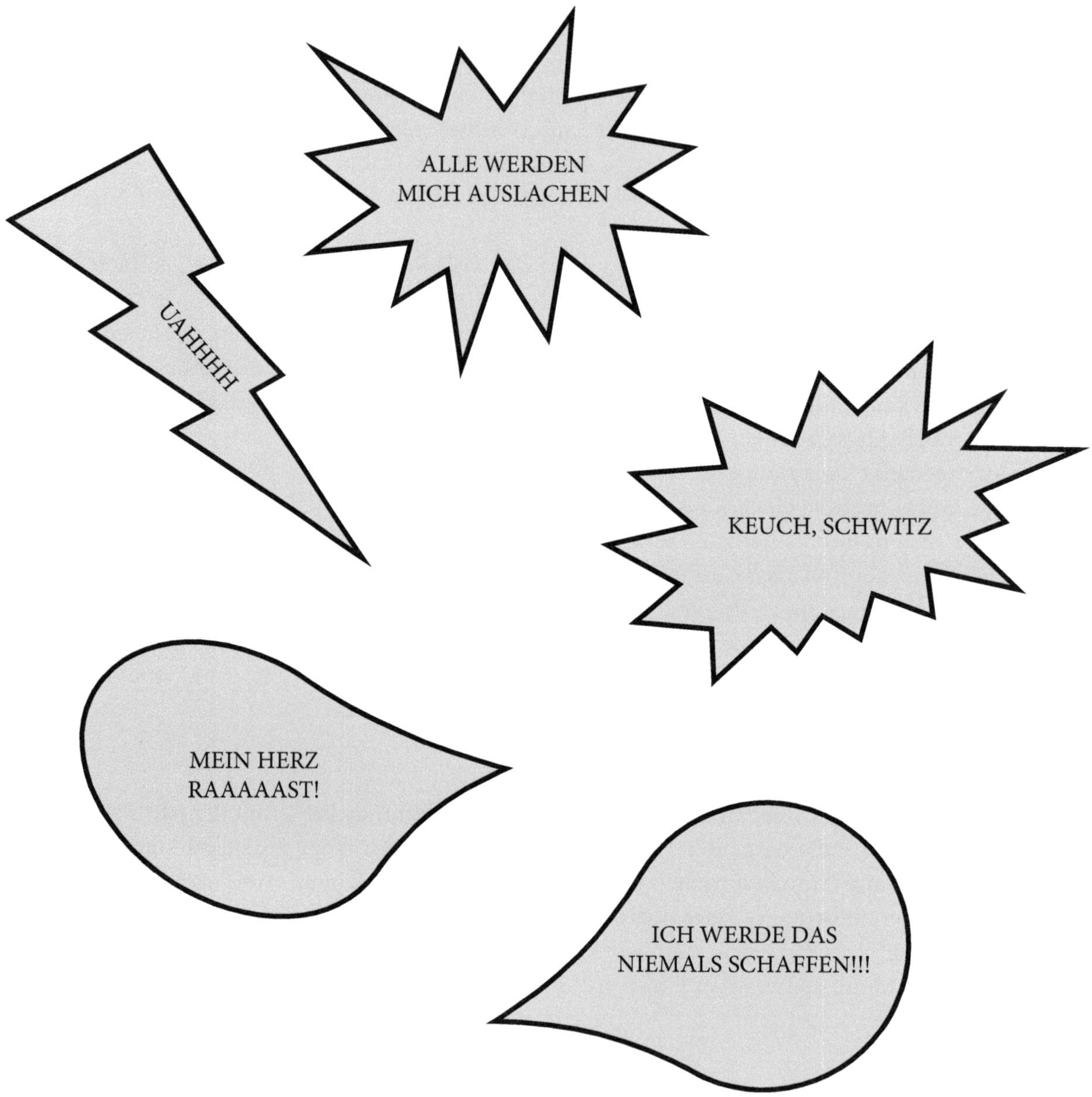

INFO 3 • T

Verhaltensexperimente

Verhaltensexperimente sind ein wichtiges Hilfsmittel bei der Korrektur von Fehlinterpretationen. Sie dienen der Überprüfung der Fehlinterpretationen auf ihren Wahrheitsgehalt. Zudem können sie auch der Konfrontation mit gefürchteten Symptomen dienen.

Beispiele sind interozeptive Expositionen, z. B. Hyperventilationstest (s. AB 54). Dabei lernen die Patient:innen durch interozeptive Expositionen, ihre Aufmerksamkeit auf unangenehme Körpersensationen zu lenken und ihre Hypothesen bezüglich gefürchteter körperlicher Zustände zu überprüfen.

Fokussierung der Aufmerksamkeit

Mit diesem Verhaltensexperiment soll aufgezeigt werden, dass alleine eine verstärkte Zuwendung auf körperliche Vorgänge das Angstlevel erhöhen kann. Gewählt werden sollte ein typisches, als gefährlich interpretiertes Symptom, z. B. Herzklopfen.

Vorgehen

- Was ist ein typisches Angstsymptom des / der Patient:in?
- Wie ist auf einer Skala von 0–10 die aktuelle Angst?
- »Konzentriere dich nun für fünf Minuten auf deinen Herzschlag. Achte darauf, ob du Veränderungen in deinem Herzschlag feststellst oder dir sonst etwas Besonderes auffällt.«
- »Wie stark ist nun dein Angstlevel?«
- Nachbesprechung: Falls die Angst angestiegen ist, was ist die Erklärung des / der Patient:in? Wie bei einem Angstanfall, wird das Angstlevel allein durch die verstärkte Aufmerksamkeitslenkung hin zum Herz und dem Herzschlag erhöht, ohne dass etwas Bedrohliches stattgefunden hat.

Normal denken

Ein weiteres Verhaltensexperiment besteht darin, die Patientin aufzufordern, *ganz normal* zu denken oder zu atmen.

Damit kann gezeigt werden, dass durch übermäßige Beschäftigung und Fokussierung eine Verunsicherung eintritt oder das gezielte Empfinden sogar abnorme Reaktionen hervorruft.

7 Emotionale Kompetenz

Das Kapitel »Emotionale Kompetenz« befasst sich mit therapeutischen Strategien und Techniken, die Patient:innen darin unterstützen, einen direkten Zugang zu den eigenen Emotionen zu bekommen und diese Emotionen dann adäquat zu regulieren. Die therapeutische Arbeit mit Gefühlen ist aus mehreren Gründen wichtig und unerlässlich:

Die Emotionen sollen wahrgenommen und erkannt werden. Viele Patient:innen sind wenig geübt darin, die eigenen Emotionen gut wahrzunehmen. Sie empfinden eine diffuse Anspannung, erleben psychosomatische Beschwerden oder verhalten sich dysfunktional, ohne dass sie wissen warum. Hier ist es eine therapeutische Aufgabe, Patient:innen einen Zugang zu ihren Emotionen zu gewähren und ihnen zu einer besseren Introspektionsfähigkeit zu verhelfen (**AB 78** »Spiel: Emotionswahrnehmung«). Dies kann dann als Anker dienen, das eigene Verhalten besser zu verstehen und zu lernen, Emotionen funktionaler zu regulieren. Für die Emotionserkennung kann **AB 20** »Wie geht es dir heute?« verwendet werden.

Die Emotionen sollen ausgedrückt werden. Manche Kinder lernen, dass ihre Eltern den Ausdruck von negativen Gefühlen nicht akzeptieren oder mit den negativen Gefühlen des Kindes nicht umgehen können. Manchmal erfahren Kinder die Inakzeptanz ihres Gefühlsausdrucks ganz unmittelbar (»Wein jetzt nicht herum!«, »Hör auf, hier herumzujammern!«, »Davor hat man keine Angst!«), manchmal zeigen sich die elterlichen Signale subtiler (weggehen, aus dem Kontakt gehen, böser Blick, das Kind nicht mehr anschauen). Kinder mit solchen Erfahrungen haben gelernt, dass entweder der Ausdruck ihrer (negativen) Gefühle nicht erlaubt und erwünscht ist oder keine Resonanz bekommt. Somit werden Gefühle immer weniger (direkt) ausgedrückt. Mit diesen Kindern und Jugendlichen ist es ganz wichtig, vor dem Einüben von Emotionsregulationsstrategien erst einmal einen offeneren Zugang und Ausdruck zu den eigenen Gefühlen zu erproben und zunächst an einer grundlegenden Akzeptanz der eigenen Gefühlswelt zu arbeiten.

Die Emotionen sollen akzeptiert werden. Es kann in der Therapie passieren, dass zu schnell auf eine Veränderung hingearbeitet wird, und dabei kann ein wichtiger Baustein der therapeutischen Arbeit unberücksichtigt bleiben: die Akzeptanz des eigenen Erlebens, der eigenen Wahrnehmung und der Gefühle. Dies ist insofern wichtig, da diese Muster und Schemata sich aus biografischen Erfahrungen gebildet haben und durchaus ihren Sinn haben (oder in der Vergangenheit hatten, s. **AB 83** »Warum eigentlich eine Fledermaus«?). Hier ist es ein wichtiger Zwischenschritt, sich als Person mit Stärken und Schwächen zu akzeptieren, also eben auch zu akzeptieren, dass immer wieder schwierige und negative Gefühle aufkommen und diese eine Funktion haben (bspw. als Hinweise auf unerfüllte Bedürfnisse etc.).

Die Emotionen sind Hinweise auf unsere Bedürfnisse. Werden Bedürfnisse erfüllt, so fühlen wir Freude, sind ausgeglichen und in der Lage, uns in einer guten Art mit unseren Mitmenschen zu verbinden. Bleiben Bedürfnisse unerfüllt, so fühlen wir uns bspw. traurig, ängstlich oder wütend. Wir neigen dann dazu, uns oder anderen die Schuld an unserem Zustand zu geben, sind weniger frei in unseren Verhaltensausdrücken und entfernen uns von unseren Mitmenschen (ziehen uns zurück oder werden angreifend und fordernd). Das Erkennen und Ausdrücken von Bedürfnissen wird in Kapitel 8 »Soziale Kompetenz« näher behandelt.

Schwierige Emotionen sollen reguliert werden. Dennoch heißt die grundlegende Akzeptanz unterschiedlicher Emotionen nicht, dass der / die Therapeut:in keine Hilfestellung zu einer adäquateren Regulation von schwierigen Gefühlen anbietet. Im Gegenteil, gerade im Kindes- und Jugendalter formen sich die Emotionsregulationsstrategien erst heraus und sind daher auch noch gut einer Veränderung und Anpassung zugänglich. Hier kann der / die Therapeut:in eine breite Palette an möglichen Strategien anbieten (als Modell, in der therapeutischen Kommunikation, in Rollenspielen, mit Therapiehausaufgaben), um Patient:innen darin zu stärken, die für sie passenden Emotionsregulationsstrategien zu finden, auszuprobieren und das bestehende Repertoire zu erweitern.

In der Angstbehandlung machen Patient:innen in der Auseinandersetzung mit ihren Emotionen und den sich daraus entwickelten Verhaltensweisen (Sicherheitsverhalten, Vermeidung, Rückzug) häufig die Erfahrung, dass sie sich bisher eingeengt und begrenzt haben. Es können Befürchtungen auftreten, von den Emotionen »überrollt« zu werden, hilflos und ohnmächtig zu sein. Insofern ist die Angsttherapie und die Auseinandersetzung mit den eigenen Emotionen auch eine Möglichkeit, das Erleben der eigenen Kontrolle wiederherzustellen und den eigenen Handlungsspielraum und damit die persönliche Freiheit zu vergrößern.

Arbeitsmaterial

AB 78 Spiel: Emotionswahrnehmung

Dieses Arbeitsblatt wird zur Förderung der emotionalen Kompetenz eingesetzt. Um den Patienten den Zugang zu ihren Emotionen zu erleichtern und ihnen zu einer besseren Introspektionsfähigkeit zu verhelfen, kann das beschriebene Spiel eingesetzt werden. Verschiedene Emotionen sind mimisch darzustellen, zu zeichnen und in einer Geschichte einzuarbeiten.

AB 79 Gefühle genau wahrnehmen

Dieses Arbeitsblatt wird zur Förderung der emotionalen Kompetenz eingesetzt. Ziel der beschriebenen Übung ist, dass die Patienten lernen, genau auf die eigenen Gefühle zu achten, Gefühlskomponenten zu unterscheiden und wahrzunehmen. Es handelt sich um eine Vorstellungsübung, in der Emotionen evoziert und durch gezieltes Nachfragen analysiert werden. Dabei wird Bezug auf physiologische, kognitive und behaviorale Aspekte, die mit dem Gefühl assoziiert sind, genommen. Auswertungsfragen schließen die einzelnen Übungsteile ab.

AB 80 Externalisierung I

Dieses Arbeitsblatt wird zur Förderung der emotionalen Kompetenz eingesetzt. Ziel der Übung ist es, Ängste zu externalisieren, um diese verstehbarer und bewältigbarer zu machen. Es soll die Transformation des Gedankens »Ich bin ängstlich« zu »Ein Teil von mir ist ängstlich« gelingen. Die Angst wird sich zu diesem Zweck als Fantasiefigur, als Tier oder etwas anderes Externes vorgestellt. Das Arbeitsblatt schließt ab mit der Anleitung einer Hausaufgabe.

AB 81 Externalisierung II

Dieses Arbeitsblatt wird zur Förderung der emotionalen Kompetenz eingesetzt. Ziel der Übung ist es, Ängste zu externalisieren, um diese verstehbarer und bewältigbarer zu machen. Aufbauend auf der mit dem **AB 80** »Externalisierung I« herausgearbeiteten Fantasiefigur wird hier geschaut, was die Angstfigur des Kindes »nicht« mag. Das Arbeitsblatt schließt mit der Anleitung einer Hausaufgabe für das Kind ab.

AB 82 Baum der Gefühle

Dieses Arbeitsblatt wird zur Förderung der emotionalen Kompetenz eingesetzt. Ziel der Übung ist es, dass der Patient sein Gefühl kreativ ausdrücken kann und zugleich wichtige auslösende und aufrechterhaltende Folgen des Gefühls identifiziert. In die Abbildung eines Baumes, die einmal beispielhaft beschriftet, einmal leer vorgegeben ist, sind angstauslösende Situationen, aufrechterhaltende Faktoren und Angstfolgen einzutragen. Es werden Hinweise zur Auswertung der Übung sowie auf Varianten gegeben.

AB 83 Warum eigentlich eine Fledermaus?
Dieses Arbeitsblatt vermittelt eine Geschichte rund um die Figur des Batman, dass Muster und Schemata sich aus biografischen Erfahrungen herausgebildet und durchaus ihren Sinn haben oder in der Vergangenheit hatten. Kinder identifizieren sich gut mit Batman, der sehr stark und mächtig ist, zugleich in der Geschichte aber als sehr ängstlich beschrieben wird. Vor diesem Hintergrund soll die Übung vermitteln, dass Muster und Schemata sich aus biografischen Erfahrungen herausgebildet haben und durchaus ihren Sinn haben oder in der Vergangenheit hatten.

AB 84 Mein Superhelden-Outfit
Auf diesem Arbeitsblatt für Jungen wird die Frage gestellt: »Wie können wir dich zum Superhelden machen? Wie kann es aussehen, wenn deine Ängste sich in deine Stärken verwandeln?«

AB 85 Mein Superheldinnen-Outfit
Auf diesem Arbeitsblatt für Mädchen wird die Frage gestellt: »Wie können wir dich zur Superheldin machen? Wie kann es aussehen, wenn deine Ängste sich in deine Stärken verwandeln?«

Spiel: Emotionswahrnehmung

Ziel der Übung

Mit dem Spiel können Emotionen spielerisch unterschieden und differenziert wahrgenommen werden. Zunächst gibt der / die Therapeut:in einen Überblick über die Grundemotionen, danach werden diese spielerisch dargestellt und die Emotionswahrnehmung trainiert. Die Übung eignet sich insofern sehr gut als Training einer differenzierten Emotionswahrnehmung, da unterschiedliche Informationskanäle bedient werden (nonverbaler Ausdruck, gestalterischer Ausdruck, verbaler Ausdruck). Nach dem Spiel kann ein Alltagstransfer stattfinden, in dem das Kind gefragt wird, wann und wobei es die Emotionen zuletzt bei sich wahrgenommen hat.

Durchführung der Übung

Der / Die Therapeut:in schreibt die Emotionen nacheinander auf ein Blatt, das dann im Spiel für beide sichtbar auf dem Tisch bleibt. Der / Die Therapeut:in kann alle oder auch nur eine Auswahl der Emotionen für das Spiel verwenden.

- Trauer
- Freude
- Angst
- Ekel
- Wut / Ärger
- Überraschung

Danach wird mit dem Kind gespielt. Es gibt drei mögliche Ausdrucksformen:

(1) Die Emotion kann *pantomimisch ausgedrückt* werden: Hierbei gibt das Kind oder der / die Therapeut:in die Emotion mit Mimik und Gestik wieder, gesprochen wird dabei nicht.

(2) Die Emotion kann *gezeichnet* werden: Mit der Kreisvorlage (S. 2) kann der / die Therapeut:in oder das Kind die Emotion als Gesicht (oder ähnlich eines Emoticons) malen.

(3) Das Kind oder der / die Therapeut:in *erzählt eine kurze Geschichte*, in der eine Figur oder auch die eigene Person etwas erlebt, das eine bestimmte Emotion auslöst. Die Emotion wird in der Geschichte nicht benannt. Ein Beispiel: »Jan ist neu auf der Schule. Er will gern in der Pause mit einer Gruppe Fußball spielen, kennt aber noch niemanden aus der Gruppe. Nach einigem Zögern fragt er, ob er mitspielen darf. Die anderen Jungs sagen, dass er gern mitspielen darf.« → Emotion = Freude

Es kann zu Beginn vereinbart werden, dass jeder zwischen den drei Ausdrucksformen frei wählen kann, oder es wird zufällig (bspw. Mit dem Ziehen eines Zettels, auf dem die Nummer steht) entschieden, wie die Emotion ausgedrückt wird.
Der / Die Spieler:in entscheidet sich für eine Emotion und stellt diese dann mit der frei gewählten oder zufällig gezogenen Ausdrucksform dar.
Das Gegenüber muss jeweils erraten, um welche Emotion es sich handelt.

Spiel: Emotionswahrnehmung

Gesichtsausdruck / Emoticon

Gefühle genau wahrnehmen

Ziel der Übung

Patient:innen sollen lernen, genau auf ihre Gefühle zu achten, Gefühlskomponenten zu unterscheiden und wahrzunehmen. Gerade negative Gefühle werden oftmals unterdrückt, vermieden oder nicht bewusst wahrgenommen. Dennoch ist es für Patient:innen hilfreich, sich gut in ihrer eigenen Gefühlswelt auszukennen, zu wissen, welche physiologischen, kognitiven und behavioralen Aspekte mit dem Gefühl assoziiert sind. Gleichzeitig ist dies auch eine gute Vorbereitung für spätere Expositionsübungen, da so Unterschiede in der Angstkurve (also graduelle Veränderungen der Angstintensität) besser unterschieden werden können.

Durchführung der Übung

Als Einstieg bietet sich die Wahrnehmung eines positiven Gefühls an. Die Patient:innen können sich bequem hinsetzen oder auch hinlegen, wenn sie wollen die Augen schließen oder auch geöffnet lassen. Danach erfolgt eine Imagination der Emotion und anschließend eine Auswertung. Hierfür können die nachfolgenden Seiten des Arbeitsblatts verwendet werden.

Auswertung der Übung

Im Anschluss an die Übung kann diese insgesamt noch ausgewertet werden. So können die Patient:innen gefragt werden, wie sie sich auf die Vorstellung einlassen konnten, ob sie abgelenkt waren, was ihnen geholfen hat, sich wieder auf die Übung und das Gefühl zu konzentrieren. Auch ist spannend zu erfahren, ob die Patient:innen etwas Neues über das Gefühl erfahren haben und wie es ihnen gelungen ist, mithilfe der Fokussierung auf die Atmung die Vorstellungen wieder zu verlassen.

Gefühle genau wahrnehmen

Instruktion

»Ich möchte nun mit dir eine Vorstellungsübung machen. Es geht darum, in Gefühle gut hineinspüren und diese genau wahrnehmen zu können. Wir fangen mit dem Gefühl der Freude an und danach kommt das Gefühl Angst. Es kann sein, dass du zwischendurch in Gedanken woanders bist, dann kannst du deine Gedanken wieder zu der Übung zurückführen und an dieser Stelle wieder einsteigen. Wenn dir die Übung sehr unangenehm wird, sag es mir, dann unterbrechen wir die Übung. Es ist aber nur eine Vorstellungsübung, dir kann hier also nichts passieren.

Denke an eine Situation, in der du dich sehr gefreut hast … zum Beispiel als du etwas besonders gut gemacht hast … du eine schöne Überraschung erlebt hast … oder jemand etwas sehr Nettes zu dir oder über dich gesagt hat … Es kann auch ein Spiel sein, in dem du ganz aufgegangen bist … oder einen Moment im Urlaub, den du sehr genossen hast … [*längere Pause*]

Stelle dir nun diese Situation genau vor … Wo bist du und mit wem? … Was geschieht? … Wie sieht alles aus? … Und was hörst du? … Was machst du? …

Wie fühlt sich die Freude genau an? … Wie stark ist sie? … Woran merkst du, dass du dich freust? … Wo in deinem Körper spürst du das Gefühl? … Wie reagiert dein Körper? … Gehe dem Gefühl genau nach und versuche, Orte in deinem Körper zu finden, wo die Freude angekommen ist …

Welche Gedanken gehen dir in der Situation durch den Kopf? … Versuche, einen der Gedanken festzuhalten …

Nun beenden wir die Vorstellung, atme einige Male ruhig aus und ein … [*längere Pause*].«

Auswertungsfragen

Woran hast du gedacht, worüber hast du dich gefreut?

……………………………………………………………………………………

Was hast du in dieser Situation erlebt und gefühlt?

……………………………………………………………………………………

Wie stark war das Gefühl der Freude von 0 (sehr schwach) bis 10 (sehr stark)?

……………………………………………………………………………………

Wo in deinem Körper hast du die Freude gemerkt? Was hat sich in deinem Körper verändert?

……………………………………………………………………………………

Welche Gedanken gingen dir in der Situation durch den Kopf?

……………………………………………………………………………………

Hast du die Übung gut beenden können? Hat dir die Atmung am Ende geholfen, wieder ins Hier und Jetzt zurückzufinden?

……………………………………………………………………………………

Gefühle genau wahrnehmen

Instruktion

»Denke nun an eine Situation, in der du Angst gehabt hast … zum Beispiel als du dich vor etwas gefürchtet hast … oder du dich geängstigt hast … [*längere Pause*]
Stelle dir nun diese Situation genau vor … Wo bist du und mit wem? … Was geschieht? … Wie sieht alles aus? … Und was hörst du? … Was machst du? …
Wie fühlt sich die Angst genau an? … Wie stark ist sie? … Woran merkst du, dass du Angst hast? … Wo in deinem Körper spürst du das Gefühl? … Wie reagiert dein Körper? … Gehe dem Gefühl genau nach und versuche, Orte in deinem Körper zu finden, wo die Angst angekommen ist …
Welche Gedanken gehen dir in der Situation durch den Kopf? … Versuche, einen der Gedanken festzuhalten …
Nun beenden wir die Vorstellung, atme einige Male ruhig aus und ein … [*längere Pause*].«

Auswertungsfragen

Woran hast du gedacht, an welche Situation hast du gedacht, in der du Angst hattest?

....

Was hast du in dieser Situation erlebt und gefühlt?

....

Wie stark war das Gefühl der Angst von 0 (sehr schwach) bis 10 (sehr stark)?

....

Wo in deinem Körper hast du die Angst gemerkt? Was hat sich in deinem Körper verändert?

....

Welche Gedanken gingen dir in der Situation durch den Kopf?

....

Hast du die Übung gut beenden können? Hat dir die Atmung am Ende geholfen, wieder ins Hier und Jetzt zurückzufinden?

....

Externalisierung I

Die Externalisierung eines problematischen Ich-Zustands kann diesen für den / die Patient:in verstehbarer und bewältigbarer machen. Wenn die Angst externalisiert und als ein temporärer Zustand, ein Teil unter anderen, begriffen wird, können Patient:innen leichter in eine selbstwirksame Veränderungsperspektive gelangen. Es ist die Transformation des Gedankens »Ich bin ängstlich« hin zu »Ein Teil von mir ist ängstlich«.

Die Gestaltung dieser Transformation kann ganz unterschiedlich aussehen und gut dem Alter und den Interessen der Patient:innen angepasst werden. Es kann am Ende der Übung bspw. gemalt, gebastelt, geknetet oder ein Lied getextet werden.

Instruktion

»Ich will mir heute mit dir deine Angst etwas genauer ansehen. Wir wollen uns miteinander vorstellen, wie die Angst aussieht und was sie zu sagen hat.

Wenn du draußen auf der Straße deine Angst treffen würdest, wie würde die Angst aussehen? Du kannst dir gern frei etwas ausdenken, es kann mehr wie eine Fantasiefigur sein, wie ein Tier oder etwas ganz anderes. Was denkst du, wie sieht deine Angst aus?«

....

....

»Jetzt wo wir wissen, wie deine Angst aussieht, würde ich gern mit dir einen Namen für die Angst überlegen. Hast du einen Vorschlag, wie die Angst heißen soll?«

....

».......................... *[den gefundenen Namen einfügen]* ist ein etwas unangenehmer und leider auch ein etwas einfältiger Typ. Er / Sie hat nicht so furchtbar viel zu sagen, eigentlich sagt er / sie ganz oft dasselbe. Das aber dafür ziemlich häufig. Es ist wie mit einem Looper, ständig kommen die gleichen Worte. Was will er / sie von dir? Was sagt .... dir so?«

....

....

»Jetzt wissen wir also, wie .... heißt, wie er / sie aussieht und was er / sie zu sagen hat. Gern würde ich mit dir etwas Bleibendes über .... gestalten, weil .... dich eine ganze Weile ganz schon beschäftigt hat und auch weil ich glaube, dass wir .... bald nicht mehr so oft bei dir sehen und hören. Da ist es schon mal gut eine kleine Erinnerung zu haben. Willst du .... malen oder basteln, willst du ein kleines Lied über ihn texten. Worauf hast du Lust?«

Externalisierung I

In den nächsten Stunden ist es wichtig, dass mit der erarbeiteten Figur weitergearbeitet wird, dass diese bei ihrem Namen genannt wird und eine weitere Attribution von Eigenschaften und Kognitionen stattfindet. Das Kind lernt so seine Angst gut kennen, versteht sie aber auch als etwas Veränderbares. Mit Patient:innen kann erprobt werden, dass sie mit ihrer Angstfigur sprechen, wenn sie Angst empfinden, z. B. »Aha, da bist du .... ja mal wieder, du hast es ja nicht sehr lange ohne mich ausgehalten. Was willst du mir denn diesmal sagen? Was willst du von mir, was soll ich wegen dir heute nicht machen?« usw.

Therapiehausaufgabe

Als Hausaufgabe kann das Kind einen solchen Dialog schreiben oder es kann auch ein kurzes Video über seine Angstfigur aufnehmen. Kleine Kinder können die Aufgabe bekommen, als Detektiv:in möglichst viel über diese Figur herauszubekommen.

Externalisierung II

In der nächsten Therapiestunde kann mit dem Kind erarbeitet werden, was die Angstfigur des Kindes nicht mag.

»Wir wissen nun schon ziemlich viel zusammen über .... [*Name der Angstfigur einfügen*]. [*Name der Angstfigur*] sieht also aus wie .... und sagt dir oft ....

Heute will ich mit dir herausfinden, was .... nicht mag. Der / Die hat nämlich einige ganz schön heftige Allergien. Es gibt Dinge, die kann der / die gar nicht gut vertragen. Da wird dem / der ganz übel, da macht der / die sich dann ganz klein oder verkriecht sich ganz und gar. Was denkst du, was .... nicht leiden kann? Wie kannst du .... so richtig eins auswischen?«

....

....

....

Nach der Sammlung können dann noch einige Punkte ergänzt werden:

.... [*Name der Angstfigur*] mag auch

- keine Selbstsicherheit
- kein mutiges Verhalten
- kein Zutrauen in die eigene Kraft und Stärke
- keine positiven Gedanken
- keinen Optimismus usw.

So kann mit dem Kind dann erarbeitet werden, wie der Ich-Anteil der Angst verringert werden kann, bzw. dass das Kind auch einen selbstsicheren Anteil besitzt, der als Gegenspieler zum ängstlichen Anteil auftreten kann.

Therapiehausaufgabe

»Wenn .... [*Name der Angstfigur einfügen*] dich das nächste Mal besuchen kommt, versuche doch mal eines der Dinge, die wir heute besprochen haben, etwas was .... nicht leiden kann. Was willst du versuchen? Versuche mal zu beobachten, was mit .... dann geschieht, ob er kleiner wird oder dich für den Moment ganz in Ruhe lässt.«

Die Angstfigur kann auch sehr gut in Rollenspiele und therapeutische Dialoge eingebunden werden. Es kann der Figur ein eigener Stuhl im Therapieraum zugewiesen werden (auf der dann auch das Bild oder die Bastelfigur liegen kann).

So können der / die Patient:in und der / die Therapeut:in in Rollenspielen den Angstanteil immer wieder ansprechen und mit diesem arbeiten.

Baum der Gefühle

Ziel der Übung

Der / Die Patient:in kann sein / ihr Gefühl kreativ ausdrücken und gleichzeitig wichtige auslösende und aufrechterhaltende Faktoren sowie Folgen des Gefühls identifizieren. Mit jugendlichen Patient:innen bietet sich die Übung auch an, um in Anlehnung an das A-B-C Modell von Albert Ellis irrationale Glaubenssätze zu benennen, die die Angst weiter anfachen oder aufrechterhalten (Ellis & Maclaren, 2015).

In den Wurzeln des Baumes können Situationen beschrieben werden, die die Angst auslösen. Im Sinne von Ellis Schema steht hier das »activating event«, welches zu einer emotionalen Reaktion führt.

In dem Baumstamm werden die aufrechterhaltenden Faktoren eingetragen. Nach Ellis ist dies ein »belief«, also die negativen Kognitionen und irrationalen Glaubenssätze, die in den beschriebenen Situationen auftreten.

In der Baumkrone und den Ästen werden dann die Folgen beschrieben, nach Ellis »consequences« (Konsequenzen). Hier können sämtliche Vermeidungsstrategien und Sicherheitsverhaltensweisen gesammelt werden, es können auch die negativen Gefühle und ihre Auswirkungen definiert werden. Eventuell reagiert der / die Patient:in auf eine Situation nicht nur mit Angst, sondern auch mit Wut und Aggression auf sich oder auf andere, mit Traurigkeit etc. (s. a. das folgende Beispiel).

Auswertung der Übung

Der / Die Therapeut:in kann nun mit dem / der Patient:in Zusammenhänge zwischen den einzelnen Komponenten (sowohl im Sinne des A-B-C-Modells als auch zwischen Emotion-Kognition-Verhalten-Körperebene) besprechen und Veränderungsmöglichkeiten erarbeiten. Hier bieten sich auch Metaphern für die gemeinsame Arbeit mit dem / der Patient:in an: »Die Angst an der Wurzel ausreißen« für Expositionsübungen, »Äste und Zweige wieder aufblühen lassen« für mehr soziale Aktivität usw.

Mit jugendlichen Patient:innen kann nun auch ein Gegenentwurf gemalt werden, in dem im Baumstamm rationale Kognitionen oder auch positive, mutmachende Selbstinstruktionen gesammelt werden. Die jugendlichen Patient:innen können dann sammeln, zu welchen anderen Folgen (in der Baumkrone) diese Kognitionen führen könnten (S. 3).

Die gleiche Übung kann auch bei anderen Gefühlen (Traurigkeit, Wut etc.) durchgeführt werden.

Baum der Gefühle

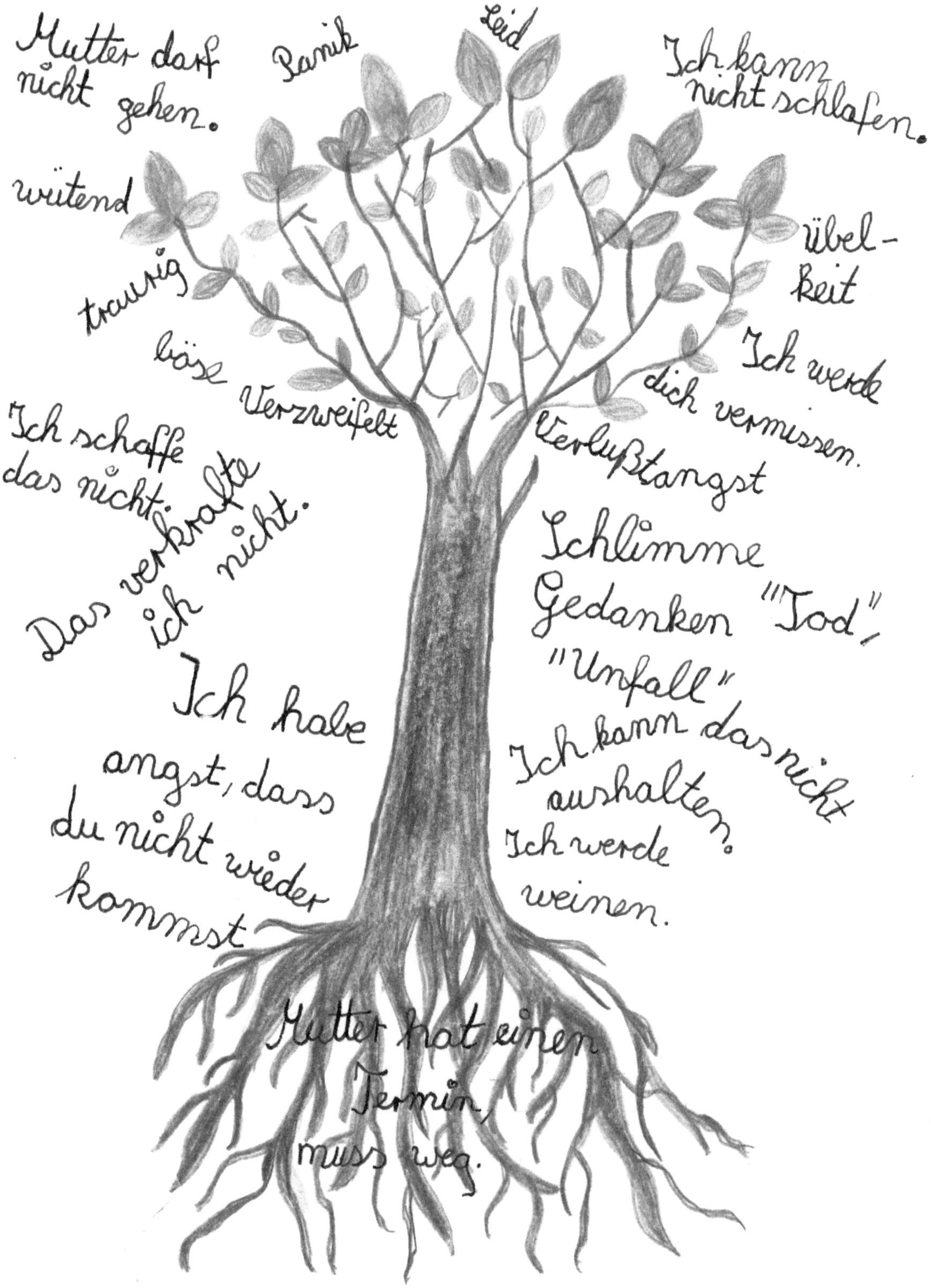

Baum der Gefühle

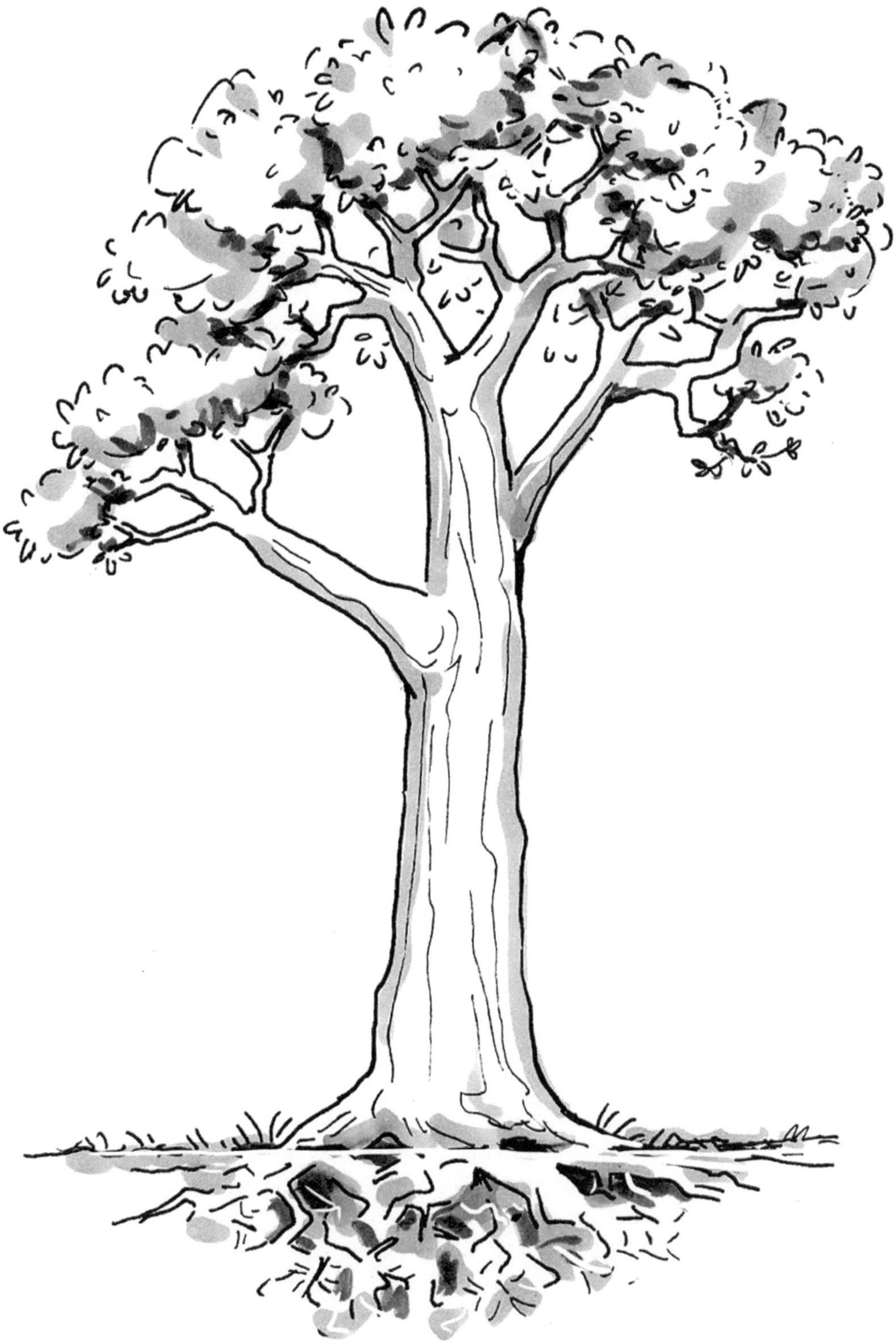

Warum eigentlich eine Fledermaus?

Ziel der Übung

Die Figur des Batman ist weltweit bekannt und erfreut schon seit Jahrzehnten die Herzen junger und auch älterer Leser:innen. Die Geschichte, die dem Kind oder dem Jugendlichen vorgelesen wird, ist ein gutes Beispiel für die Entstehung von Ängsten und dem positiven Umgang mit diesen. Das Kind kann sich mit der Figur des Batman identifizieren, der sehr stark und mächtig ist, aber in der Geschichte gleichzeitig als sehr ängstlich beschrieben wird. Die abschließende Gestaltung des eigenen Superhelden-Outfits macht den meisten Kindern viel Spaß und kann später als individuelle Stärkefigur therapeutisch weiter genutzt werden.

»Batman ist der Superheld und Beschützer von Gotham City. Aber eigentlich ist Batman ein Mensch ohne Superkräfte mit dem Namen Bruce Wayne. Ein Mensch, der sich alle Fähigkeiten selbst antrainiert hat und einen großen Willen besitzt. Erst als Fledermaus verkleidet wird Bruce Wayne zu Batman, der gegen das Böse kämpft und in der kriminellen Unterwelt gefürchtet ist. Warum aber verkleidet sich Bruce Wayne nachts als Fledermaus und bekämpft Verbrechen? Was hat es mit diesem Symbol der Fledermaus auf sich?

Es gibt verschiedene Theorien, warum Bruce Wayne sich entschied, die Fledermaus als sein Symbol zur Verbrechensbekämpfung zu wählen. Eine Theorie besagt, dass Bruce schon in jungen Jahren eine Begegnung mit einem großen Schwarm Fledermäusen gehabt habe. Der junge Bruce muss etwa sieben Jahre alt gewesen sein, als er eines Tages mit seiner Freundin Rachel Fangen spielte. Rachel hatte eine alte Pfeilspitze im Garten gefunden und rannte vor Bruce weg, der die Pfeilspitze gerne haben wollte. Als Bruce Rachel eingeholt hatte, drehte er den Spieß um und nahm seinerseits Rachel das Fundstück ab und rannte vor ihr davon. Er wollte sich hinter dem alten Gewächshaus verstecken, doch dafür musste er durch den ganzen Garten rennen. Er rannte so schnell er konnte.

Das Anwesen der Familie war viele Jahrhunderte alt und deshalb gab es im Garten noch Überreste von altem Mauerwerk. Um das Gewächshaus zu erreichen, musste der junge Bruce über so eine Mauer springen. Doch in all der Hast und Aufregung hatte er den alten Brunnen, der hinter der Mauer lag, vollkommen vergessen. Die Holzlatten, die den Brunnen abdeckten, waren schon seit einiger Zeit morsch. Alfred, der Butler der Familie Wayne, hatte schon mehrfach darauf aufmerksam gemacht, dass das Spielen um das Gewächshaus herum deshalb streng verboten sei.

Bruce sprang mit aller Kraft über die Mauer und landete direkt auf den Holzlatten des Brunnens. Mit einem großen ›Krach‹ brachen die Holzlatten entzwei und Bruce fiel einige Meter tief in den dunklen Schacht des Brunnens. Verängstigt und verletzt auf dem Boden des Brunnens liegend hatte der junge Bruce seine erste Begegnung mit einem Schwarm Fledermäuse. Der Brunnen führte kein Wasser mehr und große Schwärme von Fledermäusen hatten sich die unterirdischen Höhlen zu Nutzen gemacht und lebten nun dort. Durch den Lärm, den der Sturz verursachte, wurden hunderte Fledermäuse aufgeschreckt und flogen durch den Schacht des Brunnens, in dem der junge Bruce lag. Die Fledermäuse kreisten laut kreischend und fiepend um Bruce, der vor lauter Angst die Augen fest verschlossen hielt und sich nicht mehr bewegte. So konnte er nichts sehen und nahm nur die Dunkelheit und die Schreie der Fledermäuse um ihn herum wahr.

Lange blieb er nicht allein mit den Fledermäusen, weil sein Vater Thomas Wayne ihn schon bald befreite, doch für Bruce fühlte es sich an wie eine Ewigkeit.

Warum eigentlich eine Fledermaus?

Dieses Erlebnis war ein Auslöser dafür, dass der Junge, der später zu Batman wurde, eine große Angst, eine spezifische Phobie, vor Fledermäusen entwickelte. Der Fachausdruck für diese Angst heißt Chiroptophobia. Seine Angst vor Fledermäusen war so groß, dass er sogar einmal ein Theater verlassen musste, weil die Schauspieler auf der Bühne als Fledermäuse verkleidet waren.

Warum wurde Bruce Wayne nun aber zu Batman und nutzte die Fledermaus als Symbol obwohl er selber panische Angst vor diesen hatte?

Das scheint nicht miteinander vereinbar zu sein. Doch Bruce, der sonst sehr stark war, entschied sich, sich seiner größten Angst zu stellen und sie anzuerkennen. So wurde er mit Batman selber zur Fledermaus, und seine Angst somit ein wichtiger Teil von ihm, der ihn stärker machte.«

Instruktion

»Die Geschichte von Batman ist natürlich ausgedacht, aber auch ich würde gern mit dir überlegen, wie wir aus dir einen Superhelden / eine Superheldin: machen können. Wie kann es aussehen, wenn deine Ängste sich auf einmal in deine Stärken verwandeln und dich zum Superhelden / zur Superheldin machen?« (s. AB 84 »Mein Superhelden-Outfit« und AB 85 »Mein Superheldinnen-Outfit«).

Das Superhelden-Outfit kann auch als stärkegebende Imagination verwendet werden. So kann das Kind oder der / die Jugendliche sich in schwierigen Situationen vorstellen, dass es durch den Superhelden-Umhang geschützt ist. Die Imagination kann damit als Symbol und Erinnerung an die eigene Stärke verwendet werden.

AB 84 • K J

Mein Superhelden-Outfit

Meine Angst: ....

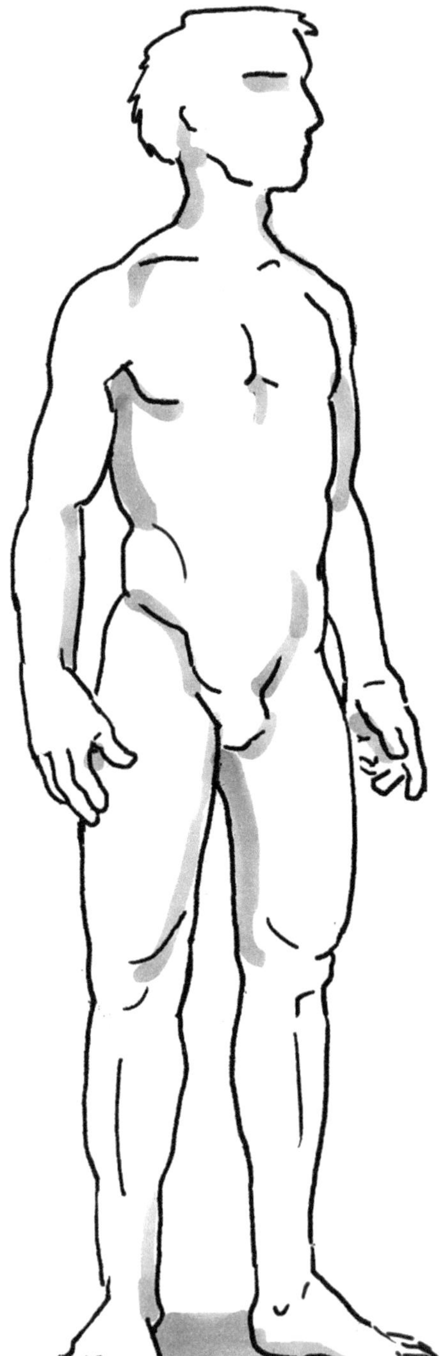

AB 85 • K J

Mein Superheldinnen-Outfit

Meine Angst: ....

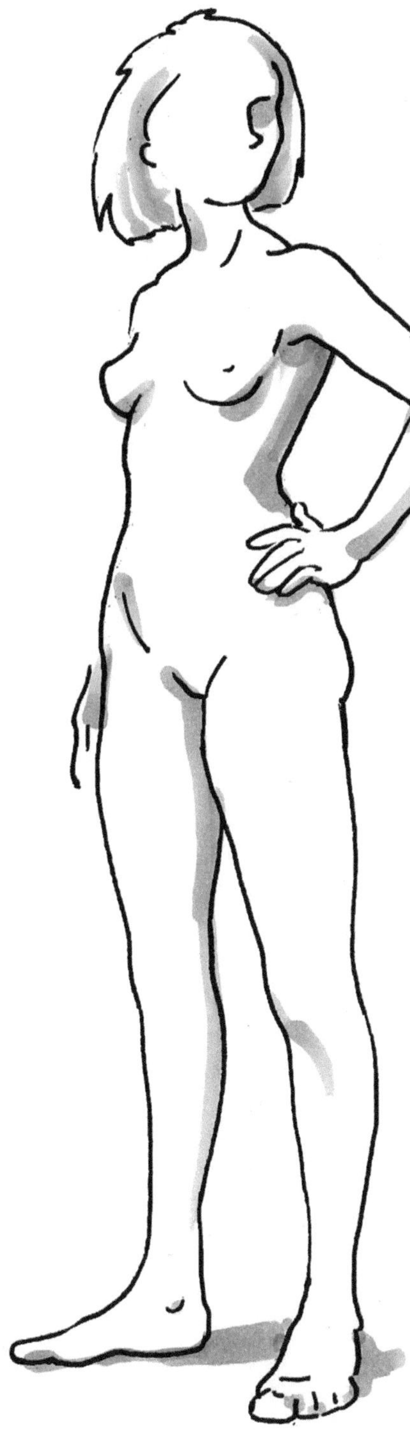

8 Soziale Kompetenzen

Hintergrund und Ziele

Die Förderung der sozialen Kompetenzen soll den / die Patient:in darin unterstützen, Kontakte zu knüpfen, Beziehungen zu gestalten und sich in sozialen Interaktionen selbstsicher zu verhalten.

Der / Die Therapeut:in steht dabei zunächst vor der Aufgabe, soziale Stärken und Schwächen zu identifizieren und das Kind im sozialen Interaktionsgefüge der Familie, der Schule und im Freizeitbereich zu verstehen. Insofern sollte ein sozial nicht kompetentes Verhalten nicht einfach pathologisiert, sondern gemeinsam mit dem / der Patient:in ein Verständnis für die Funktion dieses Verhaltens aufgebaut werden, bevor Verhaltensalternativen angeregt und ausprobiert werden können.

Dem Kind oder dem / der Jugendlichen sollen also nicht einfach soziale Verhaltensweisen beigebracht oder abgewöhnt werden (im Sinne eines »Das ist richtig und das ist falsch« oder »Ich weiß, wie du dich besser verhalten solltest«; dies hören die meisten Kinder schon von Eltern, Lehrpersonen etc., ohne dass eine entsprechende Verhaltensänderung erfolgt). Denn erst wenn auf kognitiver und emotionaler Ebene ein Verständnis für die Notwendigkeit und den Sinn einer Verhaltensveränderung besteht, werden in der Therapie angestoßene Veränderungen des sozialen Auftretens auch langfristig erprobt und auf alltägliche Interaktionen generalisiert.

Bei Patient:innen mit Angststörungen ist zudem zu unterscheiden, ob soziale Kompetenzen in der Tat fehlen und aufgebaut werden müssen (Kompetenzebene) oder ob das Gefühl der Angst verhindert, dass ein Verhalten gezeigt wird, welches sich im Verhaltensrepertoire des Kindes befindet (Performanzebene). Wenn ein sozial kompetentes Verhalten durch die Angst blockiert wird, reichen in aller Regel die bereits benannten Techniken zur Reduktion der Angst aus. Der / Die Patient:in sollte allerdings in seiner / ihrer Selbstwirksamkeit so gestärkt werden, dass er / sie sich die Ausführung der entsprechenden Verhaltensweisen wieder zutraut. Auf eine gezielte Förderung der sozialen Kompetenzen kann in diesem Fall verzichtet werden.

Patient:innen profitieren dann auch sehr von Verhaltensexperimenten, mit denen die ängstigenden Befürchtungen überprüft und korrigiert werden können.

Die nachfolgenden Arbeitsblätter beschäftigen sich mit Themen, die für Patient:innen mit Angststörungen aufgrund ihrer Symptomatik und ihrer psychosozialen Disposition (Temperament, Persönlichkeit) in den meisten Fällen von hoher Relevanz sind, wie dem selbstsicheren Auftreten, dem Formulieren eigener Wünsche und dem Setzen eigener Grenzen.

Arbeitsmaterial

AB 86 Spiel: Unterschiedliche Freunde

Die Förderung sozialer Kompetenzen soll Patient:innen darin unterstützen, soziale Kontakte zu knüpfen, Beziehungen zu gestalten und sich in sozialen Interaktionen selbstsicher zu verhalten. Das Arbeitsblatt enthält die Instruktion eines Spiels, bei dem mit Tierfiguren oder Handpuppen eine soziale Situation dargestellt werden soll. Das Arbeitsblatt enthält Hinweise zur Auswertung, Fragen an die Patientin sowie eine Therapiehausaufgabe.

AB 87 Selbstsicherheit

Anhand eines von der Therapeutin selbst gewählten Comics oder eines Filmausschnitts, der einen selbstsicheren Charakter zeigt, werden Eigenschaften des Charakters erarbeitet und in Bezug auf Personen aus dem Umfeld des Kindes oder Jugendlichen reflektiert. Das Arbeitsblatt enthält Hinweise zur Auswertung und Fragen.

AB 88 Die Arbeit mit den Grundbedürfnissen
Die Erfüllung von Grundbedürfnissen ist ein zentraler Bestandteil psychischer Gesundheit. Mit dieser Übung werden die Grundbedürfnisse veranschaulicht, es können eigene Erfahrungen den Bedürfnissen zugeordnet werden und es findet ein Überblick über das Ausmaß an Befriedigung oder Fehlen von Bedürfnissen im Alltagserleben statt. Es werden Leitfragen zur Arbeit mit jugendlichen Patient:innen vorgestellt und Leitfragen für die Elternarbeit.

AB 89 Bedürfnisse erkennen
Ein Entwicklungsschritt bei der Förderung sozialer Kompetenzen ist das Wahrnehmen eigener Bedürfnisse. Anhand eines Gedankenspiels wird die Bedürfnispyramide nach Maslow erarbeitet. **AB 89** »Bedürfnisse erkennen« und **AB 90** »Wünsche formulieren« bauen aufeinander auf.

AB 90 Wünsche formulieren
Diese Übung aktiviert zunächst Selbstwirksamkeitserwartungen und positive Gefühle, um es der Patientin im Rollenspiel von **AB 91** »Nein sagen« mit der Therapeutin zu erleichtern, den Mut aufzubringen, eigene Wünsche zu äußern. **AB 89** »Bedürfnisse erkennen« und **AB 90** »Wünsche formulieren« bauen aufeinander auf.

AB 91 Nein sagen
In einem Rollenspiel bekommt das Kind die Aufgabe, sich gegen die Forderungen einer Figur / Puppe (von der Therapeutin gespielt) zur Wehr zu setzen.

AB 92 Ich will das nicht
Mit diesem Verhaltensexperiment sollen die sozialen Befürchtungen der Patientin überprüft und korrigiert werden. Die Ergebnisse werden auf dem **AB 93** »Verhaltensexperiment« festgehalten.

AB 93 Verhaltensexperiment
Das auf dem **AB 92** »Ich will das nicht« angeleitete Verhaltensexperiment zur Überprüfung und Korrektur sozialer Befürchtungen des Patienten wird auf diesem Arbeitsblatt protokolliert.

AB 94 Freiheit und eigene Begrenzungen
Diese Übung vermittelt der Patientin eine bessere Einsicht in persönliche Freiräume und Begrenzungen. Wo kann er sich frei und unbeschwert fühlen und welche persönlichen Begrenzungen gibt es für ihn? Das Arbeitsblatt enthält Hinweise zur Auswertung und Fragen, die von der Patientin zu beantworten sind.

AB 95 Was erwarte ich von mir selbst?
Das Arbeitsblatt beschreibt eine Übung, die für den Patienten deutlich macht, was seine eigenen Erwartungen sind. Das Arbeitsblatt enthält Hinweise zur Auswertung und auf mögliche Schwierigkeiten bei der Durchführung.

Spiel: Unterschiedliche Freunde

Für Kinder eignen sich Spiele mit Handpuppen oder Tierfiguren sehr gut, um an einer differenzierten sozialen Wahrnehmung zu arbeiten. Die Kinder müssen nicht direkt über sich sprechen, sondern können ihre Gedanken, Gefühle und Verhaltensweisen auf eine Stellvertreterfigur übertragen. Zudem haben Kinder an solchen Spielen viel Freude und sind auch emotional in das therapeutische Geschehen involviert.

(1) Es werden zwei Tierfiguren / Handpuppen ausgesucht, die eine ist sehr ängstlich und traut sich viele Dinge nicht zu. Die andere hat viel Mut und ist ganz selbstsicher. Beide sind zwar in ihrer Art ganz unterschiedlich, dennoch aber dicke Freunde. Dem Kind werden die beiden Figuren mit diesen Eigenschaften vorgestellt und es kann für die beiden Figuren Namen aussuchen. Wenn dem Kind keine Namen einfallen, gibt der / die Therapeut:in Namen vor.

(2) Nun wird eine Situation angespielt, die das Kind kennt und die ihm Probleme bereitet (allein daheim bleiben, allein einschlafen, sich im Unterricht melden, eine:n Freund:in einladen …).

(3) Die beiden Figuren gehen nun in einen Dialog, in dem mögliche Kognitionen geäußert werden (»Ich traue mich das nicht! Das schaffe ich doch nie! Da kann ja sooo viel passieren!« vs. »Na klar schaffe ich das! Ich mache das jetzt einfach mal! Das wird bestimmt super, wenn ich das ausprobiert und geschafft habe!«). Die Figuren können auch die Gefühle wiederholt aussprechen (»Ich habe ja so riesige Angst!« vs. »Ich bin echt stolz auf mich, dass ich das jetzt mache!«) und die Körperreaktionen können mit den Puppen gespielt werden (Knie schlottern, schnelle Atmung, Herzklopfen etc.).

(4) Die Angstfigur fragt dann im Spiel den / die Patient:in: »Was kann ich denn nur machen, um auch etwas mutiger zu werden? Ich will das doch so gern auch mal schaffen, hast du eine Idee für mich?« Hat das Kind einen Vorschlag, probiert die Angstfigur diesen Vorschlag aus, kann sich der Situation stellen und bedankt sich überschwänglich bei dem Kind. Wenn das Kind keine Vorschläge hat, spielt der / die Therapeut:in die Geschichte so zu Ende, dass sich die beiden Figuren für die nächste Stunde verabreden und es die Angstfigur dann erneut versucht.

Auswertung (s. S. 2)

Das Kind wird gefragt, woran es gemerkt hat, dass die eine Figur Angst hatte und die andere mutig war. So erfolgt eine Vertiefung der differenzierten Wahrnehmung von Emotionen und psychoedukative Elemente können wiederholt werden.

Dann überlegen das Kind und der / die Therapeut:in gemeinsam, was der Angstfigur alles helfen könnte, sich der Situation zu stellen. Dies erfolgt auch, wenn eine erfolgreiche Lösung gespielt wurde, um weitere Problemlösefertigkeiten zu aktivieren. Diese können dann gesammelt und aufgeschrieben werden.

Der / Die Therapeut:in kann auch den Gedanken-Gefühle-Verhalten-Kreislauf (AB 27 »Gedanken – Gefühle – Verhalten») erwähnen und die Aussagen der Mutfigur als positive Selbstinstruktionen nutzen.

»Hat [*Name der Mutfigur*] etwas gesagt, was du dir auch sagen kannst, wenn du Angst bekommst?« Auch diese Aussagen können gesammelt und aufgeschrieben werden.

Therapiehausaufgabe

Abschließend wird das Kind gefragt, ob es eine der Möglichkeiten in der nächsten Woche auch selbst ausprobieren möchte.

Wenn das Rollenspiel mehrmals (z. B. mit anderen Lösungen oder für andere Situationen) gespielt wird, kann das Kind gefragt werden, ob es eine Figur selbst spielen möchte.

Spiel: Unterschiedliche Freunde

Woran hast du gemerkt, dass die eine Figur viel Angst hatte?

....

....

....

....

....

Was kann der Figur gegen die Angst helfen?

....

....

....

....

....

Hat die Mutfigur etwas gesagt, das auch dir helfen kann? (Positive Selbstinstruktionen):

....

....

....

....

....

Spiel: Unterschiedliche Freunde

Wo, wann und wie kann eine der Lösungen selbst ausprobiert werden, welche Lösung oder positive Selbstinstruktion?

....

....

....

....

....

Wo, wann und wie wird eine der Lösungen ausprobiert?

....

....

....

....

....

Selbstsicherheit

Ziel der Übung

Der / Die Therapeut:in kann zu Beginn der Übung kurz erklären, was selbstsicheres Verhalten ist und welche Auswirkungen es hat, wenn sich ein Mensch selbstsicher fühlt und verhält. Auch hier ist ein Hinweis auf das Gedanken-Gefühle-Verhalten-Kreismodell möglich. Danach werden an Modellen Aspekte des selbstsicheren Verhaltens erarbeitet. Kinder haben einen guten Zugang zu der Arbeit mit Verhaltensmodellen. Beim Modelllernen ist in der Aneignungsphase wichtig, dass dem Modell möglichst große Aufmerksamkeit geschenkt wird, es für das Kind attraktiv ist. Hier eignen sich Comics oder kurze Filmausschnitte für die Arbeit mit den Patient:innen gut, da diese eine große Aufmerksamkeitszuwendung durch die jungen Patient:innen garantieren. Es wird ein Comic oder ein Filmausschnitt ausgewählt, in dem ein selbstsicherer Charakter gezeigt wird. Es gibt viele Film- und Comicbeispiele, die sich hervorragend eignen, z. B. *Die Rote Zora, Pippi Langstrumpf, Ronja Räubertochter, Batman.* Das Kind kann auch in der Stunde vor der Übung nach einem Comic oder Film gefragt werden, in dem ein starker Charakter auftritt, und diesen dann zur nächsten Therapiestunde mitbringen. Nach der Zusammenstellung der Eigenschaften des selbstsicheren Charakters werden bestimmte Verhaltensweisen zunächst im Rollenspiel erprobt, danach findet ein Alltagstransfer statt (S. 2).

(1) »Wir haben gerade ein Beispiel für einen sehr starken Charakter gesehen. Wir wollen gemeinsam sammeln, welche Eigenschaften und Verhaltensweisen dir dabei aufgefallen sind. Woran hast du also gemerkt, dass die Figur stark und selbstsicher auftritt?«

(2) Der / Die Therapeut:in kann nach der Aufzählung durch den / die Patient:in auch noch Merkmale ergänzen, die bei der Figur erkennbar waren.

(3) »Sicherlich kennst du auch in deinem Umfeld, in der Schule oder in deiner Freizeit Menschen, die selbstsicher auftreten, die eine selbstbewusste Ausstrahlung haben. Fällt dir ein Beispiel ein? Woran merkst du bei dieser Person, dass sie selbstsicher ist. Sind es die gleichen Eigenschaften und Verhaltensweisen, die wir bereits aufgeschrieben haben, oder fallen dir noch Ergänzungen ein?«

(4) »Nun lass uns gemeinsam diese Liste anschauen. Ich würde gern wissen, was du über dich denkst. Wir gehen die Liste durch und du kannst einen Haken bei jeder Eigenschaft machen, die du auch oft zeigst. Bei den Eigenschaften, die du selten oder beinahe nie zeigst, mache bitte ein X hinter das Wort.«

(5) Der / Die Patient:in kann nun reflektieren, welche Eigenschaften und Verhaltensmuster er / sie sich auch zuspricht. Der / Die Therapeut:in betont, dass es sich hierbei nicht um Merkmale handelt, die eine Person hat oder nicht, sondern dass Verhalten gelernt werden kann.

(6) »Ich habe vorhin gesagt, dass selbstsicheres Verhalten gelernt und trainiert werden kann. Willst du in der nächsten Zeit ein Merkmal, bei dem bisher ein X steht, ausprobieren?«

Die ausgewählte Verhaltensweise kann nun in einem Rollenspiel mit dem / der Therapeut:in eingeübt werden. Es besteht auch die zusätzliche Möglichkeit, das Rollenspiel aufzunehmen und im Videofeedback zu überprüfen, ob es dem / der Patient:in schon gelingt, sich auf diese bestimmte Art selbstsicher zu verhalten. Gelingt es dem / der Patient:in in der Therapiestunde, das selbstsichere Verhalten zu zeigen (bspw. Blickkontakt zu halten), folgt die Aufgabe, dies in der nächsten Woche in einem bestimmten Bereich in seinem / ihrem Umfeld zu versuchen. Dies kann mit einer Selbstbeobachtungsaufgabe verknüpft werden (Wie hast du dich dabei gefühlt, als du das Verhalten ausprobiert hast, was hast du dabei und hinterher gedacht, was waren Reaktionen oder Folgen?).

Selbstsicherheit

Woran hast du gemerkt, dass sich die Figur stark und selbstsicher verhalten hat? Was waren Merkmale des selbstsicheren Verhaltens?

(1) ....

(2) ....

(3) ....

(4) ....

(5) ....

(6) ....

Was sind weitere selbstsichere Merkmale von Personen aus dem Umfeld (Familie, Schule):

(1) ....

(2) ....

(3) ....

(4) ....

(5) ....

(6) ....

Ziel: Welches Merkmal wird in der nächsten Zeit ausprobiert?

....

Wie und wo wird das Merkmal ausprobiert?

....

....

Erfahrungen mit der Erprobung des Merkmals:

....

....

Die Arbeit mit den Grundbedürfnissen

Klaus Grawe hat in seinem Werk *Neuropsychotherapie* vier Grundbedürfnisse vorgestellt. Werden diese Grundbedürfnisse befriedigt, tragen sie zu psychischer Gesundheit und Wohlbefinden bei, werden sie nur mangelhaft befriedigt, kann das zu einer erhöhten Vulnerabilität, Unzufriedenheit und negativen Gefühlen führen. Die vier Grundbedürfnissen sind:

(1) Bedürfnis nach Orientierung und Kontrolle
(2) Bedürfnis nach Selbstwerterhöhung und Selbstwertschutz
(3) Bindungsbedürfnis
(4) Lustgewinn und Unlustvermeidung

Neben diesen vier Bedürfnissen wird noch ein übergreifendes Bedürfnis nach Stimmigkeit und Konsistenz formuliert, in dem das Leben in Übereinstimmung mit den eigenen Werten, der Lebenssinn, die eigene Balance und / oder Spiritualität abgebildet wird.

Das folgende Schema lehnt sich an das Modell von Grawe an und formuliert für die jeweiligen Bedürfnisse Kernfragen, die der / die Jugendliche bearbeiten kann. Es werden dann in der Stunde zunächst die Ideen zu den Kernfragen als Stichpunkte in das jeweilige Feld geschrieben. Am Ende wird das Feld nach Gefühl anteilig schraffiert, wobei der grüne Anteil den befriedigten Anteil und der rote Anteil den Mangelanteil darstellt.

Zum Ende der Bearbeitung kann erfragt werden, auf welches Bedürfnis in Zukunft mehr geachtet werden soll und wie dies konkret im Alltag aussehen kann. Hier ist der / die Therapeut:in auch als Dialogpartner:in gefragt, um mit den Jugendlichen zu erörtern, worauf Einflussmöglichkeiten bestehen, wie eventuell mehr Eigenverantwortung für die genannten Bedürfnisse übernommen werden kann und welche Möglichkeiten es zu einer bedürfnisnahen Gestaltung des Alltags gibt.

Weil bei jüngeren Kindern vor allem die Eltern als Hilfe zur Erfüllung der wesentlichen Bedürfnisse fungieren, sind die Leitfragen danach zum analogen Einsatz in der Elternarbeit umformuliert.

Es bietet sich an, das jeweilige Schema nach einer ersten Bearbeitung auch nochmals in der Therapie einzusetzen, um zu schauen, ob sich in der Erfüllung der Bedürfnisse etwas verändert hat.

Die Arbeit mit den Grundbedürfnissen

Leitfragen zu den Bedürfnissen für die Arbeit mit Jugendlichen

Bedürfnis nach Kontrolle und Orientierung

- »In welchen Bereichen hast du Kontrolle über dein Leben? Wo kannst du über dich selbst bestimmen und auf dein Leben positiv einwirken? Weißt du, was in der nächsten Zeit auf dich zukommt?« (grüner Bereich / Annäherung / erfülltes Bedürfnis)
- »Wo ist dein Leben unvorhersehbar? Wobei ist dein Leben von anderen bestimmt und du hast wenig Kontrolle darüber, wie dein Leben aussieht?« (roter Bereich / Vermeidung / Mangelbedürfnis)

Bedürfnis nach Lustgewinn / Unlustvermeidung

- »Woran hast du Freude? In welchen Bereichen hast du Spaß, machst etwas gerne, ohne dass es von dir verlangt wird?« (grüner Bereich / Annäherung / erfülltes Bedürfnis)
- »Was musst du tun, obwohl du keine Lust dazu hast? Wozu musst du dich überwinden, weil du es eigentlich nicht machen willst?« (roter Bereich / Vermeidung / Mangelbedürfnis)

Bindungsbedürfnis

- »Mit welchen Menschen fühlst du dich verbunden und angenommen? Wo hast du das Gefühl eines schönen Miteinanders mit anderen Menschen? Geben dir andere Menschen Sicherheit?« (grüner Bereich / Annäherung / erfülltes Bedürfnis)
- »Wo machst du die Erfahrung von Alleinsein oder Einsamkeit? Wobei hast du das Gefühl, dass andere Menschen dich nicht annehmen oder akzeptieren? Fühlst du dich von anderen Menschen kritisiert oder als Mensch infrage gestellt?« (roter Bereich / Vermeidung / Mangelbedürfnis)

Bedürfnis nach Selbstwerthöhung und Selbstwertschutz

- »Wobei fühlst du dich wertvoll? Was sind Eigenschaften oder Fähigkeiten, die du an dir magst? Bist du gerade dabei, eine Eigenschaft weiterzuentwickeln? Was kannst du gut?« (grüner Bereich / Annäherung / erfülltes Bedürfnis)
- »Wobei fühlst du dich in deinem Selbstwert angegriffen oder abgewertet? Wobei stellst du dich selbst infrage?« (roter Bereich / Vermeidung / Mangelbedürfnis)

Bedürfnis nach Stimmigkeit / Konsistenz

- »Lebst du dein Leben so, wie es sich für dich richtig anfühlt? Sind die Werte, die dir wichtig sind, Teil von deinem Leben?«

Die Arbeit mit den Grundbedürfnissen

Leitfragen zu den Bedürfnissen für die Arbeit mit Eltern

Bedürfnis nach Kontrolle und Orientierung

- »In welchen Bereichen kann Ihr Kind selbst über sich bestimmen? Weiß Ihr Kind gut, was und wann im Alltag ansteht? Gibt es Routinen und Rituale im Alltag, die Ihrem Kind Orientierung und Sicherheit geben?« (grüner Bereich / Annäherung / erfülltes Bedürfnis)
- »Wo ist das Leben für Ihr Kind unvorhersehbar? Wo ist das Leben von anderen bestimmt und Ihr Kind hat wenig Kontrolle darüber, wie ihr / sein Alltag aussieht?« (roter Bereich / Vermeidung / Mangelbedürfnis)

Bedürfnis nach Lustgewinn / Unlustvermeidung

- »Woran hat Ihr Kind Freude? In welchen Bereichen hat es Spaß und macht etwas gerne, ohne dass es von ihr / ihm verlangt wird?« (grüner Bereich / Annäherung / erfülltes Bedürfnis)
- »Was muss Ihr Kind tun, obwohl es keine Lust dazu hat? Wozu muss sich Ihr Kind überwinden, weil es etwas eigentlich nicht machen will?« (roter Bereich / Vermeidung / Mangelbedürfnis)

Bindungsbedürfnis

- »Mit welchen Menschen fühlt sich Ihr Kind verbunden und angenommen? Wo hat Ihr Kind das Gefühl eines schönen Miteinanders mit anderen Menschen und erfährt Akzeptanz und Sicherheit?« (grüner Bereich / Annäherung / erfülltes Bedürfnis)
- »Wo macht Ihr Kind die Erfahrung von Alleinsein oder Einsamkeit? Wobei hat Ihr Kind das Gefühl, dass andere Menschen sie / ihn nicht annehmen oder akzeptieren? Fühlt sich Ihr Kind von anderen Menschen kritisiert oder als Mensch infrage gestellt?« (roter Bereich / Vermeidung / Mangelbedürfnis)

Bedürfnis nach Selbstwerthöhung und Selbstwertschutz

- »Wobei fühlt sich Ihr Kind wertvoll? Was sind Eigenschaften oder Fähigkeiten, die Ihr Kind an sich mag? Was kann Ihr Kind gut?« (grüner Bereich / Annäherung / erfülltes Bedürfnis)
- »Wobei fühlt sich Ihr Kind im Selbstwert angegriffen oder abgewertet? Wobei stellt sich Ihr Kind selbst infrage?« (roter Bereich / Vermeidung / Mangelbedürfnis)

Bedürfnis nach Stimmigkeit / Konsistenz

- »Lebt Ihre Familie das Leben so, wie es sich für Sie richtig anfühlt? Sind die Werte, die Ihnen und den Familienmitgliedern wichtig sind, Teil von Ihrem Familienleben?«

Die Arbeit mit den Grundbedürfnissen

Bedürfnis nach Kontrolle und Orientierung

....
....
....
....
....
....
....

Bedürfnis nach Lustgewinn / Unlustvermeidung

....
....
....
....
....
....
....

Bindungsbedürfnis

....
....
....
....
....
....
....

Bedürfnis nach Selbstwerthöhung und Selbstwertschutz

....
....
....
....
....
....
....

Bedürfnis nach Stimmigkeit / Konsistenz

....
....

(1) Schreiben Sie Antwort-Stichpunkte zu den Leitfragen in die jeweiligen Bedürfnisfelder.
(2) Markieren Sie farbig und nach Größe gewichtet die erfüllten Anteile (grün) vs. Mangelanteile (rot).
(3) Werten Sie die Angaben nach Zufriedenheit und Veränderungswünschen aus und konkretisieren Sie, wie dies im Alltag genau aussehen kann.

AB 89 • T

Bedürfnisse erkennen

Eine wichtige Entwicklungsaufgabe für Patient:innen mit Angststörungen ist es, die eigenen Bedürfnisse wahrzunehmen und sie im nächsten Schritt, vielleicht erst im sicheren Rahmen der Therapie, später auch außerhalb, ausdrücken zu können. Vielfach können die Patient:innen dann besser ihre Schwierigkeiten und Schwächen annehmen (Selbstakzeptanz), da sie eine Erklärung für inadäquate Verhaltensweisen finden. Insofern muss die Arbeit an den Bedürfnissen nicht immer eine behaviorale Veränderungsperspektive enthalten (dies geschieht nachfolgend, wenn Wünsche formuliert werden), sondern hier kann die motivationale Klärung das Ziel der therapeutischen Arbeit sein.

Als Einleitung kann der / die Therapeut:in mit dem / der Patient:in ein Gedankenspiel machen, das die Bedeutung und Unterschiedlichkeit von Bedürfnissen erklärt. Wenn der / die Patient:in die Geschichte von Robinson Crusoe kennt, kann diese verwendet werden, ansonsten geht das Gedankenspiel auch abstrakt, beispielsweise so:

»Stell dir vor, ein Mann ist auf dem Weg in den Urlaub. Er fährt mit einem Kreuzfahrtschiff durch fremde Meere und Länder. Doch dann verunglückt das Schiff. Der Mann ist ein guter Schwimmer und kann sich auf eine Insel retten. Schnell merkt er, dass weit und breit kein anderer Mensch auf der Insel zu sehen ist. Was denkst du, sollte der Mann machen? Was ist zuerst für ihn wichtig? Was braucht oder macht er danach?«

Bedürfnisse erkennen

Anhand der Geschichte können gut Bedürfnisse, beispielsweise analog der Bedürfnispyramide nach Maslow, erarbeitet werden.

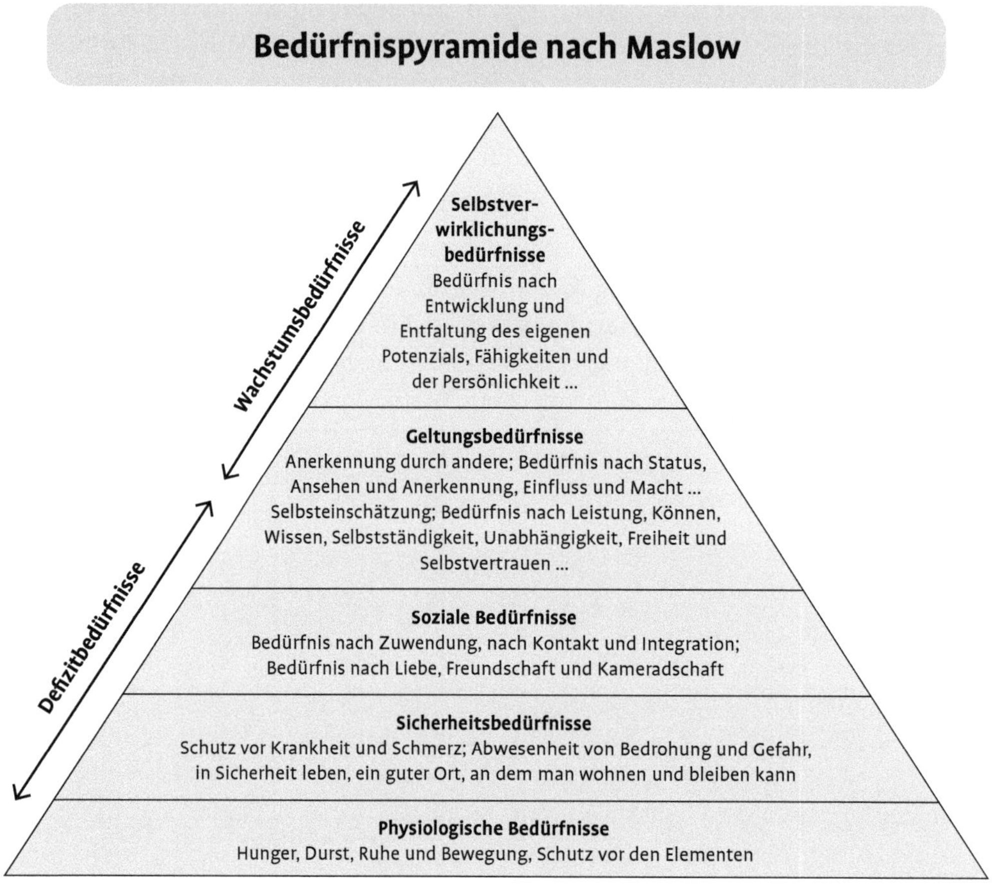

»Bedürfnisse sind also Dinge oder Zustände, die alle Menschen sehr brauchen und die ihnen ganz wichtig sind. So einfache Dinge wie Essen, Trinken und Schlaf gehören dazu. Oder einfach Spaß zu haben, Dinge zu tun, die man sehr mag. Liebe und Zuneigung, Anerkennung und Sicherheit, dass man die Welt verstehen und auch Dinge beeinflussen kann, auch das sind wichtige Bedürfnisse.

Fällt dir da ein Bedürfnis ein, das du heute hattest oder auch jetzt gerade hast?«

……………………………………………………………………………………………………

……………………………………………………………………………………………………

Bedürfnisse erkennen

»Woran hast du gemerkt, dass du .... *[genanntes Bedürfnis]* brauchst?«

....

....

....

»Wenn unsere Bedürfnisse erfüllt werden, fühlen wir uns gut. Wird ein Bedürfnis, das gerade wichtig ist, nicht erfüllt, so kann man sich ärgerlich, ängstlich oder traurig fühlen. Wann war das letzte Mal, dass du dich so gefühlt hast? Lass uns einmal gemeinsam überlegen, welches Bedürfnis du dabeigehabt haben könntest, also warum du dich so gefühlt hast?«

....

....

....

»Ich werde zukünftig immer mal wieder mit dir gemeinsam überlegen, welches Bedürfnis wohl bei dir da war, wenn du dich entweder sehr gut oder schlecht gefühlt hast. So können wir miteinander herausfinden, was dir wichtig ist und was du brauchst, um fröhlich und glücklich zu sein.«

Auswertung
Wahrscheinlich muss der / die Therapeut:in zu Beginn der Arbeit mit den Bedürfnissen häufig das hinter einem emotionalen Zustand stehende Bedürfnis selbst identifizieren und für den / die Patient:in benennen. Dies ist wichtig für den / die Patient:in, um besser über sich und seine / ihre Motive Bescheid zu wissen.

Der / Die Therapeut:in kann also zu Beginn der Stunden, wenn der / die Patient:in berichtet, was in der Zeit nach der letzten Therapiestunde vorgefallen ist, emotionale Zustände paraphrasieren (»Das hört sich für mich so an, als ob du in diesem Moment ganz schön ärgerlich warst. Ist das richtig?«) und versuchen, damit verbundene Bedürfnisse zu benennen (»Du hättest dir da mehr Anerkennung und Aufmerksamkeit gewünscht, stimmt das?«).

Wünsche formulieren

Ziel der Übung

Zu Beginn der Übung werden Selbstwirksamkeitserwartungen und positive Gefühle aktiviert, die es dem / der Patient:in später erleichtern, den Mut zum Ausdrücken eigener Wünsche aufzubringen (s. S. 2).

Mit dem / der Patient:in werden dann die Vorteile diskutiert, eigene Gefühle und Bedürfnisse auszudrücken. Insbesondere Patient:innen mit Angststörungen fällt es schwer, Wünsche zu formulieren, da sie befürchten, auf Ablehnung zu stoßen, oder sie sich nicht trauen, andere Menschen um etwas zu bitten, das ihnen wirklich am Herzen liegt. Diese Befürchtungen sollten ernst genommen und der / die Patient:in in seinen Schwierigkeiten validiert werden. Dennoch wird auch betont, dass das Artikulieren eigener Wünsche eine wichtige Ausdrucksmöglichkeit ist und zum Wohlbefinden des / der Patient:in beiträgt. Hier kann auch ein Bezug zu dem Arbeitsblatt 89 »Bedürfnisse erkennen« hergestellt werden.

Abschließend sollte mit dem / der Patient:in über die Unterscheidung zwischen Wünschen und Forderungen gesprochen werden (Rosenberg, 2005). So sollte dem / der Patient:in deutlich werden, dass Wünsche nicht immer erfüllt werden (können) und dass ein Wunsch auch keine Forderung an den anderen Menschen ist (dieser muss das tun, sonst … vs. Dieser kann es freiwillig tun), sondern dass Wünsche immer ein Ausdruck von Bedürfnissen sind, auf die der andere eingehen kann, aber nicht muss (Rosenberg, 2016).

»Ich möchte mit dir heute über Wünsche sprechen. Hast du dir schon einmal etwas sehr gewünscht, was dann auch in Erfüllung gegangen ist? Vielleicht etwas, was du gern machen wolltest? Erzähle mir davon.«

»Sagst du anderen Menschen oft, was du dir wünschst? Oder was du gern von ihnen haben würdest, also wie sie sich dir gegenüber verhalten sollen? Bei wem fällt dir das leicht, bei wem schwer?«

»Was hält dich davon ab, noch häufiger deine Wünsche anderen Menschen mitzuteilen? Lass uns einige Gründe suchen, die dich bisher abgehalten haben, dies noch häufiger zu tun.«

»Warum kann es für dich nützlich und gut sein, eigene Wünsche zu benennen, also anderen Menschen zu sagen, was du willst oder brauchst? Lass uns einige Gründe und Argumente sammeln, die dafür sprechen, Wünsche zu benennen und mitzuteilen.«

»Fällt dir etwas ein, was du dir von einer anderen Person, deinen Eltern oder einem / einer Freund:in, wünschst? Etwas was dir am Herzen liegt, du aber bisher nicht ausgesprochen hast.«

Falls der / die Therapeut:in in den letzten Stunden Wünsche oder nicht erfüllte Bedürfnisse aus den Schilderungen des / der Patient:in herausgehört hat, können auch diese eingebracht werden (z. B. »Ich habe dich letzte Stunde so verstanden, dass du dir … von deiner Mutter / deinem Vater wünschen würdest. Stimmt das so? Wäre das ein Wunsch, der dir gerade wichtig ist?«).

»Lass uns einmal versuchen, den Wunsch auszudrücken und auch zu sagen, warum das für dich wichtig ist!«

Hier kann der / die Therapeut:in helfen, das Bedürfnis zu verbalisieren, welches wahrscheinlich hinter dem Wunsch steht.

Wünsche formulieren

An dieser Stelle erfolgt ein kurzes Rollenspiel, in dem der / die Therapeut:in in die Rolle des / der Patient:in schlüpft und den Wunsch ausspricht. Der / Die Patient:in ist die Person, an die der Wunsch gerichtet wird.

»Wie kam das bei dir an? Wie würdest du darauf reagieren?«

Falls der / die Therapeut:in unsicher ist, ob der / die Patient:in den Wunsch gut selbst formulieren kann, werden die Rollen getauscht und der / die Patient:in äußert seinen / ihren Wunsch.

Therapiehausaufgabe
Der / Die Patient:in wird gefragt, ob er / sie in der nächsten Woche den vorformulierten Wunsch aussprechen und seine / ihre Bitte äußern mag.

Auswertung
Es sollte zudem erklärt werden, dass die Verantwortung für das Erfüllen des Wunsches bei der anderen Person verbleibt, also die Bitte keine Garantie ist, dass der Wunsch auch erfüllt wird. Aber es kann auch betont werden, dass es an sich schon einen Wert hat, den Versuch unternommen zu haben und viele Menschen auch einem Wunsch gern nachkommen, wenn sie ein Bedürfnis aus diesem heraushören.

Nein sagen

Der / Die Therapeut:in übernimmt im Rollenspiel eine Figur / Puppe, die das Kind zu etwas überreden möchte (z. B. etwas herzugeben). Das Kind bekommt die Aufgabe, sich dagegen zu wehren. Falls das Kind ganz unsicher ist, können vor dem Rollenspiel einige Nein-Sätze ausprobiert werden (»Nein, das will ich nicht«).

»Ich liebe so getragene, stinkige Schuhe. Willst du mir nicht vielleicht deine Schuhe schenken?«

»Ich finde die aber so toll, komm jetzt, zieh die Schuhe mal aus und gib sie mir.«

»Wenn du das nicht machst, bist du total blöd! Los, jetzt mach doch!«

»Entweder du machst das jetzt oder du bist nicht mehr mein Freund! Mach jetzt!«

»Ich werde jetzt echt gleich sauer! Ich will unbedingt diese Schuhe haben. Die stinken so schön. Gib sie mir sofort!«

Auswertung

Das Kind wird nach dem Rollenspiel darin bestärkt, bei sich zu bleiben und die eigenen Grenzen zu wahren. Wichtig ist, dass ein Alltagstransfer des Rollenspiels, welches sehr absurd und zugespitzt sein darf, stattfindet.

»Fallen dir Beispiele ein, wo du etwas gemacht hast, was du gar nicht wolltest? Wo du also gern ›Nein!‹ gesagt hättest?«

....

....

....

Im Anschluss können das Kind und der / die Therapeut:in über Dinge sprechen, die von dem Kind verlangt werden, und in welchen Bereichen das Kind ausprobieren kann, sich zu wehren und Nein zu sagen.

Therapiehausaufgabe

Falls sich eine geeignete Situation findet, kann mit dem Kind besprochen werden, dass es in Form eines Verhaltensexperimentes ausprobiert, Nein zu sagen und eine persönliche Grenze zu wahren. Ein Beispiel für ein Verhaltensexperiment folgt in dem AB 92 »Ich will das nicht«.

Eine wichtige therapeutische Kompetenz ist es daher auch, ein Nein der Patient:innen in der Therapiesitzung zu akzeptieren, beispielsweise wenn sie eine Übung oder ein Arbeitsblatt nicht machen möchten. Dies sollte zunächst einmal als ein gutes Wahrnehmen und Benennen eigener Grenzen auf der Patientenseite gesehen werden und nicht als Non-Compliance. Bei Patient:innen mit Angststörungen sollte jedoch differenziert betrachtet werden, ob es sich nicht eventuell um Vermeidungsverhalten handelt. Dies sollte in der Therapiestunde thematisiert werden.

AB 92 • T

Ich will das nicht

Ziel der Übung

Mit diesem Verhaltensexperiment können soziale Befürchtungen überprüft und korrigiert werden, die sich auf sozial nicht erwünschtes Verhalten, den Ausdruck des eigenen Willens und das Benennen eigener Grenzen beziehen. Es erscheint wichtig, dass die Befürchtungen im Vorfeld des Verhaltensexperiments so konkret wie möglich benannt werden, um die Annahmen später einem differenzierten Realitätsabgleich zu unterziehen. Die Übung eignet sich insbesondere für Patient:innen, die häufig zu sozial erwünscht handeln und eigene Wünsche und Grenzen nicht eindeutig benennen. Es wird in der Übung der Mut gefordert, gegen die Erwartung des sozialen Umfelds zu handeln. Es findet in der Therapie also eine Verstärkung von Verhaltensweisen statt, die sonst nicht sozial verstärkt werden, um das Verhaltensrepertoire der Patient:innen zu erweitern. Zu den vier aufgeführten Schritten des Verhaltensexperimentes kann auch das folgende AB 93 »Verhaltensexperiment« verwendet werden.

»Ich will gern mit dir üben, mutig zu sagen, was man nicht möchte. Es ist meist zunächst einfacher, das zu tun, was andere von dir erwarten. Es kann aber sein, dass du dich dabei nicht wohl fühlst. Und dann finde ich es wichtig, dass du den Mut hast zu sagen, dass du das nicht willst.

Ich gebe dir ein Beispiel: Sicher weißt du, wie das ist, wenn man in ein Café geht. Die Bedienung kommt, man bestellt etwas, die Bedienung bringt das Getränk oder das Essen. Ich will gern mit dir in ein Café gehen. Wir bestellen und nach kurzer Zeit gehst du nochmals zu der Bedienung und sagst, dass du das Bestellte doch nicht haben willst. Das wird sicher etwas Mut erfordern.

(1) Lass uns vorher überlegen, was du erwartest, was dann passieren wird. Wie kann die Situation ausgehen, was denkst du?
(2) Hast du Befürchtungen oder Angst vor etwas, was in der Situation passieren könnte? Was sind deine Befürchtungen? [Hier ist es wichtig, bei abstrakten Antworten wie ›Die Bedienung könnte blöd reagieren‹ nachzufragen und die Annahmen so konkret wie möglich aufzuschreiben.] Für wie wahrscheinlich hältst du es, dass deine Befürchtung eintritt?«
(3) Das Verhaltensexperiment wird nun durchgeführt. Nach dem Experiment werden die aufgeschriebenen Ausgänge der Situation und die Befürchtungen mit den realen Verhaltenskonsequenzen verglichen.
(4) Die Therapeut:innen können auch selbst eine Rückmeldung geben, wie sie das Verhalten erlebt haben, und fragen, wie die Patient:innen es geschafft haben, sich in der Situation zu überwinden und mutig zu sein. Eventuell lassen sich hier erfolgreiche »Mutstrategien« analysieren, die aufgeschrieben und bei ähnlichen Situationen angewendet werden können.

Als Abschluss der Übung werden die Patient:innen gefragt, ob ihnen ein Beispiel aus dem Alltag einfällt, bei dem es ihnen nicht gut geht, weil sie sich nicht getraut haben zu sagen, dass sie dies nicht mögen. Der Alltagstransfer kann wie oben vorbereitet als weiteres Verhaltensexperiment in einer Therapiehausaufgabe durchgeführt werden.

Vielfach können in dieser Übung katastrophisierende Kognitionen überprüft und korrigiert werden. Das Ziel muss jedoch nicht unbedingt eine Korrektur der Annahmen sein. Es kann auch erarbeitet werden, dass Konsequenzen des Verhaltens nicht immer eindeutig vorhersehbar sind. Eine Klarheit im Ausdruck eigener Wünsche und Grenzen sollte nicht so sehr von der Reaktion und den Konsequenzen anderer abhängig sein. Es ist vielmehr ein Entwicklungsschritt, der eine persönliche Ressource für das eigene Wohlbefinden, die eigene »Psychohygiene« darstellt. Mit Jugendlichen kann diese Unterscheidung erörtert werden, mit Kindern wird nach der Übung mehr der Mut fokussiert und verstärkt, der bei einem solchen Verhalten notwendig ist.

Verhaltensexperiment

(1) Welche Erwartungen hast du? Was kann alles passieren, wie kann die Situation ausgehen?

(a) ....

....

(b) ....

....

(c) ....

....

(d) ....

....

(e) ....

....

(f) ....

....

(g) ....

....

(h) ....

....

(i) ....

....

(j) ....

....

Verhaltensexperiment

(2) Welche Befürchtungen hast du? Was könnte dir dabei Unangenehmes passieren? Trage in Klammern ein, für wie wahrscheinlich du das Eintreten der Befürchtung hältst.

.... (.......... %)

.... (.......... %)

.... (.......... %)

.... (.......... %)

.... (.......... %)

Durchführung des Verhaltensexperiments

(3) Wie waren tatsächlich die Folgen? Was hast du bei dem Verhaltensexperiment erlebt? Welche Befürchtungen sind eingetreten und welche nicht?

....

....

....

....

....

(4) Was nimmst du aus dem Verhaltensexperiment mit? Hast du etwas über dich oder deine Umwelt gelernt? Wie hast du es geschafft, so mutig zu sein?

....

....

....

....

....

Freiheit und eigene Begrenzungen

Ziel der Übung

Der / Die Patient:in soll eine bessere Einsicht in persönliche Freiräume und Begrenzungen entwickeln. Es soll sich für den / die Patient:in klären, in welchen Bereichen er / sie sich frei und unbeschwert fühlt und was persönliche Begrenzungen darstellen. Es geht in dieser Übung nicht um Grenzen oder Begrenzungen, die dem Jugendlichen von außen auferlegt werden (bspw. von den Eltern, in der Schule etc.), sondern um eigene Begrenzungen. Diese betreffen Bereiche, in denen sich der Jugendliche nicht traut, ein bestimmtes Verhalten zu zeigen, oder sich Erfahrungen vorenthält. Dies kann aufgrund der Ängste so sein oder weil unangenehme Folgen (bspw. von dem sozialen Umfeld) befürchtet werden. Die Unterscheidung zwischen eigenen, persönlichen Begrenzungen und Grenzen von außen sollte vor der Übung angesprochen werden, damit eine Klarheit über den Auftrag hergestellt wird. Das Ziel der Übung kann sein, dass der / die Jugendliche sich mehr Freiräume erarbeitet, in denen er / sie sorgenfrei und selbstsicher auftritt.

Durchführung der Übung

Dem / Der Patient:in wird ein leeres Blatt vorgelegt.

»Stell dir einmal vor, das Blatt steht für eine komplette Freiheit. Du kannst ja theoretisch alles machen, alles probieren, dich auf jede erdenkliche Art verhalten. Aber das tust du wahrscheinlich nicht, das macht niemand.

Teile das Blatt einmal mit einem Strich in zwei Bereiche. Der eine Bereich ist deine ›Freiheit‹, hier sammeln wir später alles, wo du dich frei und unbeschwert fühlst. Den anderen Bereich nennen wir ›Begrenzung‹, hier sammeln wir später alles, was du dir nicht erlaubst, wo du dich einschränkst. Versuche einmal zu überlegen, wie viel Raum der Bereich ›Freiheit‹ für dich ausmacht und wie viel Raum die ›Begrenzung‹ einnimmt.«

Nach einer ersten, intuitiven Teilung des Blattes durch eine Linie, werden die einzelnen Situationen, Lebensbereiche und Verhaltensweisen gesammelt. Hier ein Beispiel:

Freiheit	**Begrenzung**
Sport machen	unbekannte Leute ansprechen
Geld für mein Hobby ausgeben	um Hilfe fragen
Serien anschauen	von mir erzählen
mit meiner besten Freundin quatschen	sagen, wie es mir geht

»Nun haben wir für die beiden Bereiche alles gesammelt, was für dich Freiheit und Begrenzung bedeutet. Stimmt für dich die Unterteilung immer noch, die du vorhin aus dem Bauch heraus vorgenommen hast, oder nimmt doch einer der Bereiche mehr Platz in deinem Leben ein?«

Freiheit und eigene Begrenzungen

Auswertung

Gemeinsam mit dem / der Patient:in kann nun überlegt werden, ob sich der / die Jugendliche mit der bisherigen Einteilung wohlfühlt oder ob er / sie sich mehr Freiheiten zugestehen sollte. Hier kann die Visualisierung der Größe der beiden Bereiche ein wichtiger Anker für die Jugendlichen sein, um die Kraft und Motivation zu finden, Neues auszuprobieren.

Es kann sich auch ein Gespräch über die Gründe für einzelne Begrenzungen entwickeln (»Was denkst du, warum du dir die Begrenzung … auferlegt hast?«).

Therapiehausaufgabe

Bei Patient:innen, die sehr angepasst sind, ist es wahrscheinlich, dass es sehr viele Begrenzungen und persönliche Einschränkungen gibt. Es kann als Abschluss der Stunde eine Begrenzung aus der Liste ausgewählt werden, um mit einem Verhaltensexperiment ein Verhalten auszuprobieren, dass zu mehr persönlicher Freiheit führt. Wenn es hierbei Ängste vor möglichen Konsequenzen oder Reaktionen aus dem Umfeld gibt, sollten diese thematisiert werden, um sie nach dem Verhaltensexperiment gemeinsam mit dem / der Patient:in zu überprüfen.

Die Übung kann auch so abgewandelt werden, dass nicht die eigenen Begrenzungen gesammelt werden, sondern die Freiheiten und Grenzen, die andere Personen oder bestimmte Lebensumstände dem / der Jugendlichen auferlegen. Es kann dann ein Ziel sein, dass der / die Jugendliche mit diesen Grenzen besser umgehen kann, sie besser akzeptieren kann oder eben auch versucht, sich gezielt nicht nach einer Erwartung zu richten und die entsprechende Grenze überschreitet.

Was erwarte ich von mir selbst?

Ziel der Übung

Das Ziel der Übung besteht zum einen darin, für den / die Patient:in deutlich zu machen, was eigene Erwartungen sind. Eigene Erwartungen bestehen aus Verhaltensidealen und Ansprüchen, die das Kind oder der / die Jugendliche für sich definiert. Es kann bei jeder Erwartung, jedem Anspruch geschaut werden, ob das Kind denkt, dass es diesem gerecht wird. Zum anderen ist ein weiteres Ziel der Übung eine Visualisierung, die verdeutlichen soll, ob sich der / die Patient:in mit den eigenen Ansprüchen überfordert, also sich selbst zu viel Druck macht, oder ob es alters- und entwicklungsadäquate Erwartungen sind, die gute Motivatoren für das Kind darstellen.

»Lass uns heute einmal gemeinsam überlegen, welche Erwartungen oder Ansprüche du an dich selbst hast. Vielleicht gibt es für dich Idealvorstellungen, wie du sein solltest, was du beispielsweise in der Schule oder in deiner Freizeit erreichen willst, oder auch wie andere Personen dich sehen sollen. Wir nehmen für jede Erwartung, die du an dich hast, ein Blatt und schreiben diese darauf.«

Bei jedem Blatt wird nun an die Seite eine Skala gemalt, und der / die Patient:in schätzt sich ein, inwieweit er / sie momentan diesem Anspruch gerecht wird. Es kann sich bei einigen Erwartungen schon ein Gespräch entwickeln, ob der Anspruch an die eigene Person gerechtfertigt ist, oder eventuell übertrieben und unrealistisch ist.

Die Blätter werden dann auf dem Boden des Therapieraumes nebeneinander ausgelegt.

> Ich will eine sehr gute Schülerin sein!
> (in den meisten Fächern eine 1 bekommen)

Auswertung

»Jeder Mensch hat bestimmte Erwartungen an sich. Das ist auch gut so, weil diese Erwartungen uns antreiben, uns motivieren, um bestimmte Ziele zu erreichen. Manchmal kann es aber auch sein, dass man sich zu viel Druck macht, die Ansprüche zu hoch sind oder es zu viele Erwartungen gibt, denen allen man nicht gerecht werden kann. Wie ist das bei dir? Wenn du auf die Blätter schaust, die auf dem Boden liegen, findest du, dass es genau richtig viele, zu wenige oder zu viele Erwartungen sind?

Welche davon sind dir besonders wichtig? Wo steckst du viel Energie in das Erreichen des Zieles?

Würde es dir guttun, nicht ganz so viele Erwartungen an dich selbst zu haben, oder bei einigen etwas geringere Ansprüche an dich selbst?«

Vielleicht wird für den / die Therapeut:in sichtbar, dass der / die Patient:in sehr perfektionistisch ist oder die eigenen Ansprüche zu hoch und unerreichbar sind. In diesem Fall kann es in den nächsten Stunden eine Aufgabe sein, diesen Perfektionismus zu thematisieren und eine bessere Selbstakzeptanz (also eine Akzeptanz eigener Schwächen und Fehler) mit dem / der Patient:in zu entwickeln.

Wenn die Erwartungen nicht überfordernd sind, dennoch aber der / die Patient:in unzufrieden über die jeweilige Zielerreichung ist, kann auch eine Erwartung herausgegriffen werden, auf der in der nächsten Zeit ein Fokus für den / die Patient:in liegen sollte. Es können dann gemeinsam Lösungen und Handlungsmöglichkeiten erarbeitet werden, dem Anspruch besser gerecht zu werden.

9 Entspannungs- und Achtsamkeitsübungen

Entspannungsverfahren haben ein weites Anwendungsfeld im präventiven sowie psychotherapeutischen Setting. Systematisch eingesetzte Entspannungsverfahren können Kindern und Jugendlichen die Erfahrung ermöglichen, einen entspannten, ruhigen Zustand selbstgesteuert herstellen zu können. Somit können Kinder in der Erfahrung von physiologischen Zuständen den Zusammenhang und die Wechselwirkung zwischen Gefühlen, Kognitionen, Verhalten und Körperempfindungen lernen. Durch die Vermittlung und den Einsatz von Entspannungsmethoden kann daher die Kompetenz des Kindes anwachsen, mit Stressoren adäquat umzugehen und sich bewusste Ruhepausen im Alltag zu verschaffen.

Die ursprünglich aus der buddhistischen Lehre stammende Ausübung der Achtsamkeitsmeditation hat in neueren verhaltenstherapeutischen Ansätzen Beachtung gefunden. Achtsam sein bedeutet, sich bewusst dem aktuellen Erleben zuzuwenden und dabei die auftretenden Gedanken und Gefühle ohne Bewertungen wahrzunehmen. Ziel ist es, zu sich zu finden und so, auch im Alltag, sich seiner Gedanken, Gefühle, Handlungen und deren Auswirkungen bewusst zu werden.

Die folgenden Achtsamkeitsübungen beziehen sich auf das Gewahrsein für Geräusche und Berührungen sowie auf die Wahrnehmung des eigenen Atems. Sie sind für Kinder und Jugendliche in Kleingruppen gedacht.

In der Behandlung von Angststörungen ist der Einsatz von Entspannungsverfahren als Zusatzkomponente zu betrachten. Für eine wirksame Behandlung sind sie nicht erforderlich. Hilfreich sind Entspannungsverfahren oder achtsamkeitsbasierte Ansätze insbesondere für Kinder und Jugendliche mit starken körperlichen Symptomen oder auch Schwierigkeiten beim Einschlafen. Wichtig ist zu beachten, dass während einer Exposition keine Entspannungsverfahren angewendet werden, da dies sonst eine Vermeidungsstrategie darstellen könnte. Beim Einsatz von Expositionsverfahren soll sich der/die Patient:in ohne angstreduzierende Techniken den angstbesetzten Stimuli stellen.

Bei der Einführung von Entspannungstechniken und Achtsamkeitsübungen sollten die Kinder und Jugendlichen darauf hingewiesen werden, dass diese Übungen regelmäßig geübt werden müssen, damit sie hilfreich sein können.

Die dargestellten Techniken sind als Beispiele für Achtsamkeits- und Atemübungen zu verstehen, es gibt darüber hinaus zahleiche gute und bewährte Verfahren (sensorische Verfahren wie die Progressive Muskelentspannung, imaginative und kognitive Verfahren), die hier keine ausführliche Beschreibung finden können. Beispielhaft sind für die Anwendung bei Kindern die Kapitän-Nemo-Geschichten (Petermann, 2021), das Training progressiver Muskelentspannung für Kinder (Speck, 2013) oder Entspannungsübungen für Jugendliche (Klein-Heßling & Lohaus, 2012) zu nennen.

Arbeitsmaterial

AB 96 Gewahrsein für Geräusche
Die auf diesem Arbeitsblatt beschriebenen Achtsamkeitsübungen für Kinder und Jugendliche beziehen sich auf das Gewahrsein für Geräusche. Es wird zusammen mit **AB 97** »Klänge« eingesetzt.

AB 97 Klänge
Auf diesem Arbeitsblatt wird die Übung aus **AB 96** »Gewahrsein für Geräusche« protokolliert.

AB 98 Gewahrsein für Berührung
Die auf diesem Arbeitsblatt beschriebenen Achtsamkeitsübungen für Kinder und Jugendliche beziehen sich auf das Gewahrsein für Berührungen. Es wird zusammen mit **AB 99** »Gegenstände berühren« eingesetzt.

AB 99 Gegenstände berühren
Auf diesem Arbeitsblatt wird die Übung aus **AB 98** »Gewahrsein für Berührung« protokolliert.

AB 100 Wahrnehmung des Atems – Atemzüge zählen
Die auf diesem Arbeitsblatt beschriebenen Atemtechniken dienen zur Aufmerksamkeitsfokussierung auf die Atmung. Das Arbeitsblatt enthält die wörtliche Instruktion und mehrere Übungen.

AB 101 Anders Atmen
Die auf diesem Arbeitsblatt beschriebene Atemübung hilft Kindern und Jugendlichen mit Angststörungen, in einen entspannten Zustand zu gelangen. Das Arbeitsblatt enthält mehrere Übungen.

AB 96 • T

Gewahrsein für Geräusche

Übung 1: Wie lange hört man einen Klang?

(1) Benötigtes Material
- ein Instrument (z. B. Klangschale)

(2) Instruktionen
- »Legt nun alle eure Hände auf den Bauch und atmet tief ein und aus, sodass ihr die Bewegung des Atems auf eurer Hand spürt. Dabei könnt ihr eure Augen schließen, müsst es aber nicht. Macht es so, wie ihr euch wohler fühlt.
- Ich schlage nun einen Ton mit diesem Instrument (z. B. der Klangschale) an.
- Ihr sollt auf den Klang horchen.
- Wenn der Klang leiser wird, bitte so lange lauschen, bis dieser ganz verstummt ist und dann die Hand heben.
- Wichtig ist, dass ihr danach ruhig weiter atmet und leise seid, bis die Übung zu Ende ist.«

(3) Durchführung
- Klang ertönt
- Nachdem alle die Hand gehoben haben, kommt es zur Nachbesprechung.

(4) Nachbesprechung
- Bei der Nachbesprechung kann auf folgende Fragen eingegangen werden:
  - »Was habt ihr wahrgenommen?«
  - »Fandet ihr es schwierig, euch nur auf den Ton zu konzentrieren?«
  - »Wie geht es euch dabei?«

Gewahrsein für Geräusche

Übung 2: Wie viele Klänge hört man?

(1) Benötigtes Material

- drei verschiedene Musikinstrumente (z. B. Klangschale, Trommel, Glocke)
  - bei jüngeren Kindern können auch weniger Instrumente verwendet werden
- Arbeitsblatt und Stifte

(2) Vorbereitung

- Austeilen des AB 97 »Klänge« und eines Stifts

(3) Instruktionen

- »Legt nun alle eure Hände auf den Bauch und atmet tief ein und aus, sodass ihr die Bewegung des Atems auf eurer Hand spürt. Dabei könnt ihr eure Augen schließen, müsst es aber nicht. Macht es so, wie ihr euch wohler fühlt.
- Atmet mit den Händen auf dem Bauch und horcht auf den Klang.
- Achtet darauf, wie viele Male ihr jeden einzelnen Klang hört.
- Wenn der Durchgang zu Ende ist, sage ich ›fertig‹.
- Danach schreibt ihr auf ein Arbeitsblatt, wie oft ihr jeden Klang gehört habt.
- Wichtig ist, dass dies kein Wettkampf ist, wer die meisten Geräusche hört.«

(4) Durchführung

- Klang der verschiedenen Instrumente
- Endsignal (»Ende« jedes Durchgangs)

(5) Nachbesprechung

- Bei der Nachbesprechung kann auf folgende Fragen eingegangen werden:
  - »Was habt ihr wahrgenommen?«
  - »Fandet ihr es schwierig, euch nur auf den Ton zu konzentrieren?«
  - »Wie geht es euch dabei?«

AB 97 • K J

Klänge

Wie viele Male hast du den Klangstab / die Trommel / die Glocke erklingen gehört?

Durchgang	Klangstab	Trommel	Glocke
1			
2			
3			
4			
5			

Gewahrsein für Berührung

Übung 1: Was berühren sie?

(1) Benötigtes Material
- ▶ verschiedene Gegenstände, die unterschiedliche sensorische Empfindungen auslösen (z. B. Wattebäusche, feuchter Schwamm, Muscheln)
- ▶ Kasten mit einem Loch auf der Oberseite (groß genug, um die Hand hineinzustecken)
- ▶ AB 99 »Gegenstände berühren«

(2) Vorbereitung
- ▶ einen Gegenstand in den Kasten legen

(3) Instruktion und Durchführung
- ▶ »Fühlt den Gegenstand in dem Kasten, ohne hineinzuschauen. Dabei könnt ihr eure Augen schließen, müsst dies aber nicht. Macht es so, wie ihr euch wohler fühlt.
- ▶ Überlegt euch dazu folgende Sachen:
  - Wie fühlt sich der Gegenstand an?
  - Fühlt er sich gut an? Nicht gut? Weder – noch?
  - Magst du den Gegenstand weiterhin berühren? Oder lieber aufhören, ihn zu berühren?
  - Versuche zu erraten, was es war.«

  [Das kann auch auf dem AB 99 »Gegenstände berühren« gemacht werden.]

(4) Nachbesprechung
- ▶ Bei der Nachbesprechung kann auf folgende Fragen eingegangen werden:
  - »Was habt ihr wahrgenommen?«
  - »Fandet ihr es schwierig, euch nur auf den Gegenstand zu konzentrieren?«
  - »Wie geht es euch dabei?«

Gewahrsein für Berührung

Übung 2: Was ist hinter meinem Rücken?

(1) Benötigtes Material
- kleine Gegenstände für jedes Kind (z. B. Radiergummi, Würfel, raue Dinge)

(2) Instruktion
- »Schließt eure Augen und legt die Hände hinter den Rücken.
- Jeder wird ein Gegenstand in die Hand bekommen, den ihr euch nicht anschauen sollt.
- Versucht euren Gegenstand zu beschreiben:
  - Wie könnte er aussehen?
  - Ist er hart oder weich?
  - Welche Form hat er?«

(3) Durchführung
- Verteilen der Gegenstände

(4) Nachbesprechung
- Bei der Nachbesprechung kann auf folgende Fragen eingegangen werden:
  - »Was habt ihr wahrgenommen?«
  - »Fandet ihr es schwierig, euch nur auf den Gegenstand zu konzentrieren?«
  - »Wie geht es euch dabei?«

Gegenstände berühren

Beschreibe, wie sich das Objekt anfühlt.

....

....

....

....

Fühlte es sich gut an?
Nicht gut? Weder noch?

....

....

....

....

Was wolltest du tun?
Es weiterhin berühren? Aufhören, es zu berühren?

....

....

....

....

Versuche zu erraten, was es war.

....

....

....

....

Wahrnehmung des Atems – Atemzüge zählen

Ziel der Übungen

Die vorgestellten Atemtechniken dienen zur Aufmerksamkeitsfokussierung auf die Atmung. Die Patient:innen können mit den Atemtechniken versuchen, in einen entspannten Zustand zu gelangen. Gleichzeitig unterbricht die Fokussierung auf die Atmung die ängstigenden Kognitionen, da die gesamte Aufmerksamkeit auf der angewandten Atemtechnik liegt. Weiterhin können die unterschiedlichen Übungen auch als Experimente gesehen werden, bei denen untersucht werden kann, wie Atmung, weitere Körperfunktionen und Gefühle zusammenhängen.

Instruktion

»Wir Menschen haben ein Nervensystem. Unser Nervensystem ist, so könnte man auch sagen, das Entscheidungs- und Kommunikationssystem unseres Körpers.

Das Nervensystem besteht aus dem Gehirn, dem Rückenmark und den Nerven. Es gibt verschiedene Nerven, die für verschiedene Tätigkeiten in unserem Körper zuständig sind. Manche Nerven sammeln ständig Informationen, wie z. B. unsere Tast- und Sehnerven, und übermitteln diese Informationen an unser Gehirn. Dann gibt es auch Nerven, die Signale vom Gehirn empfangen und dafür sorgen, dass wir uns bewegen können.

Ein Teil unseres Nervensystems (das autonome Nervensystem) funktioniert von ganz allein, ohne dass wir etwas dafür tun müssen. Dieser Teil ist für unseren Blutdruck, den Rhythmus, in dem unser Herz schlägt, oder auch die Verdauung zuständig. Wir können diesen Teil des Nervensystems auch nur ganz schwer steuern. Schließlich können wir nicht entscheiden, dass unser Herz zehnmal mehr oder weniger in der Minute schlagen soll. Das kann man versuchen, aber das klappt so nicht.

Wenn man nun vor etwas Angst hat, ist dieser Teil des Nervensystems ganz stark aktiv und arbeitet auf Hochtouren. Das Herz schlägt ganz schnell, man schwitzt, wird unruhig, vielleicht wird einem sogar schwindelig und die Pupillen erweitern sich. Der Körper fährt also richtig hoch. Sollte das passieren, können wir Menschen das als unangenehm und beängstigend empfinden. Aber was kann man tun? Mit unserem Willen kommen wir, wie wir festgestellt haben, nicht weit.

Es gibt aber einen indirekten Weg, unser Nervensystem zu beeinflussen. Also eine Hintertür, durch die man gehen kann, um den Körper wieder herunterzufahren. Für diese Hintertür benötigt man aber eine Art Schlüssel. Der Schlüssel, den wir benutzen wollen, ist unsere Atmung. Ich möchte dir nun ein paar Übungen zeigen, die wir ausprobieren können, um unser Nervensystem zu beeinflussen.«

Wahrnehmung des Atems – Atemzüge zählen

Es ist sinnvoll, dass jedes Kind verschiedene Zähltechniken ausprobiert, um herauszufinden, welche ihm helfen können.

Übung 1: 11111-zählen

- »Bei dieser Übung kannst du deine Augen schließen, musst es aber nicht. Wie du dich wohler fühlst.
- Wenn du einatmest, entspanne deinen Körper.
- Wenn du ausatmest, zähle still eins, eins, eins, eins, bis sich deine Lunge leer anfühlt.
- Wiederhole das Ganze: Entspanne beim Einatmen und zähle beim Ausatmen still zwei, zwei, zwei, zwei.
- Wiederhole dies nochmals: Beim Einatmen entspannen und während des Ausatmens still auf drei, drei, drei, drei zählen.
- Wiederhole diese Übung in Sätzen von drei Atemzügen, bis sich dein Geist beruhigt hat und du den Bewegungen des Ein- und Ausatmens folgen kannst, ohne zu zählen.«

Übung 2: eine Zahl im Geist behalten

- »Bei dieser Übung kannst du deine Augen schließen, musst es aber nicht. Wie du dich wohler fühlst.
- Wenn du einatmest, entspanne deinen Körper.
- Wenn du ausatmest, denke an die Zahl Eins und behalte sie die ganze Ausatmung in deinem Geist.
- Du dehnst sozusagen das Wort von Beginn der Ausatmung bis zu ihrem Ende.
- Beim zweiten Atemzug entspanne dich erneut während du einatmest und dehne die Zahl Zwei die gesamte Ausatmung.
- Wiederhole das Ganze: Beim Einatmen entspannen und bei der gesamten Ausatmung an die Zahl Drei denken, bis sich deine Lunge leer anfühlt.
- Wiederhole diese Abfolge aus drei Atemzügen, bis sich dein Geist beruhigt hat und du deinen Atem fühlen kannst, ohne zu zählen.«

Übung 3: beim Ausatmen bis Zehn zählen

- »Bei dieser Übung kannst du deine Augen schließen, musst es aber nicht. Wie du dich wohler fühlst.
- Wenn du einatmest, entspanne deinen Körper.
- Wenn du ausatmest, zähle von 1 bis 10.
- Dabei musst du schnell zählen.
- Wiederhole dies, bis sich dein Geist beruhigt hat und du deinen Atem fühlen kannst, ohne zu zählen.«

Anders Atmen

Übung Seegang

Erläuterung zur Durchführung der Atemübung

Bei der Atmung unterscheidet man grundsätzlich zwischen Bauch- und Brustatmung. Die Bauchatmung ist die natürlichste und wirkungsvollste Art zu atmen und wirkt beruhigend auf den Körper. Seegang ist eine einfache Atem- und Entspannungsübung, bei der nur durch die Nase geatmet wird.

Die Kinder liegen auf dem Rücken, die Beine sind ausgestreckt und die Arme liegen neben dem Körper. Sobald die Kinder ruhig liegen, setzt man ein gebasteltes Papierboot dem Kind auf den Bauch. Die Kinder sollen das Boot dann ganz sanft auf ihrem Bauch schwimmen lassen. Ein eigenes Kuscheltier würde auch funktionieren. Es ist wichtig, die Kinder daran zu erinnern, das Boot ganz sanft schwimmen zu lassen, denn wenn die Welle zu stark ist, wird den Matrosen schlecht, oder bei zu ruckartigen Bewegungen könnte das Schiff kentern.

Diese Übung kann je nach Konzentration der Kinder einige Minuten dauern. Wichtig ist nur, dass die Kinder sich, wenn auch vielleicht nur kurz, rein auf ihre Atembewegung und das Boot fokussieren.

Nach der Übung kann eine Nachbesprechung über die Wirkung der Übung erfolgen. Die Kinder können diese Übung auch gut zuhause allein wiederholen und somit eine kleine Entspannungsübung in ihren Tagesablauf integrieren.

Übung Feueratem

Erläuterung zur Durchführung der Atemübung

Die Feueratmung ist eine sehr energiereiche Atemübung, bei der nur durch die Nase geatmet wird. Hierfür ist es notwendig, dass die Kinder sich in den Fersensitz begeben. Die Hände liegen locker auf den Oberschenkeln. Der Rücken und die Wirbelsäule sind gerade aufgerichtet.

Bei der Feueratem-Übung empfiehlt es sich, vorher gründlich die Nase zu putzen. Vor Beginn der eigentlichen Feueratmung wird dreimal tief ein- und ausgeatmet. Dann beginnt die Übung. Hierbei erfolgt nach dem dritten Ausatmen ein weiteres Einatmen und dann ein sehr forciertes Ausatmen durch die Nase. Als Bild kann man sich vorstellen, dass man versucht, eine Kerze nur mit der Luft, die man aus der Nase ausstößt, auszupusten. Der Bauch, der bei der Einatmung dick und rund werden soll, wird dabei zusammengedrückt und der Bauchnabel Richtung Wirbelsäule gedrückt. Darauf lässt man alle Anspannung im Bauch los und man atmet automatisch wieder tief in den Bauch ein.

Es sollten nicht mehr als 15 bis 20 (bei Kindern 5 bis 10) Wiederholungen dieser Atmung am Stück gemacht werden. Durchaus können aber 1 bis 3 Sätze durchgeführt werden.

Es empfiehlt sich, vorher im Internet ein Video über »Kapalabhati« anzuschauen, um eine richtige Ausführung zu sehen und es dem Kind demonstrieren zu können. Der Feueratem führt zu einer starken Sauerstoffanreicherung im Blut. Bei zu langer Anwendung kann dies eventuell zu einem kurzen Schwindelgefühl führen.

Der Effekt dieser Atemtechnik ist das »Freipusten« und »Leermachen« von Gedanken, sowie auch eine erhöhte Fähigkeit, sich anschließend zu konzentrieren.

Anders Atmen

Übung: der 1-Minute-Atem

Erläuterung zur Durchführung der Atemübung

Bei dieser Übung wird der Fersensitz eingenommen, die Hände locker auf die Oberschenkel gelegt und der Rücken ist gerade aufgerichtet. Ziel ist es, tief in den Bauch zu atmen und das ausschließlich über die Nase.

Die Übung ist so aufgebaut, dass man erst 20 Sekunden einatmet – 20 Sekunden den Atem anhält – und dann 20 Sekunden ausatmet. Somit dauert eine gesamte Atmung eine Minute.

Das ist so für einen Anfänger und Kinder mit geringerem Lungenvolumen nicht möglich, deshalb kann man die Sekundenintervalle auch reduzieren auf zunächst 5 Sekunden, später 10 oder 15 Sekunden. Wichtig bei der Übung ist es, ruhig zu atmen und sich nicht zu zwingen, sodass die Atmung nicht abgehackt und krampfartig wird.

Der 1-Minute-Atem, durchgeführt über ein Zeitintervall von 5 bis 15 Minuten, fördert eine tiefe Ruhe und wird mit jeder verstrichenen Minute einfacher.

10 Zusammenarbeit mit Eltern, Kindergarten und Schule

Hintergrund

Eltern stellen, gerade in den frühen Lebensjahren eines Kindes, das wichtigste Lernmodell zum Umgang und der Regulation von Gefühlen dar. Familien unterscheiden sich sehr in der Art, wie (und ob überhaupt) Gefühle ausgedrückt werden dürfen, und im Umgang mit (schwierigen) Gefühlen. Viele Eltern neigen dazu, eigene schwierige Gefühle nicht zu zeigen (mein Kind darf nicht merken, dass ich traurig bin ...), und sind bemüht, negative Gefühle bei ihrem Kind sofort zu beenden (»Davor brauchst du keine Angst zu haben«, »Da musst du doch nicht weinen«, »Hör sofort auf mit ...!« [bei Wut oder Ärger]). Obwohl dieses elterliche Erziehungsverhalten sehr verständlich ist, kann es doch Kindern die Möglichkeit nehmen, sich gute Emotionsregulationsstrategien von den Eltern abzuschauen bzw. eigene Strategien zu erproben. Leider entsteht bei einigen Kindern sogar der Eindruck, dass negative Gefühle nicht gezeigt werden sollten (»Ich darf keine Angst haben«, »Wenn ich wütend bin, bin ich nicht lieb« usw.).

Im Diagnostikprozess ist es wichtig, anamnestisch nach Ängsten / Angststörungen in der Familiengeschichte und bei den Eltern zu fragen. Elterliche Sorgen und Ängste um das Kind können die Störung zusätzlich aufrechterhalten oder eine Autonomieentwicklung des Kindes beeinträchtigen.

Ängste können auch Ausdruck eines Familienkonflikts sein. Hier können Eltern in der Therapie eine Unterstützung in der Kommunikation mit ihrem Kind bekommen oder Anregungen zu einer veränderten Haltung erfahren. Auch in der immer wieder wichtigen Aushandlung zwischen eigenen Grenzen und den Grenzen und Bedürfnissen der Kinder können Eltern therapeutische Unterstützung erfahren.

Ziele

Die angstspezifische Elternberatung in der Kinder- und Jugendpsychotherapie hat mehrere Ziele:

(1) Eltern Informationen über die Ängste, das Störungsbild und die Therapie vermitteln (Psychoedukation)
(2) An der Eltern-Kind-Kommunikation und -Interaktion arbeiten (Beziehungsarbeit / Kommunikationstraining)
(3) Eltern im Umgang mit schwierigen Gefühlen ihres Kindes stärken und kompetentes Erziehungsverhalten aufbauen (Verständnis, Zutrauen, Förderung von Autonomie und Eigenverantwortung)
(4) Eltern aktiv in die Angstbewältigung ihres Kindes einbinden (Vermeidungsverhalten unterbinden, Begleitung in Expositionen usw.)
(5) Für die konkrete Arbeit an den Eltern-Kind-Interaktionen eignet sich besonders das Videofeedback. Die Eltern können sich und das Kind in der Interaktion beobachten und reflektieren, es können ressourcenorientiert gute Interaktionsansätze hervorgehoben und Veränderungsimpulse besprochen werden.

Zusammenarbeit mit dem Kindergarten

Die Zusammenarbeit mit dem Kindergarten kann der Ergänzung der Informationen über die Patient:innen dienen und durch gezielte Interventionen es den Patient:innen ermöglichen, im sozialen Setting des Kindergartens positive und angstbewältigende Erfahrungen zu sammeln.

Dieser erste Teil beschäftigt sich mit der Informationsgewinnung in der Zusammenarbeit mit dem Kindergarten, der zweite Teil dient als Überblick über mögliche Interventionen. Beide Teile setzen eine direkte Kommunikation mit dem Kindergarten (also meist mit dem / der Bezugserzieher:in) voraus.

Hierfür ist, genau wie für den Einsatz von Fragebogen, auf den an dieser Stelle nicht näher eingegangen wird, eine Schweigepflichtsentbindung notwendig. Bei der Einholung der Schweigepflichtsentbindung und im Verlauf sollten Absprachen über die Art und den Inhalt der Kooperation und der Informationsweitergabe an den Kindergarten getroffen werden.

In der Regel kann der erste Kontakt mit dem Kindergarten die Ziele verfolgen:
(1) die begonnene Psychotherapie und die eigene Person vorzustellen
(2) Nutzen des / der Bezugserzieher:in als Expert:in für das Kind und als Möglichkeit, eine differenzierte Beobachtung über das Kind zu erhalten
(3) Informationsgewinnung über das Kind als Teil einer Gruppe, also über soziale Kompetenzen und mögliche Einschränkungen im sozialen Miteinander
(4) Informationsgewinnung über die Ausprägung der (Angst-)Symptomatik im Kontext des Kindergartens und möglichen Funktions- und Leistungsbeeinträchtigungen
(5) Anbahnung der weiteren Kooperation im Verlauf mit Absprachen über die Kommunikationswege

Zusammenarbeit mit der Schule

Die Zusammenarbeit mit der Schule kann der Ergänzung der Informationen über die Patient:innen dienen und es den Patient:innen durch gezielte Interventionen erleichtern, möglichst ohne weitreichende Einschränkungen den Schulbesuch trotz der bestehenden Ängste zu bewältigen.

Dieser erste Teil beschäftigt sich mit der Informationsgewinnung in der Zusammenarbeit mit der Schule, der zweite Teil dient als Überblick über mögliche Interventionen. Beide Teile setzen eine direkte Kommunikation mit der Schule (also meist mit dem / der Klassenlehrer:in) voraus.

Hierfür ist, genau wie für den Fragebogeneinsatz, auf den an dieser Stelle nicht näher eingegangen wird, eine Schweigepflichtsentbindung notwendig. Bei der Einholung der Schweigepflichtsentbindung und im Verlauf sollten Absprachen über die Art und den Inhalt der Kooperation und der Informationsweitergabe an die Schule getroffen werden.

Ziele

In der Regel kann der erste Kontakt mit der Schule die Ziele verfolgen:
(1) die begonnene Psychotherapie und die eigene Person vorzustellen
(2) Nutzen des / der Klassenlehrer:in als Expert:in für das Kind und als Möglichkeit, eine differenzierte Beobachtung über das Kind zu erhalten
(3) Informationsgewinnung über das Kind als Teil einer Gruppe, also über soziale Kompetenzen und mögliche Einschränkungen im sozialen Miteinander
(4) Informationsgewinnung über die Ausprägung der (Angst-)Symptomatik im Kontext der Schule und möglichen Funktions- und Leistungsbeeinträchtigungen
(5) Anbahnung der weiteren Kooperation im Verlauf mit Absprachen über die Kommunikationswege

Arbeits- und Informationsmaterial

AB 102 Was ich über Angst gelernt habe
Das Arbeitsblatt ist in der Elternarbeit einzusetzen. Ziel der beschriebenen Übung ist es, die Eltern im Umgang mit den kindlichen Ängsten zu unterstützen. Dazu wird ein biografischer Zugang gewählt, um das Verhalten der Eltern besser zu verstehen.

AB 103 Verhaltensanalyse
Mit diesem Arbeitsblatt wird das relevante Erziehungsverhalten der Eltern in Angstsituationen des Kindes analysiert. Elterliche Sorgen, Befürchtungen und Kognitionen als Reaktion auf die Angst des Kindes sowie Folgen und Auswirkungen werden erfragt und protokolliert.

AB 104 Eltern-Kind-Kontakt
Das Arbeitsblatt kann während der Diagnostik eingesetzt werden, um die Qualität der Eltern-Kind-Beziehung bzw. -Bindung zu erfassen.

AB 105 Dialog auf Augenhöhe
Das Arbeitsblatt bietet der Therapeutin einen Impuls zum Thema Elternverhalten und Dialog mit dem Kind, der auch in die Psychoedukation einfließen kann. Auf der zweiten Seite wird ein Modell zur Analyse schwieriger Erziehungssituationen nach Juul (2009) vorgestellt.

AB 106 Konfliktgespräch auf Augenhöhe
Dieses Arbeitsblatt beschreibt eine Anleitung für ein Gespräch mit den Eltern, um mit dem Kind in einen echten Dialog zu kommen.

AB 107 Beispielsätze
Auf diesem Arbeitsblatt sind Beispielfragen aufgelistet, die Eltern nutzen können, um mit den Kindern in einen echten Dialog zu kommen.

AB 108 Nein sagen (Eltern)
Dieses Arbeitsblatt dient dazu die Eltern in ihrer Modellfunktion zu stärken.

AB 109 Botschaften für Eltern zum Umgang mit Angst
Auf diesem Arbeitsblatt werden wichtige Botschaften aufgelistet, damit die Bezugspersonen zu einer klareren Haltung im Umgang mit der Angst des Kindes gelangen.

AB 110 Zusammenarbeit mit dem Kindergarten I – Diagnostisch-fragender Teil
In diesem Arbeitsblatt wird die Kontaktaufnahme mit dem Kindergarten thematisiert. Ein Fragekatalog hilft bei der Informationsgewinnung in der Zusammenarbeit mit dem Kindergarten und deckt angstspezifische Aspekte in der Beobachtung durch die Bezugserzieher:in ab.

INFO 4 Zusammenarbeit mit dem Kindergarten II – Übersicht über Interventionsmöglichkeiten
Es werden mögliche Interventionen in der Arbeit mit dem Kindergarten vorgestellt. Die Interventionen sind auf Kinder mit Ängsten zugeschnitten und sollen es dem Kind ermöglichen, sich angstfreier in dem System Kindergarten zu bewegen.

AB 111 Zusammenarbeit mit der Schule I – Diagnostisch-fragender Teil
In diesem Arbeitsblatt wird die Kontaktaufnahme mit der Schule thematisiert. Ein Fragekatalog hilft bei der Informationsgewinnung in der Zusammenarbeit mit der Schule und deckt angstspezifische Aspekte in der Beobachtung durch die Lehrer:in ab.

INFO 5 Zusammenarbeit mit der Schule II – Übersicht über Interventionsmöglichkeiten
Es werden mögliche Interventionen in der Arbeit mit der Schule vorgestellt. Die Interventionen sind auf Kinder mit Ängsten zugeschnitten und sollen es den Patienten ermöglichen, sich angstfreier in dem System Schule zu bewegen.

Was ich über Angst gelernt habe

Ziel der Übung
Diese Übung dient dazu, Eltern im Umgang mit den kindlichen Ängsten zu stützen. Es wird ein biografischer Zugang gewählt, um das Verhalten der Eltern besser verstehen zu können (für sich wie auch für die Eltern).

Zudem wird in einer zirkulären Frage mit den Eltern eine Perspektivübernahme und Perspektivenerweiterung versucht, die auch ein Einstieg in eine Diskussion über Modelllernen des Kindes (bspw. bei überprotektiven Eltern) sein kann (S. 2).

Auswertung
Mit den Eltern können in der Auswertung günstige Formen und Strategien des Umgangs mit kindlichen Ängsten thematisiert werden. Gleichzeitig können Eltern durch den biografischen Ansatz der Übung auch zu einem Verständnis gelangen, woher ihr Erziehungsverhalten kommt bzw. wie sie ihre eigenen Eltern im Umgang mit negativen Gefühlen erlebt haben. Insofern ist die Übung auch eine Vertiefung des Beraterkontaktes zu den Eltern, da Eltern eigene Schwierigkeiten im Umgang mit negativen Gefühlen ansprechen und in diesen Problemen und der Unsicherheit validiert werden können. Falls die Eltern bei der Frage nach einem guten Umgang mit der Angst ihres Kindes wenige Ideen haben, kann der / die Therapeut:in mit Bezug auf die biografischen Erfahrungen der Eltern Vorschläge machen (»Hätte Ihnen damals geholfen, wenn …? Wäre das auch für Ihr Kind eine Hilfe?«).

(1) Biografische Frage nach Ängsten in der Kindheit
Beispielformulierung: »Ihr Kind ist aufgrund von Ängsten in Behandlung. Angst ist eines der grundlegendsten Gefühle von Menschen, jeder hat in bestimmten Situationen Angst, manchmal mit gutem Grund und manchmal auch, obwohl keine reale Bedrohung besteht. Können Sie sich erinnern, vor was Sie in Ihrer Kindheit Angst hatten?«

....

....

....

....

....

Was ich über Angst gelernt habe

(2) Welche Modelle haben die Eltern zum Umgang mit Angst kennengelernt?
Beispielformulierung: »Wie sind Ihre Eltern mit dieser Angst umgegangen? Finden Sie im Nachhinein, dass Ihre Eltern gut mit Ihrer Angst umgegangen sind, oder hätten Sie sich etwas anderes gewünscht?«

....

....

....

....

....

(3) Übertragung auf das momentane Verhalten mit dem eigenen Kind
Beispielformulierung: »Wenn Sie sich nun eine Situation vorstellen, in der Ihr Kind Angst hatte, was machen Sie genauso wie Ihre Eltern und was machen Sie anders? Was würden Sie sich wünschen, wie Ihr Kind Sie im Umgang mit seiner / ihrer Angst erlebt?«

....

....

....

....

....

Verhaltensanalyse

Ziel
Die Verhaltensanalyse für die Eltern soll das relevante Erziehungsverhalten in Angstsituationen des Kindes analysieren. So werden elterliche Sorgen, Befürchtungen und Kognitionen erfragt und das Verhalten soll so konkret wie möglich beschrieben werden (hier kann die Film-Metapher als Stütze dienen: »Wenn der Moment von einer Videokamera aufgenommen worden wäre, was sieht man auf dem Film, was machen Sie?«) (S. 2).

Auswertung
In der Auswertung der Folgen können die wichtigen Lernerfahrungen für das Kind gemeinsam erarbeitet werden. Es sollten langfristige Folgen von Vermeidungsverhalten verdeutlicht werden, aber auch erörtert werden, welche Lernerfahrungen das Kind eben gerade nicht macht (Zutrauen in eigene Stärke, das Aushalten und Bewältigen von schwierigen Situationen, das Erlangen von Selbstständigkeit etc.).

Therapeutische Haltung
In der therapeutischen Haltung erscheint es besonders notwendig, den Eltern wertschätzend zu begegnen, keine Anschuldigungen zu äußern und dem eventuell dysfunktionalen Verhalten der Eltern neben der Veränderungsperspektive auch mit Verständnis zu begegnen. Bei unsicheren Eltern kann zu Beginn der Übung auch die Anmerkung helfen, dass die Ängste aus ganz unterschiedlichen Gründen entstanden und beibehalten worden sind (die Eltern also nicht »schuld« an der Angst sind) und die Verhaltensanalyse jetzt dazu dient, miteinander zu explorieren, was die Eltern zur Verminderung der Ängste beitragen können (s. auch Kap. 3 zum Störungsmodell).

Eventuell brauchen die Eltern Hilfen, um gegen die eigenen Ängste und Sorgen als handlungsleitende Faktoren anzugehen. Wenn die (pathologische) Angst eines Elternteils als wichtiger aufrechterhaltender Faktor identifiziert wurde und nicht in dem Beratungskontext der Bezugspersonenstunden veränderbar scheint, sollte eine Psychotherapie empfohlen werden.

Ergänzend kann mit den Eltern auch eine positive Abwandlung der Situation imaginiert werden. Auch hier kann die Filmmetapher hilfreich sein, um positive Veränderungen zunächst überhaupt als Möglichkeit wahrzunehmen und gleichzeitig die Veränderungen auf eine konkrete (beobachtbare) Verhaltensebene zurückzuführen:

»Wenn Sie der / die Regisseur:in dieses Films, dieser Situation wären, die wir uns gerade genau angeschaut haben, was würden Sie gerne verändern, was können die Darsteller:innen im Film anders machen?«

....

....

....

Verhaltensanalyse

Situation, in der mein Kind Angst hat. Wie zeigt mein Kind diese Angst:

....

....

....

Eigene Ängste, Sorgen und Befürchtungen, die einen Einfluss haben könnten:

....

....

....

Reaktion auf die Angst meines Kindes:
Meine Gedanken:

....

....

Meine Gefühle:

....

....

Meine Körperreaktionen:

....

....

Mein Verhalten:

....

....

Verhaltensanalyse

Folgen und Auswirkungen:

Folgen für mein Kind:

....

....

Was lernt mein Kind aus der Situation?

....

....

Folgen für mich:

....

....

Was lerne ich aus der Situation?

....

....

Eltern-Kind-Kontakt

Ziel

Eine sichere Bindung zwischen Eltern und Kind ist die wichtigste Basis für die kindliche Entwicklung. Wenn Eltern durch negative biografische Beziehungserfahrungen geprägt sind, kann der intuitive Zugang zu den Kindern erschwert, die Herstellung eines »sicheren Bandes« blockiert sein. Alle Kinder, aber eben auch besonders Kinder, die starke Ängste zeigen, brauchen jedoch die Liebe, Feinfühligkeit und den bedingungslosen Rückhalt der Eltern. Daher ist die Arbeit an der Eltern-Kind-Beziehung eine zentrale Aufgabe der kinder- und jugendpsychotherapeutischen Behandlung. In der Diagnostikphase sollten Informationen über die Beziehungsqualität erhoben werden, um Aufschlüsse über die Notwendigkeit einer therapeutischen Bearbeitung der Bindung zu erhalten. Diese Bindungs- und Beziehungsarbeit ist ein Prozess und kann nur schwer in einigen wenigen Übungen verknappt werden. Daher sind diese und die nächste Übung als Beispiel oder Anregung zu verstehen.

Das Mitbringen und gemeinsame Anschauen eines Fotos des Kindes soll helfen, einen emotionaleren (und nicht nur rationalen) Zugang zum Thema zu finden.

Durchführung

Die Eltern werden gebeten, ein Bild von ihrem Kind mitzubringen, das ihnen wichtig ist.

»Sie haben ein Foto von Ihrem Kind mitgebracht. Lassen Sie es uns gemeinsam ansehen. Was verbinden Sie mit diesem Foto, weshalb haben Sie gerade dieses ausgesucht und mitgebracht?«

....

....

....

....

»Das Foto zeigt Ihr Kind. Und Ihr Kind hat nur eine Mutter / einen Vater und das sind Sie. Sie und Ihr Kind haben nun schon eine lange gemeinsame Geschichte, eine Geschichte mit guten und mit schwierigen Momenten. Ihr Kind braucht Sie heute in einer ganz anderen Art und Weise, als es Sie noch als Baby brauchte, und es ist manchmal nicht ganz einfach herauszufinden, was das eigene Kind für seine Entwicklung braucht. Aber eine Sache verändert sich nicht: … [*Name des Kindes*] braucht Ihre Liebe. Ich würde gerne mit Ihnen heute überlegen, wie sich die Beziehung zwischen Ihnen und Ihrem Kind entwickelt hat. Es passiert schnell, dass man sich übereinander ärgert, dass es Streit gibt, oder man im Alltagsstress wenig Zeit füreinander findet. Wenn Sie noch einmal auf das Foto schauen, wie ist die Beziehung gerade zwischen Ihnen und … [*Name des Kindes*]? Warum hat sich die Beziehung so entwickelt?«

....

....

....

....

Eltern-Kind-Kontakt

»Was wünschen Sie sich für die nächste Zeit im Kontakt mit Ihrem Kind? Was kann so bleiben, wie es ist und was soll sich verändern?«

....

....

....

....

....

An dieser Stelle kann mit den Eltern eine Konkretisierung erfolgen, es können konkrete Vorschläge für eine Veränderung der Kommunikation und Interaktion besprochen werden.

Hausaufgabe
»Nehmen Sie sich nächste Woche doch mal jeden Tag einige Minuten Zeit, die Sie mit Ihrem Kind verbringen, ohne dass Sie sonst etwas tun und erledigen müssen. Versuchen Sie, in diesen Minuten nur auf Ihr Kind konzentriert zu sein, Ihr Kind zu sehen, zu überlegen, wie es ihm gerade geht und was es braucht. Und bei dem nächsten Termin würde ich gerne von Ihnen erfahren, was Sie dabei gedacht und herausgefunden haben.«

In einem anderen Zugang zum Thema können die Nähe und Distanz der Familienbeziehungen aller Familienmitglieder auch mit Figuren gestellt werden (Familienbrett), um mit einem Blick von oben die Beziehungen zu betrachten. Auch hier kann die Wunsch- bzw. Veränderungsfrage gestellt sowie zirkulär die Perspektive des / der Partner:in und des Kindes erfragt werden. Ergänzend kann mit dem Familienbrett reflektiert werden, wer in der Familie viel und wenig Macht hat (indem Figuren auf Klötzchen gestellt werden, je höher desto mehr Macht diese ausüben).

Es kann auch die (Angst-)Störung als eine Figur mitgestellt werden, um zu reflektieren, ob und wie die Angststörung die Familienbeziehungen beeinflusst und verändert.

Dialog auf Augenhöhe

Heute erleben wir die meisten Eltern glücklicherweise als durchaus liebevolle Eltern, die ihren Kindern Beachtung und Aufmerksamkeit schenken. Sicherlich ist auch richtig, dass alle Eltern »das Beste« für ihr Kind wollen. Pädagogische Fachkräfte berichten aber auch von einer zunehmenden Unsicherheit der Eltern, es gibt unzählige Erziehungsratgeber und Experten, die Eltern mit Ratschlägen für die »richtige« Erziehung unterstützen wollen. Es gibt schon im frühkindlichen Alter Förderprogramme und Konzepte, wie Kinder am besten und schnellsten bestimmte Kompetenzen herausbilden. All dies ist sicherlich gut gemeint, führt jedoch zu einem wesentlichen Mangel: Wir lernen die Kinder nicht so kennen, wie sie sind. Es liegt oftmals ein Schleier aus dem »richtigen Benehmen«, der »richtigen Erziehung« und der »besten Förderung« über der Betrachtung des Kindes. Es fällt Eltern, aber auch pädagogischen / psychologischen Fachkräften sehr schwer, das Kind hinter diesem Schleier zu sehen und es in seiner Identität, seiner Persönlichkeit und seinen Bedürfnissen kennenzulernen (vgl. Juul, 2009).

Die meisten Konflikte zwischen Eltern und Kindern, aber auch Pädagog:innen und Kindern sind der Ausdruck eines Missverhältnisses zwischen Erwartung und Realität, der Vorstellung von »richtigem Benehmen / Verhalten / Erziehung« und dem tatsächlichen Verhalten.

Obwohl die meisten Eltern ihre Kinder nicht von oben herab behandeln wollen, ist dieser Konflikt unweigerlich hierarchisch. Eltern / Pädagog:innen / Psycholog:innen etc. bestimmen, was richtig und falsch ist, bewerten das kindliche Verhalten in diesen Kategorien und versuchen, das Verhalten durch Belohnung (Lob, Zuwendung) oder Strafe (Tadel, negative Konsequenzen) in diese vorgefertigten Bahnen zu lenken.

Nur wenn das Verhalten des Kindes oder Jugendlichen mit offener Neugier beobachtet wird, ist ein echtes Kennenlernen, ein tatsächliches »Sehen« des Kindes in seinem Wesen und seinen Bedürfnissen möglich.

In einem persönlichen Dialog kann es danach um eine Aushandlung dessen gehen, was ich will vs. was du willst, was ich brauche vs. was du brauchst. Eltern müssen dabei nicht die Rolle des »erziehungskompetenten« Elternteils spielen, sie können sie selbst sein (Authentizität). Aus einem hierarchischen Konflikt, in dem keiner gewinnt, kann so ein Dialog auf Augenhöhe werden (s. auch die nachfolgenden Übungen).

Das Modell auf der nächsten Seite kann dabei zur Analyse einer schwierigen Erziehungssituation verwendet werden. Eine wichtige Grundprämisse, um mit Eltern an dem Dialog auf Augenhöhe zu arbeiten, ist das Bewusstsein, dass es hierbei nicht um »Durchsetzung« geht, sondern um eine Klärung unter Gleichberechtigten.

Selbstreflexion

Auch in der Therapie sind wir schnell dabei, Ziele zu formulieren, in Problemen und Veränderungen zu denken. Wie viel Zeit lassen wir uns, das Kind wirklich kennenzulernen? Haben wir eine Vorstellung davon, wer das Kind ist und was es ausmacht? Unterstützen wir das Kind darin, der / die zu sein, wer er / sie ist, oder haben wir nur (problematische) Verhaltensweisen gesammelt, die wir verändern wollen?

Dialog auf Augenhöhe

Ebene der Erwartung des »richtigen Verhaltens«, der »richtigen Erziehung«

Du als Kind solltest so sein, dich so verhalten, diese Fähigkeiten haben ...

Ich als Mutter / Vater sollte (richtige Erziehung) ...

↕ **Konflikt:** Gegensatz zwischen Erwartung und Realität; Bewertungskonflikt

Das Verhalten des Kindes ist nicht richtig, nicht anständig, nicht gehorsam ... Das Kind sollte so nicht sein ...
Ich bin eine schlechte Mutter / ein schlechter Vater, wenn ich nicht ...

Ebene des aktuellen Verhaltens

Du machst ...

Ich mache ...

↕ **Ausstieg aus dem Konflikt:** Unvoreingenommenes Kennenlernen (»Aha, so bist du ...«), das Kind »sehen«

Identität, Persönlichkeit, Bedürfnisse des Kindes		**Identität, Persönlichkeit, Bedürfnisse der Mutter / des Vaters**
Wie bist du ...?		Ich bin ...
Was denkst du, fühlst du, brauchst du ...?	⟷	Ich denke, ich fühle, ich brauche ...
Was willst du / willst du nicht?		Ich will / Ich will nicht ...

Persönlicher Dialog: Wie können die Gefühle, Bedürfnisse, Wünsche und Grenzen des Kindes UND des Elternteils geachtet werden?

AB 106 • T

Konfliktgespräch auf Augenhöhe

Eine entscheidende elterliche Fähigkeit ist es, in einen echten Dialog mit dem Kind zu kommen. Manchmal gelingt dieser Dialog auf Augenhöhe nicht, weil die Eltern zu starre Erziehungskonzepte haben oder enge Schemata, wie das Kind sein oder funktionieren sollte. Manchmal gelingt der Dialog aber auch nicht, weil Eltern die Befürchtung haben, dass sie die Beziehung zu ihren Kindern gefährden, wenn sie eigene Meinungen und Ansichten äußern, die konträr zu denen der Kinder sind.

In jedem Fall erfordert ein Dialog auf Augenhöhe ein echtes Interesse an der Erfahrungs- und Lebenswelt der Kinder. Dies kann nicht gelingen, wenn der Familienalltag nur auf einem »Funktionieren müssen«, einer beständigen Anpassungsleistung der Kinder beruht (Juul, 2016). Gerade in Krisenzeiten (ganz gleich, ob sich diese in Ängsten oder in oppositionellen Verhaltensweisen äußern) brauchen die Kinder (auch noch im Teenageralter) den Rückhalt der eigenen Eltern. Auf dem AB 107 »Beispielsätze« sind einige Fragen aufgelistet, die einen Beginn für diesen persönlichen Dialog zwischen Eltern und Kind in Krisenzeiten sein können. Die Fragen symbolisieren, einen Schritt auf das Kind zuzugehen, um so in verfahrenen Situationen auch den eigenen Anteil an der problematischen Entwicklung zu benennen.

Das Gespräch kann im Rahmen eines Familiengespräches in der Therapie erfolgen, die Eltern können aber auch in den Bezugspersonenstunden mit dem notwendigen Rüstzeug (und das ist neben den untenstehenden exemplarischen Fragen eben vor allem das vorbehaltlose Interesse für das Kind, das Zutrauen zum Kind und die Bereitschaft, die kindlichen Perspektiven zu hören und verstehen zu wollen) ausgestattet werden, um das Gespräch daheim zu initiieren.

Auswertung

Mit den Eltern ist wichtig zu besprechen, dass das Ziel des Gesprächs ist, das Kind wieder neu kennenzulernen, dass seine Antworten nicht bewertet, nicht abgestritten oder abgewertet werden dürfen, auch wenn sie verletzend sind. Häufig sind Kinder und Jugendliche von einem solchen Gespräch überrascht, weil sie nicht gewöhnt sind, dass ein Erwachsener auf diese Art mit ihnen redet. Manche Kinder finden dann keine Worte, sagen »weiß nicht«, »keine Ahnung« oder Ähnliches. Dennoch ist auch dann das Gespräch nicht gescheitert, da die Kinder und Jugendlichen merken, dass sie wichtig sind, dass sie den Eltern viel bedeuten und die Eltern gewillt sind, auch eigene Verhaltensanteile zu überdenken, um wieder in einen besseren Kontakt mit dem Kind zu kommen. Eine Erwiderung auf eine ausweichende Antwort ist ebenfalls auf dem AB 107 »Beispielsätze«.

Beispielsätze

- »Ich sehe, es geht dir zurzeit nicht sehr gut. Ich würde gerne verstehen, warum das so ist, und auch gerne versuchen, dir beizustehen. Kannst du mir sagen, warum du gerade eine schwere Zeit durchmachst? Wie kann ich dir dabei helfen?«

- »Ich habe darüber nachgedacht, wie ich mich in der letzten Zeit dir gegenüber verhalten habe. Vielleicht war ich zu …, und du warst deshalb nicht sehr gerne mit mir zusammen. Ich hätte gerne, dass du mir sagst, was ich nicht so gut mit dir mache, dann kann ich versuchen, es zu ändern, weil du mir wichtig bist. Gibt es etwas, was du von mir gerne anders hättest?«

- »Ich sehe, dass du dich gerade viel zurückziehst und wenig Kontakt zu mir willst. Ich will dir sagen, dass ich mich darüber freuen würde, wenn wir wieder mehr miteinander sprechen. Du kannst mir auch gerne sagen, wann und wie das passieren soll oder was du dafür von mir brauchst.«

- »Du bist mir ganz wichtig. Ich habe in letzter Zeit immer wieder … getan und dich bestimmt damit furchtbar genervt, eigentlich wollte ich dabei nur das Beste für dich. Ich habe aber erkannt, dass es so nicht weitergehen kann. Kannst du mir sagen, was für dich besser wäre oder was ich anders machen kann?«

- »Wir hatten in der letzten Zeit viel Streit. Bestimmt habe ich dabei nicht alles richtig gemacht, vielleicht Sachen gesagt oder getan, die ich nicht hätte sagen oder tun sollen. Ich will mich dafür bei dir entschuldigen.«

- »Ich hätte unglaublich gerne weniger Streit mit dir, aber ich brauche dich dazu. Hast du vielleicht einen Vorschlag, wie wir es schaffen können, wieder besser miteinander auszukommen?«

- »Wenn du gerade keine Worte findest oder nicht so genau weißt, was du sagen willst oder kannst, so kannst du jederzeit später auch zu mir kommen und mit mir darüber sprechen. Du bist mir wichtig und ich will versuchen, dass wir uns wieder besser verstehen. Also wenn es etwas gibt, was ich dafür tun kann, sage es mir.«

Nein sagen (Eltern)

Nicht nur ängstliche Kinder haben häufig Schwierigkeiten, Nein zu sagen und sich abzugrenzen, auch manchen Eltern fällt es nicht leicht, ihren Kindern etwas zu verwehren oder nicht zu erlauben. Einige Eltern befürchten, dass ihre Kinder ihnen die Liebe und Zuneigung entziehen, wenn sie Nein sagen, andere wollen ihren Kindern einfach gerne alles recht machen und ihnen eine unbeschwerte und problemfreie Lebenswelt bieten. Dies kann auf Dauer nicht gelingen, da so elterliche Bedürfnisse stets zurückgestellt werden und sich Eltern »erschöpft«, »ausgebrannt« oder als »Diener und Dienstleister« ihrer Kinder fühlen (Juul, 2014). Andererseits lernen Kinder so auch nicht, persönliche Grenzen anderer Menschen zu achten und eigene Grenzen auszudrücken (Modellfunktion der Eltern).

Ziel der Übung

Diese Übung dient dazu, Eltern stärker auf ihre eigenen Bedürfnisse aufmerksam zu machen und ihnen zu helfen, ein echtes, authentisches Gegenüber für ihre Kinder zu sein, mit eigenen Bedürfnissen, Meinungen und Einstellungen, die von denen des Kindes abweichen dürfen. Wenn Eltern es schaffen, eigene Grenzen gut zu wahren und Nein zu sagen, wenn sie etwas nicht wollen, dann können sie in anderen Situationen auch ehrlicher und von Herzen Ja sagen.

Mit den Eltern können zunächst diese Grundlagen erarbeitet werden, danach erfolgt die Konkretisierung und Übertragung auf eine Alltagssituation (siehe auch AB 88 »Die Arbeit mit den Grundbedürfnissen«).

Die Eltern können im Anschluss an die Übung ermutigt werden, im Alltag häufiger darauf zu achten, wann und wieso sie etwas konträr zu ihrem eigentlichen Bedürfnis tun. Mit den Eltern kann besprochen werden, dass in einer Familie möglichst viele der Bedürfnisse und Wünsche aller Familienmitglieder beachtet werden. Insofern tragen die Eltern nicht nur zu ihrer eigenen Gesundheit und ihrem Wohlbefinden bei, wenn sie äußern, was sie brauchen, wollen oder eben nicht wollen, sondern sind auch ein gutes Modell für ihre Kinder auf dem Weg zu einem differenzierten Selbstgefühl.

Selbstreflexion

Auch in der Therapie kommen immer wieder Situationen vor, in denen das Verhalten des / der Patient:in im Widerspruch zu den Vorstellungen, Einstellungen oder Wünschen des / der Therapeut:in steht (Kinder machen bei einer Übung nicht mit, antworten nicht, schauen den / die Therapeut:in nicht an, sind bockig etc.). Jede:r Therapeut:in tut gut daran, bei sich zu schauen, wie viel Eigen- und Selbstbestimmtheit er / sie dem / der Patient:in zugesteht (und zwar nicht nur bei erwünschtem, sondern gerade bei unerwünschtem Verhalten) und wie er / sie zum Ausdruck bringt, etwas anderes zu wollen. Denn häufig greifen hier Therapeut:innen auf ganz ähnliche Konzepte wie die Eltern zurück und formulieren etwa: »Für dich / deine Therapie ist wichtig, dass wir …«, »In der Therapiestunde soll / soll nicht …«. Im Sinne einer offenen und authentischen therapeutischen Beziehung ist der / die Therapeut:in aber eben auch gefordert, sich mit seiner Person einzubringen und eigene Wünsche für die Therapie auch persönlich zu verbalisieren.

Nein sagen (Eltern)

(1) Erfragen einer Erziehungssituation, in der das Verhalten des Elternteils im Widerspruch zu seinen Bedürfnissen stand

Beispielformulierung: »Wenn Menschen miteinander sind, kommt es ganz natürlich auch immer wieder zu Konflikten zwischen dem, was ich will, und dem, was die andere Person will. Vielleicht ist es manchmal so, dass ich dann dem anderen nicht klar zu verstehen gebe, was ich will und was nicht. Das kann mit den eigenen Kindern so sein, weil ich mit den Kindern keinen Streit möchte oder ich nicht genau weiß, wie ich das gut ausdrücken kann. Es ist aber wichtig, eigene Grenzen zu wahren und diese dem Kind zu zeigen. Auch weil so Ihr Kind von Ihnen lernen kann, sich abzugrenzen und auf eigene Bedürfnisse zu hören.

Fällt Ihnen eine Situation ein, in der Ihr Kind etwas von Ihnen wollte und Sie nachgegeben haben, obwohl Sie das eigentlich gar nicht wollten?«

....

....

(2) Herausarbeiten des eigentlichen Bedürfnisses

Beispielformulierung: »Lassen Sie uns miteinander überlegen, warum Sie das nicht wollten, also welches Bedürfnis bei Ihnen da war. Warum wollten Sie etwas anderes als Ihr Kind?«

Hier ist es sehr wichtig, dass die Eltern immer wieder auf eine persönliche (Bedürfnis-)Ebene zurückgeführt werden. Bei den meisten Eltern kommen zunächst Aussagen, die sich um bestimmte pädagogische Konzepte (»Es sollte so nicht sein …«) drehen oder dass dies »nicht gut für das Kind ist«.

....

....

(3) Das persönliche Nein ausdrücken

Beispielformulierung: »Stellen Sie sich kurz vor, hier sitzt Ihr Kind neben Ihnen. Versuchen Sie einmal, Ihrem Kind zu sagen, dass Sie dies nicht tun möchten und warum.«

Hier werden die Eltern unterstützt, ein persönliches Nein zu sagen, also beispielsweise nicht: »Du sollst dein Handy weglegen!«, »Am Mittagstisch wird nicht mit dem Handy gespielt!« oder »Immer nur am Handy sein tut dir doch nicht gut« (Ebene der pädagogischen Konzepte oder »Das Beste für dich ist, …«), sondern bspw.: »Ich will nicht, dass du beim Mittagessen nur mit dem Handy spielst, weil ich mich gerne mit dir unterhalten will« (persönliche Botschaft).

....

....

....

....

Botschaften für Eltern zum Umgang mit Angst

Die nachfolgenden Botschaften sind Beispiele für die therapeutische Arbeit mit Bezugspersonen. Es erscheint wichtig, dass die Eltern solche oder ähnliche Botschaften von dem / der Therapeut:in bekommen, um zu einer klareren Haltung im Umgang mit der kindlichen Angst zu gelangen.

Diese Botschaften können auch als Grundlage für eine Begleitung der Eltern zu Expositionen des Kindes verwendet werden (s. a. Kap. 5 »Exposition zur Angstbewältigung«).

Die Begleitung von Eltern zu Expositionen kann zwei wesentliche Vorteile haben.

(1) Die Eltern lernen, dass ihr Kind angstbesetzte Situationen aushalten kann, und trauen ihrem Kind selbst mehr zu.

(2) Die Eltern können als Co-Therapeut:in in die Behandlung einbezogen werden und mit ihren Kindern an der Bewältigung von angstbesetzten Situationen arbeiten. Sie können in Absprache mit dem / der Therapeut:in bereits erprobte Expositionen wiederholen (ein Situations- und Kontextwechsel bei der Wiederholung von Expositionen scheint für eine dauerhafte Angstreduktion und Generalisierung der Therapieerfolge wichtig). Oder sie können in Absprache im weiteren Therapieverlauf auch neue Situationen aus der Angsthierarchie aufsuchen.

Botschaften für Eltern zum Umgang mit Angst

- Angst ist ein Gefühl, dass alle Menschen, alle Kinder kennen; nur in unterschiedlichen Situationen und im unterschiedlichen Ausmaß. Zeigen Sie Ihrem Kind, dass es okay ist, Angst zu haben.
- Angst zu haben ist zwar unangenehm, aber nicht gefährlich.
- Nehmen Sie Ihrem Kind nicht ab, wovor es Angst hat. Ihr Kind kann und soll lernen, die Angst auszuhalten und zu bewältigen.
- Zeigen Sie Verständnis dafür, dass es schwierig ist, Dinge anzugehen und durchzuhalten, vor denen man Angst hat.
- Ermutigen Sie Ihr Kind immer wieder, sich angstbesetzte Situationen zuzutrauen. Vertrauen Sie selbst in die Stärke des Kindes.
- Wenn man sich der Angst stellt und sie aushält, wird sie kleiner!
- Haben Sie Geduld und trauen Sie Ihrem Kind zu, dass es dies schafft.

Zusammenarbeit mit dem Kindergarten I – Diagnostisch-fragender Teil

Checkliste

Im Folgenden findet sich zu den o. g. Zielen eine Checkliste zur Vorbereitung auf einen Austausch mit möglichen Fragen und Aspekten, die im Gespräch mit dem / der Bezugserzieher:in verwendet werden kann.

(1) Die begonnene Psychotherapie und die eigene Person vorstellen

Das will ich über die Psychotherapie und meine eigene Person sagen, z. B. Art der Psychotherapie, Frequenz, Ziele der Therapie:

....

....

....

....

(2) Nutzen des / der Bezugserzieher:in als Expert:in für das Kind und als Möglichkeit, eine differenzierte Beobachtung über das Kind zu erhalten

Wie erleben Sie das Kind? Welchen allgemeinen Eindruck haben Sie von dem Kind?

....

....

....

....

Fällt Ihnen bei dem Kind etwas Bestimmtes auf? Gibt es Besonderheiten, die Ihnen aufgefallen sind?

....

....

....

....

Zusammenarbeit mit dem Kindergarten I – Diagnostisch-fragender Teil

Gibt es Beobachtungen zum Entwicklungsstand des Kindes?

....

....

....

....

Wie hat sich die Eingewöhnung in den Kindergarten gestaltet, wie sind die aktuellen Bring- und Abholsituationen mit den Eltern?

....

....

....

....

(3) Informationsgewinnung über das Kind als Teil einer Gruppe, also über soziale Kompetenzen und mögliche Einschränkungen im sozialen Miteinander

Wie gestaltet sich der Kontakt des / der Bezugserzieher:in zum Kind? Holt sich das Kind aktiv Unterstützung bei dem / der Erzieher:in?

....

....

....

....

Wie äußert das Kind eigene Gefühle? Ist es in den Emotionen gut co-regulierbar?

....

....

....

....

Zusammenarbeit mit dem Kindergarten I – Diagnostisch-fragender Teil

Wie ist das Kind in der Gruppe integriert? Geht das Kind auf andere Kinder zu? Wie wirkt das Kind im Kontakt mit anderen Kindern?

....

....

....

....

Wie ist das Spielverhalten des Kindes? Spielt es eher alleine oder mit anderen, welche Spielformen bevorzugt das Kind?

....

....

....

....

(4) Informationsgewinnung über die Ausprägung der (Angst-)Symptomatik im Kontext des Kindergartens und möglichen Funktions- und Leistungsbeeinträchtigungen

Wird im Kindergarten ängstliches Verhalten beobachtet?

....

....

....

....

Wirkt das Kind gehemmt, verschlossen oder zurückhaltend und wie äußert sich das?

....

....

....

....

Zusammenarbeit mit dem Kindergarten I – Diagnostisch-fragender Teil

Vermeidet das Kind bestimmte Situationen im Kindergarten oder geht diesen aus dem Weg?

....

....

....

....

(5) Absprachen über die Kommunikationswege und weitere Kooperation

Gewünschter Kommunikationsweg (persönlich, schriftlich, telefonisch):

....

....

Erreichbarkeit des / der Bezugserzieher:in (Tag, Uhrzeit, Telefonnummer oder E-Mail-Adresse):

....

....

Wie findet die weitere Zusammenarbeit statt (im festen Intervall, bei Bedarf …)?

....

....

Soll der / die Bezugserzieher:in die Informationen weitergeben (an das Team, Kita-Leitung etc.)? Das erfordert eine vorherige Absprache mit den Patient:innen und Eltern.

☐ Ja ☐ Nein

Zusammenarbeit mit dem Kindergarten II – Übersicht über Interventionsmöglichkeiten

Die folgenden Interventionen in der Kooperation mit dem Kindergarten sind auf Kinder mit Angststörungen zugeschnitten. Es ist zu beachten, dass die Interventionen dennoch unter dem Gesichtspunkt der Passung für das jeweilige Kind und der spezifischen Art der Angststörung betrachtet werden müssen und aufgrund dessen eine Entscheidung für oder gegen eine Intervention erfolgen sollte.

Die Interventionen sind als Vorschläge im co-konstruktiven Prozess mit dem/der Erzieher:in gedacht und sollten nicht den Charakter von direktiven Empfehlungen oder Vorgaben haben.

▶ **Psychoedukative Elemente vermitteln**

Die Vermittlung von allgemeinen Informationen über die Angststörung des Kindes dient der Erweiterung des Verständnisses des/der Erzieher:in für das Kind und kann helfen, eine höhere Akzeptanz des Kindes zu fördern.

▶ **Gezielte Unterstützung bei formulierten Therapiezielen**

Wenn mit der Familie kindergarten-relevante Therapieziele besprochen wurden, kann hierzu hilfreiches Verhalten der Erzieher:innen erarbeitet werden. Die Erarbeitung der Therapieziele und der gewünschten Unterstützung in diesen geschieht idealerweise im Vorfeld mit der Familie. Im Folgenden finden sich Beispiele, die häufig Bestandteil von Therapiezielen bei Angststörungen sind. Folgende Verhaltensweisen der Erzieher:innen können bei diesen Therapiezielen hilfreich sein:

Vereinbartes Therapieziel: Ich traue mich mehr / bin mutiger

- das Kind häufiger nonverbal oder verbal auffordern, sich und die eigenen Fähigkeiten in unterschiedlichen Situationen auszuprobieren und zur Teilnahme an Aktivitäten ermutigen (wie von Erzieher:innen angebotene Aktivitäten und Projekte, Ausflüge …)
- Rituale und wiederkehrende Situationen initiieren, in denen das Kind sich aktiv verhalten kann
- Gefühle benennen und Möglichkeiten für das Kind schaffen, sich und eigene Emotionen auszudrücken
- kleine Schritte und Erfolge mit dem Kind gemeinsam feiern, ressourcenorientiertes Benennen von Stärken, Eigenschaften und Entwicklungsschritten

Vereinbartes Therapieziel: Verringerung der Ängste und Anspannung in Trennungssituationen

- bei Trennungsängsten verbindliche Absprachen über das Hineingehen in den Kindergarten und die Verabschiedung von den Eltern auch über die Eingewöhnungszeit hinaus treffen (Übergabe des Kindes von den Eltern an eine:n konstante:n Erzieher:in, klare Verabschiedung)
- Einführung eines Rituals zum Ankommen, wie gemeinsames Lesen, Malen, Spielen etc. Herstellen einer für das Kind vorhersehbaren Ankommenssituation.
- Einbeziehung eines Übergangsobjektes, das von daheim mitgebracht werden kann und mit dem sich das Kind die ersten Minuten tröstend beschäftigen kann (Kuscheltier, Spiel, Foto …)
- Es sollte immer beachtet werden, dass die Absprachen eine progressive Zielrichtung haben und nicht die Vermeidung fördern. So sollte überlegt werden, auf welchem Stand sich das Kind aktuell befindet und welcher Schritt ein nächster positiver Entwicklungsschritt wäre.

Zusammenarbeit mit dem Kindergarten II – Übersicht über Interventionsmöglichkeiten

- **Förderung der sozialen Integration bei Kindern, die aufgrund von Verhaltenshemmung wenig integrierter Teil einer Gemeinschaft sind**
  - den Kontakt mit anderen Kindern durch die Herstellung von Zweier-Kontakten oder Kleingruppen fördern, in denen gemeinsam gespielt, gebastelt, gebaut … wird
  - Teamaufgaben mit einem anderen Kind, wie das gemeinsame Tischdecken, Aufräumen …, sofern diese nicht als Bestrafung, sondern als natürlicher Teil der Tagesstruktur angesehen werden
  - das Kind einladen, anderen Kindern etwas zu zeigen, was es schon gut kann

- **Einrichten eines sicheren Rückzugortes für das Kind**
  Wenn das Kind während des Tages in hohe Anspannung gerät oder Pausen und Rückzugsmöglichkeiten vom sozialen Geschehen benötigt, kann die Absprache für einen sicheren Rückzugsort oder Ruheort für das Kind eine Möglichkeit sein, den Kindergartentag besser zu bewältigen. Hierfür ist notwendig:
  - Absprache über den konkreten Ort, den das Kind aufsuchen darf
  - Vereinbarung eines Zeichens, sodass der/die Erzieher:in weiß, dass das Kind jetzt gerade den Bedarf für eine Ruhe-Auszeit hat. Wenn der/die Erzieher:in den Eindruck hat, dass eine Ruhepause dem Kind guttun würde, kann er/sie dies dem Kind auch vorschlagen.
  - Absprache darüber, ob das Kind allein den Ruheort aufsucht oder gemeinsam mit einer anderen Person
  - Absprache über die Zeitdauer des Aufenthalts im Ruheort
  - Der Ort kann auch mit dem Kind bedürfnisnah und einladend gestaltet werden, bspw. indem dort ein Kuscheltier von zu Hause wartet, ein Foto von der Familie zum Anschauen da ist oder ein vertrautes Buch zum Anschauen und Durchblättern.
  - Vermittlung der Information über die Maßnahme bei den Kolleg:innen und eventuell in der Kindergartengruppe.

- **Netzwerkarbeit**
  Sollten sich große Hindernisse ergeben, die einen regulären Kindergartenbesuch infrage stellen, kann auch gemeinsam mit der Familie und dem Kindergarten über das Hinzuziehen von Fachberatungsstellen oder die Beantragung einer Inklusionshilfe beim zuständigen Jugendamt nachgedacht werden.

Zusammenarbeit mit der Schule I – Diagnostisch-fragender Teil

Checkliste

Im Folgenden findet sich zu den o. g. Zielen eine Checkliste zur Vorbereitung auf einen Austausch mit möglichen Fragen und Aspekten, die im Gespräch mit dem / der Klassenlehrer:in verwendet werden kann.

(1) Die begonnene Psychotherapie und die eigene Person vorstellen

Das will ich über die Psychotherapie und meine eigene Person sagen, z. B. Art der Psychotherapie, Frequenz, Ziele der Therapie:

....

....

....

....

(2) Nutzen des / der Klassenlehrer:in als Expertin für das Kind und als Möglichkeit, eine differenzierte Beobachtung über das Kind zu erhalten

Wie erleben Sie das Kind? Welchen allgemeinen Eindruck haben Sie von dem Kind?

....

....

....

....

Fällt Ihnen bei dem Kind etwas Bestimmtes auf? Gibt es Besonderheiten, die Ihnen aufgefallen sind?

....

....

....

....

Zusammenarbeit mit der Schule I – Diagnostisch-fragender Teil

Wie ist der Leistungsstand des / der Schüler:in? Wie ist die mündliche Mitarbeit?

....

....

....

....

(3) Informationsgewinnung über das Kind als Teil einer Gruppe, also über soziale Kompetenzen und mögliche Einschränkungen im sozialen Miteinander
Wie ist das Kind in der Klasse integriert?

....

....

....

....

Geht das Kind auf andere Kinder zu? Wie wirkt das Kind im Kontakt mit anderen Kindern?

....

....

....

....

Äußert das Kind die eigene Meinung und kann für sich einstehen? Wie löst das Kind Konflikte oder Probleme?

....

....

....

....

Zusammenarbeit mit der Schule I – Diagnostisch-fragender Teil

(4) Informationsgewinnung über die Ausprägung der (Angst-)Symptomatik im Kontext der Schule und möglichen Funktions- und Leistungsbeeinträchtigungen

Wird in der Schule ängstliches Verhalten beobachtet?

....

....

....

....

Wirkt der / die Schüler:in gehemmt, verschlossen oder zurückhaltend und wie äußert sich das?

....

....

....

....

Vermeidet das Kind bestimmte Situationen in der Schule oder geht diesen aus dem Weg?

....

....

....

....

(5) Absprachen über die Kommunikationswege und weitere Kooperation

Gewünschter Kommunikationsweg (persönlich, schriftlich, telefonisch):

....

....

Zusammenarbeit mit der Schule I – Diagnostisch-fragender Teil

Erreichbarkeit des / der Klassenlehrer:in (Tag, Uhrzeit, Telefonnummer oder E-Mail-Adresse):

....

....

Wie findet die weitere Zusammenarbeit statt (im festen Intervall, bei Bedarf …)?

....

....

Soll der / die Klassenlehrer:in die Informationen weitergeben (an das Kollegium, Schulsozialarbeiter:in etc.)? Das erfordert eine vorherige Absprache mit den Patient:innen und Eltern.

☐ Ja ☐ Nein

Zusammenarbeit mit der Schule II – Übersicht über Interventionsmöglichkeiten

Die folgenden Interventionen in der Kooperation mit der Schule sind auf Kinder mit Angststörungen zugeschnitten. Es ist zu beachten, dass die Interventionen dennoch unter dem Gesichtspunkt der Passung für das jeweilige Kind und der spezifischen Art der Angststörung betrachtet werden müssen und aufgrund dessen eine Entscheidung für oder gegen eine Intervention erfolgen sollte.

Die Interventionen sind als Vorschläge im co-konstruktiven Prozess mit dem / der Lehrer:in gedacht und sollten nicht den Charakter von direktiven Empfehlungen oder Vorgaben haben.

▶ **Psychoedukative Elemente vermitteln**

Die Vermittlung von allgemeinen Informationen über die Angststörung des Kindes dient der Erweiterung des Verständnisses des / der Lehrer:in für das Kind und kann helfen, eine höhere Akzeptanz des Kindes zu fördern.

▶ **Gezielte Unterstützung bei formulierten Therapiezielen**

Wenn mit dem Kind schul-relevante Therapieziele besprochen wurden, kann hierzu hilfreiches Verhalten der Lehrer:innen erarbeitet werden. Die Erarbeitung der Therapieziele und der gewünschten Unterstützung in diesen geschieht idealerweise im Vorfeld mit dem Kind. Im Folgenden finden sich Beispiele, die häufig Bestandteil von Therapiezielen sind.

Bei diesen Therapiezielen können folgende Verhaltensweisen von Lehrer:innen hilfreich sein:

Vereinbartes Therapieziel: Sich in Gruppen oder in der Klasse mehr zutrauen

- das Kind häufiger nonverbal mit Kopfnicken ermuntern, Gelegenheiten zur mündlichen Mitarbeit zu ergreifen
- dem Kind beim Aufrufen mehr Zeit für eine Antwort geben
- das Kind in Kleingruppenarbeiten häufiger ansprechen
- das Kind in sicheren oder vorbesprochenen Situationen aufrufen (zum Vorlesen von Hausaufgaben etc.)
- nach Möglichkeit mit dem Kind absprechen, in welcher Form angstauslösende Situationen wie das Halten von Referaten gerade möglich sind, z. B.:
  (a) Möglichkeit eines Probe-Vortrags vor einem / einer Mitschüler:in oder dem / der Lehrer:in
  (b) Referat findet ausschließlich vor Lehrkraft statt
  (c) Referat wird in einer Kleingruppe gehalten
  (d) Referat wird regulär in der Klasse gehalten

Hierbei sollte immer beachtet werden, dass die Absprachen eine progressive Zielrichtung haben und nicht die Vermeidung fördern. So sollte überlegt werden, auf welchem Stand sich der / die Schüler:in aktuell befindet und welcher Schritt ein nächster positiver Entwicklungsschritt wäre.

▶ **Förderung der sozialen Integration bei Kindern, die aufgrund von Verhaltenshemmung wenig integrierter Teil einer Klasse sind**

- den Kontakt mit anderen Schüler:innen durch die Herstellung von Kleingruppen fördern
- dem Kind eine spezifische Rolle in der Klasse zuteilen, wie z. B. die Verteilung von Unterlagen an die Klasse, eine Aufgabe in der Klassenleiterstunde, wie die Co-Moderation (z. B. benennen von Tagesordnungspunkten oder die Rückmeldung von festgelegten Zeitintervallen, damit die Stunde produktiv verläuft)
- Teamaufgaben mit einem / einer anderen Schüler:in, wie das gemeinsame Putzen der Tafel, Botengänge etc., sofern diese nicht als Bestrafung, sondern als natürlicher Teil der Klassengemeinschaft angesehen werden

Zusammenarbeit mit der Schule II – Übersicht über Interventionsmöglichkeiten

▶ **Unterstützung bei der Konfrontation der Ängste im schulischen Setting**
- Zutrauen und Ermutigung zur Teilnahme an Aktivitäten (wie Wandertage, Klassenfahrten)
- in der Grundschule bei Trennungsschwierigkeiten verbindliche Absprachen über das Hineingehen in die Schule treffen (Begleitung in den Klassenraum durch ein anderes Kind, Abholen an Schulpforte durch eine Lehrkraft etc.)
- dem Kind viele Sprechgelegenheiten in der Klasse geben und eine aktive Rolle fördern
- nicht strafende, sondern ermutigende Grundhaltung, gerade in Phasen, in denen das Kind etwas nicht schafft.

▶ **Einrichten eines sicheren Rückzug-Ortes bei hoher Anspannung**

Wenn das Kind Schwierigkeiten hat, aktuell einen ganzen Schultag zu bewältigen, und unter hohe Anspannung gerät, kann die Absprache für einen sicheren Rückzugsort oder Ruheort für das Kind eine Möglichkeit sein, den Schultag besser zu bewältigen. Hierfür ist notwendig:
- Absprache über den konkreten Ort, den das Kind aufsuchen darf (Arbeitsraum, Krankenzimmer, Raum des / der Schulsozialarbeiter:in, Ort im Pausenhof etc.)
- Vereinbarung eines Zeichens, sodass der / die Lehrer:in weiß, dass das Kind jetzt gerade den Bedarf für eine Ruhe-Auszeit hat
- Absprache darüber, ob das Kind den Ruheort allein oder gemeinsam mit einer anderen Person aufsucht
- Absprache über die Zeitdauer des Aufenthalts im Ruheort
- Vermittlung der Information über die Maßnahme im Lehrerkollegium und eventuell in der Klasse

▶ **Netzwerkarbeit**

Bestandteil der erweiterten Zusammenarbeit mit dem System Schule kann auch sein, einen Kontakt zur Schulsozialarbeit herzustellen. Hier können mit dem / der Lehrer:in Möglichkeiten und Themen (Unterstützung bei der Integration in die Klassengemeinschaft, Ansprechpartner:in vor Ort in der Schule, Klärung von Konflikten mit Mitschüler:innen …) besprochen werden.
Sollten sich große Hindernisse ergeben, die einen regulären Schulbesuch infrage stellen, kann auch gemeinsam mit der Familie und der Schule über alternative Schulen oder Schulformen sowie über die Beantragung eines / einer Schulinklusionsassistent:in beim zuständigen Jugendamt nachgedacht werden.

11 Rückfallprophylaxe

Ziel

Gegen Ende der Therapie sollte rückblickend betrachtet werden, was für das Kind bzw. die Eltern die jeweiligen Hauptbotschaften der Therapie sind und was sie in der Therapie gelernt haben. Des Weiteren kann vorausblickend geschaut werden, ob Sorgen oder Ängste im Hinblick auf zukünftige schwierige Situationen vorhanden sind.

Insgesamt hilft diese Intervention also dem / der Therapeut:in zu prüfen, ob die wichtigsten Botschaften der Therapie beim Kind verankert werden konnten.

Durchführung

Zur Vorbereitung auf mögliche Rückschläge geht der / die Therapeut:in mit der Familie ein »Worst-case-Szenario« durch und prüft den Transfer der gelernten Fertigkeiten auf eine solche Situation. Es sollte darauf vorbereitet werden, dass insbesondere nach Krankheiten, Schulferien oder belastenden Lebensereignissen Rückschläge auftreten können, die aber nicht bedeuten müssen, dass alles umsonst und die Therapie nicht hilfreich war. Vielmehr seien diese Situationen jeweils ein Test, um alle in der Therapie gelernten Fertigkeiten erneut einzusetzen. Erneut aufkommende Ängste sollen als Ansporn gesehen werden, die gelernten Strategien wieder häufiger einzusetzen. Schließlich müssen auch der beste Artist oder die beste Klavierspielerin immer weiter üben.

Therapieende

Bei Therapieabschluss ist für das Kind und den / die Therapeut:in eine Abschlusszeremonie schön, bei der dem Kind eine Urkunde oder ein Zertifikat für die Überwindung der Angst übergeben werden kann.

Gemeinsam mit dem Kind können die Fragen von **AB 112** »Rückfallprophylaxe« bearbeitet werden. Zudem kann zu Therapieende ein Radiointerview mit dem Kind als Angstexpert:in durchgeführt (**AB 113** »Radiointerview oder fragen Sie den Experten (Call-in)«) oder ein Werbespot zur Angsttherapie erstellt werden (**AB 114** »Werbespot«).

Auffrischungssitzungen

Wenn die Zuversicht, dass das Erreichte allein aufrechterhalten werden kann, gering ist bzw. wenn noch viele Sorgen oder Ängste vorliegen, kann es hilfreich sein, Auffrischungssitzungen zu vereinbaren, bspw. ca. vier Wochen nach Ende der Therapie. Damit können zum einen Kinder und Eltern im Umgang mit auftretenden Ängsten nach Therapieende gestärkt werden, zum anderen erfolgt ein kleinschrittiger Übergang in zunehmende Selbstständigkeit. Die Furcht von Eltern und Kindern vor Rückschlägen kann so gut aufgefangen werden. Dazu kann es eine Motivation darstellen, weiter zu üben, damit dann von den durchgeführten Expositionsübungen berichtet werden kann.

Arbeitsmaterial

AB 112 Rückfallprophylaxe

Dieses Arbeitsblatt ist bei der Rückfallprävention einzusetzen. Die Fragen zum Therapieabschluss werden gemeinsam mit dem Kind bearbeitet.

AB 113 Radiointerview oder fragen Sie den / die Expert:in (»Call-in«)

Das Arbeitsblatt ist bei der Rückfallprävention am Therapieende einzusetzen. Es beschreibt eine Übung, bei der ein »Radiointerview« durchgeführt wird – mit dem Kind als Experte bzw. Expertin für Ängste. Mögliche Fragen sind aufgelistet.

AB 114 Werbespot

Das Arbeitsblatt beschreibt eine Übung, bei der gemeinsam mit dem Kind ein Werbespot erstellt wird, der zeigt, wie man mit Angst umgehen kann.

Rückfallprophylaxe

Was nimmst du mit?

....

....

Was hast du gelernt?

....

....

Was tust du, wenn die Angst wiederkommt?

....

....

Gibt es Situationen oder Ereignisse, die du bereits jetzt fürchtest oder über die du dir Sorgen machst?

....

....

Kann ein Rückschlag auch nützlich sein?

....

....

Gemeinsam mit dem Kind kann auch eine Schatzkiste gebastelt oder ein Reisekoffer gemalt werden, in dem positive Erfahrungen in der Therapie und hilfreiche Strategien und Botschaften abgelegt und nach Hause mitgenommen werden können.

AB 113 • T

Radiointerview oder fragen Sie den / die Expert:in (»Call-in«)

»Zum Abschluss würde ich gerne mit dir ein Interview durchführen, in dem du als Experte / Expertin für Ängste von mir interviewt wirst.«

Mögliche Fragen:

- Was ist Angst?
- Was ist eine Angststörung?
- Was sind körperliche Reaktionen, wenn man Angst hat? Und ist das gefährlich?
- Was kann man tun, wenn man Angst hat?
- Was lernt man in der Therapie?
- Wie geht es weiter?

AB 114 • T

Werbespot

Als Abschluss kann mit dem Kind oder Jugendlichen ein Werbespot erstellt werden, der anderen Kindern oder Jugendlichen zeigt, wie man mit Angst umgehen kann. Dies kann bspw. in Form eines Comics, eines Verses, eines Liedes oder sonst etwas sein.

Materialien, die dafür gebraucht werden:

- Skript
- Kamera
- Requisiten

12 Psychopharmakologie

Erste Behandlungswahl bei Angststörungen ist derzeit die Kognitive Verhaltenstherapie. In Fällen, bei denen diese nicht hilfreich war, ist der Einsatz von Psychopharmaka zu bedenken.

SSRI

Bei Angststörungen im Kindes- und Jugendalter sind in der pharmakologischen Behandlung Selektive Serotonin-Wiederaufnahmehemmer (SSRIs) die erste Wahl (Gerlach et al., 2016). SSRI sind in Form verschiedener Medikamente verfügbar (chemische Kurzbezeichnung in Klammern): Fluctin® (Fluoxetin), Tagonis® (Paroxetin), Fevarin® (Fluvoxamin), Zoloft® (Sertralin), Cipramil® (Citalopram). Anxiolytika sollten wegen möglicher Abhängigkeitsentwicklungen bei Kindern nicht eingesetzt werden.

SSRIs wirken auf den Botenstoff Serotonin. Sie sorgen dafür, dass Serotonin bei der Signalübertragung zwischen den Nervenzellen besser verfügbar ist. SSRI können die subjektiv wahrgenommenen Angstbeschwerden mildern. Für eine anhaltende Symptomreduktion sollte eine Kombination von Verhaltenstherapie und SSRI genommen werden. Eine alleinige Behandlung mit Psychopharmaka ist abzulehnen (Ipser et al., 2009). *Kontraindiziert* ist eine angstblockierende Medikation bei der Expositionsbehandlung.

Off-Label-Gebrauch

Bei einer Medikation ist zu beachten, dass manche Arzneimittel nicht zur Behandlung von Kindern und Jugendlichen mit Angststörungen zugelassen sind und daher die Verschreibung im Rahmen des Off-Label-Gebrauchs stattfindet. Beim Einsatz von Medikamenten im Off-Label-Gebrauch sind besondere Maßnahmen (s. **INFO 6** »Psychopharmaka ohne Zulassung (Off-Label-Gebrauch)«) zu beachten.

Im Rahmen des Patientenrechtegesetzes besteht eine Aufklärungspflicht von Sorgeberechtigten und Patient:innen (s. Kasten), die mündlich erfolgt, verständlich ist, rechtzeitig stattfindet und ergänzend auf Unterlagen in Textform Bezug nehmen kann. Abschriften oder Kopien von Unterlagen zur Aufklärung und Einwilligung, die unterzeichnet sind, sind auszuhändigen.

§ 630e: Aufklärungspflichten

(1) Der / Die Behandelnde ist verpflichtet, den / die Patient:in über sämtliche für die Einwilligung wesentlichen Umstände aufzuklären. Dazu gehören insbesondere Art, Umfang, Durchführung, zu erwartende Folgen und Risiken der Maßnahme sowie ihre Notwendigkeit, Dringlichkeit, Eignung und Erfolgsaussichten im Hinblick auf die Diagnose oder die Therapie.
Bei der Aufklärung ist auch auf Alternativen zur Maßnahme hinzuweisen, wenn mehrere medizinisch gleichermaßen indizierte und übliche Methoden zu wesentlich unterschiedlichen Belastungen, Risiken oder Heilungschancen führen können.

(2) Die Aufklärung muss
  (a) mündlich durch den / die Behandelnden oder durch eine Person erfolgen, die über die zur Durchführung der Maßnahme notwendige Ausbildung verfügt; ergänzend kann auch auf Unterlagen Bezug genommen werden, die der / die Patient:in in Textform erhält,
  (b) so rechtzeitig erfolgen, dass der / die Patient:in seine / ihre Entscheidung über die Einwilligung wohlüberlegt treffen kann,
  (c) für den / die Patient:in verständlich sein.

Dem / Der Patient:in sind Abschriften von Unterlagen, die er / sie im Zusammenhang mit der Aufklärung oder Einwilligung unterzeichnet hat, auszuhändigen.

Auch Kinder und Jugendliche sind aufzuklären, insbesondere zu den folgenden Punkten:

- gewünschte Wirkungen des Medikaments
- Nebenwirkungen und Risiken
- geplante Untersuchungen
- Behandlungsalternativen, mit ihren Vor- und Nachteilen

Spezifische Fragen von Kindern und Jugendlichen können sein:

- Was bedeutet die Medikation für die Freizeitaktivitäten (Sport, Freundeskreis) und die Schule?
- Welche Auswirkungen hat die Medikation auf das Aussehen, Gewicht und die Sexualität (Libido, Verhütung)?
- Verändern sich die Essgewohnheiten?
- Ändert sich der Schlafrhythmus?
- Was bedeutet die Medikation für die Teilnahme am Straßenverkehr (Fahrrad, Motorrad, Auto fahren)?

Informationsmaterial

INFO 6 Einsatz von SSRI
Dieses Infoblatt für Therapeut:innen liefert knapp zusammengefasst Informationen zum Einsatz Selektiver Serotonin-Wiederaufnahmehemmer bei Angststörungen im Kindes- und Jugendalter.

INFO 7 Psychopharmaka ohne Zulassung (Off-Label-Gebrauch)
Der Text informiert Therapeut:innen knapp über die Off-Label-Anwendung von Psychopharmaka bei Angststörungen im Kindes- und Jugendalter sowie deren Voraussetzungen.

Einsatz von SSRI

Vor dem Einsatz von SSRI sollten die Laborparameter, Blutdruck und Puls kontrolliert werden. Für die Auswahl eines Präparats sind die unterschiedlichen Plasmahalbwertszeiten zu berücksichtigen: Fluoxetin hat eine sehr lange, Fluvoxamin eine relativ kurze Halbwertszeit.

Die Anfangsdosis für Fluoxetin sind 5–10 mg (Steigerung 5–10 mg alle 5–7 Tage bis max. 40 mg), von Fluvoxamin 25–50 mg (Steigerung 5–10 mg alle 5–7 Tage bis max. 200 mg). Die Aufdosierung erfolgt schleichend, um ein pharmakogenes Delir zu vermeiden. Die Wirkung tritt meist erst nach etwa vier bis acht Wochen ein. Die Verträglichkeit der SSRIs ist im Allgemeinen gut (Gerlach et al., 2016).

Nebenwirkungen

Die häufigsten Nebenwirkungen sind: Übelkeit, Gewichtsverlust, Gewichtszunahme, Ängstlichkeit, Nervosität, Einschlafstörungen, unruhiger Schlaf, starkes Schwitzen und Kopfschmerzen. Des Weiteren sind Unruhe mit Überaktivität, Reizbarkeit und schnellem Sprechen zu beobachten.

Änderung der Medikation

Zeigen sich nach acht Wochen keine Symptomverbesserungen, ist ein alternatives SSRI zu verabreichen. Bei Abbruch der Therapie oder Umstellung ist ein langsames Vorgehen indiziert. Das Absetzen der Medikation kann nach vier bis sechs Monaten in kleinen Schritten eingesetzt werden. Ein plötzliches Absetzen ist nur beim Serotonin-Syndrom indiziert. SSRI stehen in Wechselwirkung mit vielen anderen Medikamenten und können deren Wirkung verstärken oder vermindern, daher ist immer nach anderen Medikamenten zu fragen.

INFO 7 • T

Psychopharmaka ohne Zulassung (Off-Label-Gebrauch)

Psychopharmaka ohne Zulassung können als Off-Label-Gebrauch im Rahmen eines »individuellen Heilversuchs« verschrieben werden. Im Einzelfall ist eine sorgfältige Risiko-Nutzen-Abwägung hinsichtlich der Vorteile und Risiken des Einsatzes des Medikaments zu treffen und dies mit den Eltern und dem / der Patient:in zu besprechen. Bei der Off-Label-Anwendung kann es erstattungsrechtliche Probleme bei gesetzlich Versicherten geben, da gesetzliche Krankenkassen nicht zur Kostenübernahme von nicht zugelassenen Medikamenten verpflichtet sind.

Folgendes ist bei der Off-Label-Anwendung zu beachten:

Der / Die Patient:in und die Sorgeberechtigten müssen darüber informiert sein, dass das Medikament als individueller Heilversuch gilt, da für das Medikament keine Zulassung vorliegt. Patient:innen und Sorgeberechtigte müssen der Medikation zustimmen; über Wirkungen und Nebenwirkungen, die zugelassenen Behandlungsalternativen und über das Recht, jederzeit den Heilversuch abbrechen zu dürfen, sind Patient:innen und Sorgeberechtigte aufzuklären. Die Aufklärung ist zu dokumentieren.

Literatur

Im Folgenden ist zum einen die zitierte Literatur aufgeführt, zum anderen finden Sie Tipps für Bücher und Broschüren für Kinder als auch Ratgeber für Eltern.

Zitierte Literatur

Adam, S. & Hoyer, J. (2003). PSWQ/KF – Penn State Worry Questionnaire – Kinderform. PSYNDEX Tests Info. Dresden: TU Dresden, Institut für Klinische Psychologie und Psychotherapie.

Beck, A. T. & Emery, G. (2005). Anxiety disorders and Phobias. New York: Basic Books.

Boehnke, K., Silbereisen, R. K., Reynolds, C. R. & Richmond, B. O. (1986). What I think and feel – German experience with the revised form of the Children's Manifest Anxiety Scale. Personality and Individual Differences, 7, 553–560.

Castelao, C. F., Kolbeck, S. & Ruhl, U. (2017). Fragebogen zu sozialer Angst und sozialen Kompetenzdefiziten – Version für Jugendliche. Göttingen: Hogrefe.

CIPS (Hrsg.). (1996). Internationale Skalen für Psychiatrie (4. Aufl.). Göttingen: Beltz Test.

Craske, M. G., Treanor, M., Conway, C. C., Zbozinek, T. & Vervliet, B. (2014). Maximizing exposure therapy: an inhibitory learning approach. Behaviour Research and Therapy, 58, 10–23.

Döpfner, M., Schnabel, M., Goletz, H. & Ollendick, T. H. (2006). Phobiefragebogen für Kinder und Jugendliche (PHOKI). Göttingen: Hogrefe.

Ehlers, A., Margraf, J. & Chambless, D. (2001). Fragebogen zu körperbezogenen Ängsten, Kognition und Vermeidung (AKV: ACQ, BSQ, MI, 2. Aufl.). Göttingen: Beltz Test.

Ellis, A. & Maclaren, C. (2015). Rational-Emotive Verhaltenstherapie. Paderborn: Junfermann.

Essau, C. A., Muris, P. & Ederer, E. M. (2002). Reliability and validity of the Spence's Children Anxiety Scale and the Screen for Child Anxiety Related Emotional Disorders in German children. Journal of Behavior Therapy and Experimental Psychiatry, 33 (1), 1–18.

Gerlach, M., Mehler-Wex, C., Walitza, S., Warnke, A. & Wewetzer, C. (Hrsg.). (2016). Neuro-/Psychopharmaka Kindes- und Jugendalter. Berlin: Springer.

Grawe, K. (2000). Psychologische Therapie. Göttingen: Hogrefe.

Holmes, M. C., Donovan, C. L. & Farrell, L. J. (2015). A disorder-specific, cognitively-focused group treatment for childhood GAD: Development and case illustration of the No Worries! program. Journal of Cognitive Psychotherapy, 29 (4), 275–301.

In-Albon, T. (2011). Kinder und Jugendliche mit Angststörungen. Stuttgart: Kohlhammer.

In-Albon T. (2012). Generalisierte Angststörung im Kindes- und Jugendalter. In G. Meinlschmidt, S. Schneider & J. Margraf (Hrsg.), Lehrbuch der Verhaltenstherapie. Materialien für die Psychotherapie. (Bd. 4, S. 677-684). Berlin: Springer.

In-Albon, T., Meyer, A. H. & Schneider, S. (2013). Separation anxiety avoidance inventory-child and parent version: Psychometric properties and clinical utility in a clinical and school sample. Child Psychiatry & Human Development, 44(6), 689–697.

In-Albon, T. & Schneider, S. (2007). Psychotherapy of Childhood Anxiety Disorders: A Meta-Analysis. Psychotherapy and Psychosomatics, 76, 15–24.

Ipser, J. C., Stein, D. J., Hawkrige, S. & Hoppe, L. (2009). Psychopharmacotherapy for anxiety disorders in children and adolescents. The Cochrane Database of Systematic Review, 3, CD005170.

Juul, J. (2009). Dein kompetentes Kind. Reinbek: Rowohlt.

Juul, J. (2014). Nein aus Liebe. Weinheim: Beltz.

Juul, J. (2016). Eltern-Coaching. Weinheim: Beltz.

Klein-Hessling, J. & Lohaus, A. (2012). Stresspräventionstraining für Kinder im Grundschulalter. Göttingen: Hogrefe.

Laux, L., Glanzmann, P., Schaffner, P. & Spielberger, C. D. (1981). Das State-Trait-Angstinventar (STAI-S/T). Göttingen: Beltz Test.

Lippert, M. W., Sommer, K., Flasinski, T., Pflug, V., Rölver, A., Christiansen, H., In-Albon, T., Knappe, S., Romanos, M., Tuschen-Caffier, B., & Schneider, S. (2021). Personalized assessment of anxiety and avoidance in children and their parents – development and evaluation of the anxiety and avoidance scale for children. Frontiers in Psychology, 12.

Lovibond, S. H. & Lovibond, P. F. (1995). Depression Anxiety and Stress Scales (DASS). New York: Oxford University Press.

Margraf, J. & Ehlers, A. (2007). Das Beck Angst-Inventar (BAI). Huber: Bern.

Mattick, R. P. & Clarke, J. C. (1998). Development and validation of measures of social phobia scrutiny fear and social interaction anxiety. Behavior Research and Therapy, 36, 455–470.

Melfsen, S., Florin, I. & Warnke, A. (2001). Sozialphobie und -angstinventar für Kinder (SPAIK). Manual. Göttingen: Hogrefe.

Melfsen, S. & Warnke, A. (2011). SÄKK Fragebogen zur Erfassung sozial ängstlicher Kognitionen bei Kindern und Jugendlichen. In C. Barkmann, M. Schulte-Markwort & E. Brähler (Hrsg.), Klinisch-psychiatrische

Ratingskalen für das Kindes- und Jugendalter (S. 403–405). Göttingen: Hogrefe.

Öst, L.-G. (2009). Spezifische Phobien. In J. Margraf (Hrsg.), Lehrbuch der Verhaltenstherapie, Band 2. (3. Aufl., S. 37–38). Heidelberg: Springer Medizin.

Petermann, U. (2021). Kapitän-Nemo-Geschichten. Freiburg: Herder.

Reynolds, C. R. & Richmond, B. O. (1978). What I think and feel: A revised measure pf children's manifest anxiety. Journal of Abnormal Child Psychology, 6, 271–280.

Rosenberg, M. (2016). Gewaltfreie Kommunikation. Paderborn: Junfermann.

Rosenberg, M. (2005). Raising children compassionately. Encinitas: PuddleDancer Press.

Scherer, M. W. & Nakamura, C. Y. (1968). A Fear Survey Schedule for Children (FSS-FC): A factor analytic comparison with manifest anxiety (CMAS). Behaviour Research and Therapy, 6 (2),173–82.

Schneider, S. Trennungsangst für Familien (TAFF). unveröffentlichtes Manuskript, Universität Basel.

Schneider, S., Adornetto, C., In-Albon, T., Federer M., & Hensdiek, M. (2009). Psychometrische Eigenschaften und Normierung des Kinder-Angstsensitivitäts-Index. Zeitschrift für Klinische Psychologie und Psychotherapie, 38 (3), 175-180.

Schneider, S., Pflug, V., In-Albon, T. & Margraf, J. (2017). Kinder-DIPS Open Access: Diagnostisches Interview bei psychischen Störungen im Kindes- und Jugendalter. Bochum: Forschungs- und Behandlungszentrum für psychische Gesundheit, Ruhr-Universität Bochum.

Schulte, D. (1976). Fear Survey Schedule for Children FSS-FC (dt. Übersetzung). In D. Schulte (Hrsg.), Diagnostik in der Verhaltenstherapie (S. 78–82). München: Urban & Schwarzberg.

Speck, V. (2013). Training progressive Muskelentspannung für Kinder. Göttingen: Hogrefe.

Spence, S. H. (1998). A measure of anxiety symptoms among children. Behaviour Research and Therapy, 36(5), 545–566.

Spielberger, C. D. (1973). State-Trait Anxiety Inventory for Children (STAIK-S). Palo Alto, CA:Consulting Psychologist Press.

Spielberger, C. D., Gorsuch, R. L. & Lushene, R. E. (1970). Manual for the State-Trait Anxiety Inventory (STAI-S / T). Palo Alto, CA: Consulting Psychologists Press.

Stangier, U. & Heidenreich, T. (2004). Die Liebowitz Soziale Angst Skala (LSAS). Internationale Skalen für Psychiatrie. Collegium Internationale Psychiatriae Scalarum. Göttingen: Hogrefe.

Stangier, U., Heidenreich, T., Berardi, A., Golbs, U. & Hoyer, J. (1999). Die Erfassung sozialer Phobie durch die Social Interaction Anxiety Scale (SIAS) und die Social Phobia Scale (SPS). Zeitschrift für Klinische Psychologie, 28 (1), 28–36.

Tewes, A. & Naumann, A. (2016). Drei Fragebögen zur Erfassung der Ängstlichkeit und von Zustandsängsten bei Kindern und Jugendlichen. Kinder-Angst-Test-III (KAT-III). Göttingen: Hogrefe.

Unnewehr, S., Joormann, J., Schneider, S. & Margraf, J. (1992). Deutsche Übersetzung des State-Trait Anxiety Inventory for Children. Unveröffentlichtes Manuskript.

Weisz, J. R., Kuppens, S., Ng, M. Y., Eckshtain, D., Ugueto, A. M., Vaughn-Coaxum, R., Jensen-Doss, A., Hawley, K. M., Krumholz Marchette, L. S., Chu, B. C., Weersing, V. R. & Fordwood, S. R. (2017). What five decades of research tells us about the effects of youth psychological therapy: A multilevel meta-analysis and implications for science and practice. American Psychologist, 72 (2), 79–117.

Wells, A. & Matthews, G. (1994). Attention and emotion: A clinical perspective. Hove: Lawrence Erlbaum Associates.

Wells, A. (2011). Metakognitive Therapie bei Angststörungen und Depression. Weinheim: Beltz.

Wieczerkowski, W., Nickel, H., Janowski, A., Fittkau, B., Rauer, W. & Petermann, F. (2016). Angstfragebogen für Schüler (AFS, 7. Aufl.). Göttingen: Hogrefe.

Zimmermann, M.; Glemser, Maximilian; Ertle, Andrea. (2018). Dysfunktionale Metakognitionen im Jugendalter. Psychometrische Evaluation einer deutschsprachigen Version des Meta-cognitions Questionnaire – Adolescent Version (MCQ-A). Zeitschrift für Klinische Psychologie und Psychotherapie. 47 (4). S. 1–10.

Ratgeber für Eltern

Bregy, C. (2011). Nicolas schläft. Roman Thema GAS. Limbus Verlag.

Nicolas schläft. Nicolas ist neun Jahre alt und hat Angst. Immer. Seine ständige Angst macht ihn schüchtern und unzugänglich, sie verkleinert sein Leben auf das Wenige, vor dem er sich fürchtet, sie macht ihn seltsam, introvertiert und allein. Keiner erkennt, dass Nicolas Hilfe braucht, weil er seine Angst nicht allein bewältigen kann. Eine berührende Geschichte über ein wichtiges Thema, das mehr Aufmerksamkeit verdient, ein schönes Buch mit ein wenig Hoffnung auf Hilfe und Verständnis.

Finger, G. (2005). Brauchen Kinder Ängste? Wie Kinder an ihren Ängsten wachsen. Stuttgart: Klett-Cotta.

Angstkrankheiten werden in diesem Buch nicht besprochen. Es geht vielmehr um die gesunde Angst. Auch sie ist schwer zu ertragen, doch Kinder zerbrechen nicht an ihr. Sie können sich gegen die Angst wehren und dabei ungeahnte Kräfte entfalten. In diesem Sinne brauchen Kinder Ängste, um sich zu entwickeln.

Friedl, J. (2003). Spielerisch mit Angst umgehen. Ravensburg: Ravensburger Buchverlag.
Wenn Kinder Angst haben, sind Eltern und Erzieher häufig ratlos, wie man ihnen zur Seite stehen kann. Dieses Buch erklärt die Ursachen und zeigt eine Fülle von sicheren, praxiserprobten Anregungen auf: Mithilfe von Rollenspielen, Entspannungsübungen, Abschieds- oder Einschlafritualen und Geschichten lernen Kinder, ihre Angst auszudrücken, sie anzunehmen und schließlich zu überwinden.

Maur-Lambert, S. & Landgraf, A. (2003). Keine Angst vor der Angst! Elternratgeber bei Ängsten im Grundschulalter. Dortmund: Verlag modernes lernen Borgmann.
Folgende Themen werden im Buch behandelt: Welche Angststörungen im Kindesalter gibt es und wie können Eltern diese erkennen? Was charakterisiert das Denken, Fühlen und Handeln ängstlicher Kinder? Welches sind die Ursachen kindlicher Ängste? Wie sieht professionelle Hilfe aus und wo findet man sie? Wie können Eltern ihrem Kind bei der Bewältigung seiner Ängste konkret helfen?

Petermann, U. (2021). Kapitän-Nemo-Geschichten. Freiburg: Herder Verlag.
Am besten werden die Geschichten von den Eltern / Bezugspersonen vor dem Zubettgehen vorgelesen. Die Autorin beschreibt Techniken der Entspannung. Kinder schlüpfen in Geschichten von Kapitän Nemo und werden durch verschiedene Fantasiereisen geführt.

Schmidt-Traub, S. (2001). Selbsthilfe bei Angst im Kindesund Jugendalter. Göttingen: Hogrefe.
Der Ratgeber informiert Kinder, Jugendliche und deren Eltern über verschiedene Angststörungen und gibt zahlreiche Hinweise, wie diese abgebaut werden können. Das Buch ist für diejenigen geschrieben, die keine Therapie wünschen oder die eine psychotherapeutische Behandlung ihrer Angststörung gründlich vorbereiten möchten.

Schulte-Markwort, M. & Graf Schimmelmann, B. (1999). Kinderängste: Was Eltern wissen müssen. München: Midena.
Ursachen erkennen, Auslöser beseitigen, Selbstvertrauen stärken / mit Fallbeispielen

Bücher und Broschüren für Kinder

Bohdal, S. (1996, 2014). Selina, Pumpernickel und die Katze Flora. Salzburg: Nord-Süd Verlag.
Selina befreundet sich mit dem Mäuserich Pumpernickel, der bei ihr Zuflucht vor der unerbittlichen Katze Flora sucht. Doch auch Selina hat Angst vor der Katze und der Mäuserich kann ihr mit seiner Erfahrung im Umgang mit Angst hilfreich zur Seite stehen. Er lehrt sie, der Gefahr ins Auge zu blicken und sich mit der Bedrohung auseinanderzusetzen – eine sichere Methode, riesige Katzen schrumpfen zu lassen. Das Buch spricht schon Vorschulkinder an. Es vermittelt entwicklungsfördernde Strategien für den Umgang mit Angstsituationen und liefert vielfältige Ansätze zu ihrer Bewältigung.

Boie, K. (2001). Kirsten Boie erzählt vom Angst haben. Hamburg: Oetinger.
Kirsten Boie erzählt von Ängsten, wie sie jeder an einem ganz normalen Tag haben könnte. Wie kann man sich mit ihnen auseinandersetzen und was passiert dabei im Körper?

Bright, R., & Field, J. (2017). Trau dich Koala Bär. Bamberg: Magellan.

Bright, R., & Field, J. (2017). Der Löwe in dir. Bamberg: Magellan.

De Beer, H. (2004). Der kleine Eisbär und der Angsthase. Lüneburg: Findling Buchverlag.
Lars, der kleine Eisbär, hört eines Tages ein lautes Wimmern. Es kommt von einem Schneehasen, der in ein tiefes Loch gefallen ist; Lars hilft ihm heraus. Der Hase heißt Hugo und die beiden rennen um die Wette, spielen Verstecken, rutschen den Hügel hinunter und Lars tobt immer wilder. Er will zeigen, wie mutig er ist. Besonders, weil Hugo eher ein Angsthase ist. Es beginnt zu schneien und die beiden finden nicht mehr nach Hause; es wird dunkel. Hugo fürchtet sich und Lars fürchtet sich auch, aber er sagt es nicht. Die beiden werden von einem rasselnden Ungetüm geweckt. Lars weiß, dass das Schneemobil zur Polarstation gehört. Und sie folgen der Spur. Lars klettert aufs Dach der Polarstation, guckt neugierig in eine komische Luke und fällt schließlich einen Luftschacht hinunter. Was nun? Lars ist in der Polarstation gefangen! Zum Glück kommt ihm Hugo zu Hilfe.

Ende, M. & Fuchshuber, A. (1978). Das Traumfresserchen. Stuttgart: Thienemanns.
Nie wieder Angst vor bösen Träumen!

Légé, U., & Grolimund, F. (2021). Huch, die Angst ist da!: Wie sich Kinder und Eltern mit ihrem Angst-Monster aussöhnen können (1. Aufl.). Hogrefe.

Mai, M. & Suetens, C. (2002). Mein erstes Mutmach-Bilderbuch: Vorlesegeschichten. Ravensburg: Ravensburger Buchverlag.
Über 50 Minutengeschichten zu Freundschaft, Mut und anderen großen Gefühlen finden Vorleser und ihre gebannten kleinen Zuhörer in diesem umfassenden Band. Die kurzen Texte mit vielen Verweisen auf kindlichen Alltag werden begleitet von ausdrucksstarken Bildern beliebter Illustratoren.

Meister. F., Hamacher F., & Weingarten S. (2018). Paul und der rote Luftballon: Ein Buch für Kinder, die mutig werden und neue Freunde finden. Göttingen: Hogrefe.

Michel, W., Buschkamp, H., Drerup, C., & Schramm, F. (2018). Die kleine Eule Luna: und wie sie lernte, mit ihrer Trennungsangst umzugehen. Göttingen: Hogrefe.

Portmann, R. (2002). Mut tut gut. (2. Aufl.). Würzburg: Arena.
Wie oft kommen Kinder in Situationen, in denen sie ihre Angst überwinden und ihren ganzen Mut zusammennehmen müssen. Mut tut gut – denn nur wer Mut hat, kann sich für das Leben und für eine bessere Zukunft engagieren. Die Geschichten, Lieder und Gedichte vom Muthaben, die in diesem Buch zusammengestellt sind, wollen Ängste bei Kindern (und Erwachsenen) abbauen und dazu anregen, Mut zu fassen und etwas zu wagen.

Prätsch, M. (2021). Das Regenschirmmädchen: Eine Geschichte über Mut und über den Umgang mit Ängsten und Sorgen. Independently published.

Schaaf, J., Andersen, W., Salzmann, M.-L. & Roth. M. (2018). In Gedanken ein Fuchs: Ein Buch für sozial ängstliche Kinder, die selber kleine Füchse sind. Göttingen: Hogrefe.

Schneider, S. & Borer, S. (2007). Nur keine Panik: Was Kids über Angst wissen sollten. Basel: Karger.
In eingängiger, kindgerechter Sprache erfahren die jungen Leser, warum Angst eigentlich sinnvoll ist, wann sie zu viel ist oder gar krank macht – und was man dagegen tun kann. Viele Aktivseiten laden zum Mitmachen und zur Identifikation mit den Figuren ein und helfen Kindern dabei, die Angst vor dem Angst haben zu verlieren.

Traub, J. & Alphei, W. (2020). Mutträuber: Hugo und Zugo besiegen die Angst. Köln: Kids in balance.
Wem könnte Angst mehr im Weg stehen als einem Räuberkind? Hugo und Zugo begeben sich auf die Suche nach Mut und stellen sich ihren Ängsten. Ein lebendiges Bilderbuch zum Mutig werden.

Waechter, P. (2008). Rosi in der Geisterbahn. Weinheim: Beltz & Gelberg.
Rosi ist ein liebenswerter Hase. Und wie sich im Verlauf dieser Geschichte zeigt, auch ein sehr mutiger, denn Rosi weiß sogar, wie man Alpträume und Monsterangst besiegt. Und das schafft sie, selbst wenn ihr Hasenherz dabei bis zum Halse klopft. Fortan träumt Rosi nur noch die schönsten Träume.